Folgen des Ecstasy-Konsums

Europäische Hochschulschriften

Publications Universitaires Européennes
European University Studies

Reihe VI
Psychologie

Série VI   Series VI
Psychologie
Psychology

Bd./Vol. 730

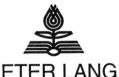

PETER LANG

Frankfurt am Main · Berlin · Bern · Bruxelles · New York · Oxford · Wien

Boris B. Quednow

Folgen des Ecstasy-Konsums

Neurobiologische Grundlagen
kognitiver Leistungsdefizite
bei MDMA-Konsumenten

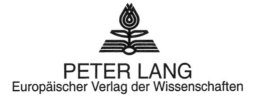

PETER LANG
Europäischer Verlag der Wissenschaften

Bibliografische Information Der Deutschen Bibliothek
Die Deutsche Bibliothek verzeichnet diese Publikation in der
Deutschen Nationalbibliografie; detaillierte bibliografische
Daten sind im Internet über <http://dnb.ddb.de> abrufbar.

Zugl.: Bochum, Univ., Diss., 2004

Gedruckt auf alterungsbeständigem,
säurefreiem Papier.

D 294
ISSN 0531-7347
ISBN 3-631-53505-8

© Peter Lang GmbH
Europäischer Verlag der Wissenschaften
Frankfurt am Main 2005
Alle Rechte vorbehalten.

Printed in Germany 1 2 4 5 6 7

www.peterlang.de

Für meinen Vater
Dr. med. Horst Quednow
* 7. August 1932 - † 21. September 1994

Danksagung

Ich möchte mich zunächst ganz herzlich bei Frau Prof. Dr. Irene Daum, PD Dr. Michael Wagner und Prof. Dr. Wolfgang Maier insbesondere für die gute universitätsübergreifende Kooperation und ihre engagierte Unterstützung bedanken. PD Dr. Michael Wagner möchte ich darüber hinaus für die langjährige erfolgreiche und kollegiale Zusammenarbeit, seine Förderung und seinen steten Zuspruch danken.

Besonderer Dank gebührt auch Dr. Kai-Uwe Kühn, der sich stets für mich einsetzte und mir die nötigen Freiräume schuf, um diese Arbeit erfolgreich beenden zu können. Auch für die fruchtbare wissenschaftliche Zusammenarbeit und seine kameradschaftliche Unterstützung gilt ihm mein Dank.

Ich möchte mich auch sehr herzlich bei Dr. Jennifer Uekermann für die kompetente und kritische Durchsicht der Arbeit, ihre konstruktiven Ratschläge und ihre freundschaftliche Unterstützung bedanken. Jürgen Pohnert und Dr. Frank Jessen gilt mein Dank für die technische Unterstützung bei der Bildgebung und der Bewältigung von SPM99. Sibylle Krüger, Dr. Sabine Windmann und Sabine Kornwebel danke ich ebenfalls für die unendliche Geduld beim Korrekturlesen und die fruchtbaren Ratschläge. Zuletzt möchte ich Jens Westheide meine Dankbarkeit für seine Freundschaft und für die fabelhafte Zusammenarbeit in unserer Arbeitsgruppe sowie für seine fruchtbaren Kommentare zu dieser Arbeit ausdrücken.

Inhaltsverzeichnis

Einleitung

In den 80er Jahren breitete sich eine neue illegale Droge auf dem europäischen Markt aus, welche mit dem Einzug der neuen Musikstile Acid und Techno in die europäischen Diskotheken zu Beginn der 90er Jahre einen rasanten Konsumanstieg in der „Party"- und „Danceszene" erlebte (Baum, 1985). Die Tabletten, die unter der Bezeichnung „Ecstasy" angeboten werden, erfreuen sich bis heute vor allem bei jungen Leuten großer Beliebtheit und haben Alkohol bei einigen jugendlichen Gruppierungen als Droge der ersten Wahl abgelöst (Saunders, 1995, Christophersen, 2000).

Ecstasy-Tabletten enthalten in der Regel das Amphetaminderivat (±)3,4-Methylen-Dioxy-n-Methamphetamin (MDMA) und weniger häufig auch seine Analoga 3,4-Methylen-Dioxy-Amphetamin (MDA) und 3,4-Methylen-Dioxy-n-Ethylamphetamin (MDE, MDEA).

Die Substanz MDMA steht schon seit Mitte der 80er Jahre in Verdacht ein neurotoxisches Potential zu besitzen. Im Tierversuch mit verschiedenen Spezies konnte mittlerweile vielfach gezeigt werden, daß die Substanz in der Lage ist, selektiv Neuronen des serotonergen Systems zu schädigen, und es existieren seit einigen Jahren ernste Hinweise dafür, daß sich die neurotoxische Wirkung von MDMA auch beim Menschen entfaltet. So konnte bislang gezeigt werden, daß Ecstasy-Konsumenten einerseits einem höheren Risiko für psychiatrische Erkrankungen ausgesetzt sind und andererseits verschiedene Beeinträchtigungen ihrer kognitiven Leistungsfähigkeit aufweisen. Die neurobiologischen Mechanismen, die diesen Folgeerscheinungen zugrunde liegen, sind jedoch weitestgehend unbekannt (Green et al., 1995; Hegadoren et al., 1999; Morgan, 2000; Parrott, 2001; Gouzoulis-Mayfrank et al., 2002; Montoya et al., 2002).

Untersuchungen zur Neurotoxizität von MDMA sind aus mehreren Gesichtspunkten von besonderem Interesse: Zum einen gewinnt MDMA als toxische Substanz aufgrund ihrer Verbreitung eine immer größere Bedeutung für die Psychiatrie und Neurologie. Eine frühzeitige Erforschung der klinischen, präventiven und therapeutischen Möglichkeiten wird erforderlich sein, um der nach wie vor wachsenden Popularisierung gerade unter jungen Leuten und den dabei zu erwartenden Folgen wirkungsvoll zu begegnen. Gelingen kann dies aber nur, wenn man Aufschluß darüber erhält, welche neurobiologischen Mechanismen für die Leistungsdefizite von MDMA Konsumenten verantwortlich sind.

Zum anderen bieten die spezifischen pharmakologischen Eigenschaften von MDMA und die wahrscheinlich hochspezifischen Schädigungen bei MDMA Konsumenten die Möglichkeit, die neurobiologische Basis kognitiver Leistungen und kognitiver Leistungsdefizite gezielter zu erforschen: MDMA besitzt einen selektiven Wirkme-

chanismus, der sich nahezu ausschließlich auf das serotonerge Transmittersystem beschränkt. Da offenbar auch die durch MDMA Konsum verursachten neuronalen Veränderungen in erster Linie das serotonerge System betreffen, ist die Erforschung der funktionellen Neuropathologie von MDMA Konsumenten - als Spezialfall toxikologischer
Läsionsforschung - zur Untersuchung neurobiologischer Substrate von Kognitionsphä-
nomenen geeignet.

Die vorliegende Untersuchung verfolgt mehrere Ziele: Zunächst sollen die früheren
Befunde zu Gedächtnisdefiziten und gesteigerter Impulsivität bei MDMA Konsumenten
repliziert werden. Zusätzlich soll eine Überprüfung der exekutiven Funktionen und der
Daueraufmerksamkeit erfolgen. Mittels 18-FDG-Positronen-Emissions-Tomografie
sollen dann mögliche regionale Veränderungen im zerebralen Glukosestoffwechsel aufgedeckt werden. Eine Messung verschiedener Modalitäten des akustischen Schreckreflexes (Prepulse Inhibition, Habituation, Startle-Magnitude) soll schließlich den Status
des serotonergen Systems erfassen. Die Daten von MDMA Konsumenten werden mit
einer Gruppe gesunder Kontrollprobanden ohne Drogenkonsum sowie mit einer klinischen Kontrollgruppe reiner Cannabis-Konsumenten verglichen.

Abschließend werden die beeinträchtigten kognitiven Leistungen von MDMA
Konsumenten mit ihrem zerebralen Glukosemetabolismus in Ruhebedingung korrelativ
zueinander in Beziehung gesetzt, um so die Beteiligung spezifischer Hirnregionen an
den Leistungsveränderungen zu erforschen.

1 Theoretische Grundlagen

1.1 Ecstasy und MDMA

Im ersten Abschnitt dieser Arbeit sollen die theoretischen Grundlagen zum Verständnis der zu präsentierenden Daten gelegt werden. Zunächst gilt es zu klären, was Ecstasy ist, seine Geschichte und seine Verbreitung zu erhellen und darzustellen, welche physiologischen und psychischen Wirkungen es besitzt. Die Literatur, auf die hierbei zurückgegriffen wird, ist sehr umfangreich geworden. In den letzten zwanzig Jahren ist die Forschung zu Ecstasy und 3,4-Methylendioxymethamphetamin (MDMA) stetig angestiegen (siehe Abbildung 1.1). Eine Analyse der Publikationen über die Datenbanken der National Library of Medicine (NLM) des National Institutes of Health (NIH) mittels der Suchmaschine PubMed (http://www.ncbi.nlm.nih.gov/entrez) ergab über einen Zeitraum von 1950-2002 insgesamt 1434 Treffer zum Suchbegriff „MDMA".

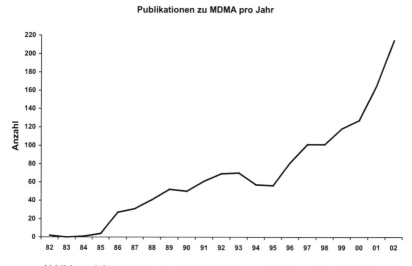

Abbildung 1.1 PubMed-Analyse der Publikationen zu MDMA pro Jahr seit 1982.

1.1.1 Begriffsbestimmung

Der Begriff „Ecstasy" geht wahrscheinlich auf die Mitglieder der „Boston Group" zurück, welche diese Bezeichnung 1981 als Markennamen für das noch nicht illegale euphorisierende und aufputschende Ampethaminderivat 3,4-Methylendioxymethamphetamin (MDMA) entwarfen (Pentney, 2001).

Ecstasy ist bis heute eine umgangssprachliche Bezeichnung für Tabletten, die auf dem deutschen Drogenmarkt nach wie vor vornehmlich MDMA und bisweilen auch andere Amphetaminderivate wie etwa 3,4-Methylendioxyethylamphetamin (MDE bzw. MDEA), 3,4-Methylendioxyamphetamin (MDA) oder die Muttersubstanz Amphetamin enthalten.

MDMA ist ein bitter schmeckendes, weiß-gelbliches Pulver aus nadelförmigen Kristallen und zählt wie das Halluzinogen Mescalin zur Gruppe der Phenethylamine (siehe Abbildung 1.2). Es läßt sich u.a. aus Piperonylmethhylketon oder Safrol synthetisieren (Geschwinde, 1996).

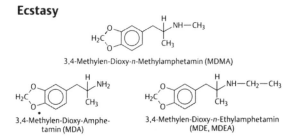

Abbildung 1.2 Strukturformeln von MDMA und zwei seiner Analoga (Quelle: Parnefjord, 1999)

Der Anteil der als Ecstasy verkauften Monopräparate, d.h. der Anteil der Präparate mit nur einem psychotropen Wirkstoff ist am illegalen Markt sehr hoch und schwankte im Zeitraum von 1996 bis 2001 zwischen 92 und 98 %. Nach den Analysen des Bundeskriminalamtes (BKA) sind die in den letzten Jahren beschlagnahmten Ecstasy Tabletten - bezogen auf den MDMA Gehalt der Monopräparate - immer reiner geworden (siehe Abbildung 1.3) und nähern sich immer mehr pharmazeutischen Standards an (Rauschgiftjahresberichte BRD, 1996-2001; Zerell, BKA, persönliche Mitteilung).

Inhaltsstoffe von Ecstasy

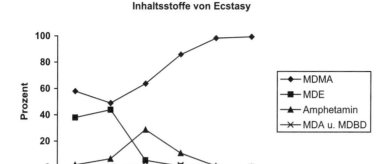

Abbildung 1.3 Die Entwicklung der Inhaltsstoffe der als Ecstasy beschlagnahmten Monopräparate in den Jahren 1996-2001 in der Bundesrepublik Deutschland (Rauschgiftjahresberichte BRD, 1996-2001).

Die Erscheinungsformen von Ecstasy sind sehr heterogen: Die Tabletten unterscheiden sich in Farbe, Abmessung, Gewicht, Bezeichnung und Prägung. Besonders die unterschiedlichen Prägungen sind charakteristisch für Ecstasy Tabletten, da sie auf dem Drogenmarkt den Status von Marken besitzen und dem Konsumenten eine gleichbleibende Qualität suggerieren (siehe Abbildung 1.4). Tatsächlich gibt es aber von erfolgreichen Ecstasy Tabletten auch immer wieder qualitativ minderwertige Plagiate, die geringere Mengen an MDMA bzw. andere Substanzen enthalten.

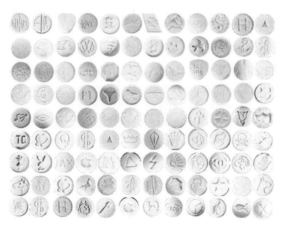

Abbildung 1.4 Beispiele für Ecstasy Tabletten, die in den letzten Jahren im Umlauf waren (Quelle: Bundeskriminalamt)

Der Wirkstoffgehalt der Monopräparate an MDMA ist im Schnitt in den letzten Jahren relativ konstant geblieben (siehe Abbildung 1.5). Allerdings ist die Variabilität der Wirkstoffmenge recht hoch und schwankt vom Fehlen einer psychtropen Substanz bis zu sehr hohen Dosen von Amphetaminderivaten. So variierte die gemessene Konzentration bei den Monopräparaten im Jahr 2000 beispielsweise bei MDMA von 1-316 mg pro Konsumeinheit (KE), bei MDE 1-86 und bei Amphetamin 0,4-266 mg/KE (Rauschgiftjahresberichte BRD, 1996-2001; Zerell, BKA, persönliche Mitteilung).

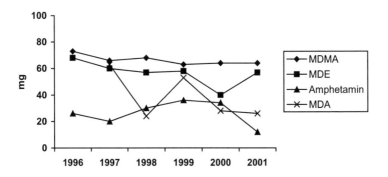

Abbildung 1.5 Die Entwicklung der Wirkstoffmengen der als Ecstasy beschlagnahmten Monopräparate in den Jahren 1996-2001 in der Bundesrepublik Deutschland (Rauschgiftjahresberichte BRD, 1996-2001).

Neben Amphetaminderivaten enthalten die Tabletten - wenn auch selten - andere psychotrope Inhaltsstoffe wie Coffein, Ephedrin oder Atropin. Als Füllstoffe werden hauptsächlich Lactose und Mannit verwendet (Rauschgiftjahresberichte BRD, 1996-2001; Zerell, BKA, persönliche Mitteilung).

Der Gesetzgeber stuft Ecstasy und seine Analoga als „harte Drogen" ein, zu denen auch Heroin und Kokain gezählt werden (Rauschgiftjahresbericht BRD, 2001). MDMA und die meisten bekannten Amphetaminderivate unterliegen dem Betäubungsmittelgesetz (BtMG, Anl. I).

MDMA ist keine „Designerdroge" im eigentlichen Sinne, wenn sie auch oft fälschlicherweise so bezeichnet wird. Als Designerdrogen werden nur Substanzen bezeichnet, die durch eine geringfügige Veränderung der Molekularstruktur einer verboten Substanz nicht mehr unter das jeweilige Betäubungsmittelgesetz fallen, deren ursprüngliche psychotrope Wirksamkeit jedoch erhalten bleibt. Dies trifft auf MDMA aber nicht zu, da die Substanz wohl um die Jahrhundertwende als Produkt eines zu patentierenden Syntheseweges entstanden ist (Shulgin & Shulgin, 1997).

Die wichtigste Designerdroge in Europa war das ebenfalls als Ecstasy angebotenen Amphetaminderivat MDE, welches erst nach dem Verbot von MDMA als Ersatzstoff entworfen und in den Umlauf gebracht wurde. Obwohl in Deutschland dieser Wirkstoff bereits seit 1991 den BtMG unterlag, wurde MDE in den Niederlanden erst im September 1993 dem niederländischen Opium Wet (Drogengesetz) unterstellt. Diese Gesetzeslücke nutzten niederländische Laborbetreiber intensiv aus und überschwemmten den deutschen und europäischen Markt förmlich mit dieser Droge. Die Verfügbarkeit der Droge war in den Niederlanden sehr hoch, da die Verteilerorganisationen sogar mit Zeitungsannoncen einen Lieferservice innerhalb der Niederlande anboten. Erst durch diesen Umstand sah sich die niederländische Regierung zu einem Verbot der Substanz veranlaßt (Gouzoulis-Mayfrank et al., 1996).

Aufgrund der Daten des Bundeskriminalamtes kann man zum jetzigen Zeitpunkt davon ausgehen, daß Personen, die angeben, in den letzten 6 Jahren Ecstasy Tabletten konsumiert zu haben, dabei fast ausschließlich MDMA oder das sehr ähnlich wirkende MDE zu sich genommen haben. Aus diesem Grund und um einer besseren Lesbarkeit Rechnung zu tragen, werden im Folgenden die Begriffe Ecstasy und MDMA synonym verwendet.

1.1.2 Historische und epidemiologische Aspekte

Geschichte

Zur Entstehungsgeschichte von MDMA gibt es einige Kontroversen. Die Erstsynthese wird bisweilen keinem Geringeren als dem späteren Chemie-Nobelpreisträger Fritz Haber zugeschrieben, der die Substanz 1898 im Rahmen seiner Dissertation hergestellt haben soll. Die Firma Merck hätte demnach die Substanz nur wiederentdeckt und 1912 ohne nähere Anwendungsbezeichnung als Muttersubstanz zum Patent angemeldet (Schmidt-Semisch, 1997). Shulgin (1990) hingegen schreibt auch die Erstsynthese der Firma Merck zu. Darüber hinaus soll aber die Patentanmeldung die Anwendung als Anorektikum umfaßt haben (Rochester, 1999), was jedoch mittlerweile als widerlegt gilt (Pentney, 2001).

Nachdem die Substanz lange in der Versenkung verschwunden war, begann man erst in den 50er Jahren die pharmakologischen Eigenschaften zu erforschen. 1953 wurde

MDMA, neben acht weiteren Substanzen, an der Universität von Michigan im Auftrage der U.S. Streitkräfte auf seine pharmakologischen und toxikologischen Eigenschaften hin untersucht. Unter dem Code EA-1475 wurde der vermeintliche chemische Kampfstoff an fünf verschiedenen Spezies getestet: Mäusen, Ratten, Meerschweinchen, Hunden und Rhesusaffen. Die Ergebnisse dieser Untersuchungen wurden erst 1969 freigegeben und 1973 von Hardman et al. veröffentlicht. In dieser ersten Studie zur Pharmakologie von MDMA wurde keine neurotoxische Wirkung festgestellt und die Substanz im Vergleich zu MDA als weniger toxisch eingestuft.

In den 70er und 80er Jahren wurden mehrere tierexperimentelle Diskriminationsstudien und In-vitro-Studien von Nichols und seiner Arbeitsgruppe durchgeführt. Diese Arbeiten führten zu dem Schluß, daß sich MDMA in seiner Wirkung von anderen Amphetaminderivaten und halluzinogenen Substanzen unterscheidet (Nichols, 1986). Nichols (1986) sah MDMA als Prototyp einer neuen Wirkstoffklasse, den Enaktogenen. Diese aus dem lateinischen Nomen „tactus" und den griechischen Morphemen „en" und „gen" zusammengesetzte Wortneuschöpfung sollte die „Ermöglichung einer Berührung des eigenen Inneren" verdeutlichen (Nichols, 1986). Enaktogene Substanzen zeichnen sich dadurch aus, daß sie weder typisch stimulierende noch typisch halluzinogene Eigenschaften aufweisen, aber eine besondere euphorisierende Rauschqualität besitzen, die eher eine sakrale Einstimmung und respektvolle Vertrauenshaltung beinhaltet, bei der Egoismus, Feindseligkeit und Ängste in den Hintergrund treten, und welche von einer gesteigerten Empathie begleitet wird (Gouzoulis-Mayfrank, 1999).

Aufgrund dieser enaktogenen Eigenschaften setzte im Jahre 1976 der amerikanische Psychotherapeut Leo Zeff als erster MDMA als Adjunktivum in der Psychotherapie ein. In sogenannten „psycholytischen" Therapiesitzungen wurde MDMA als katalytisches Hilfsmittel zur Öffnung und Enthemmung der Klienten eingesetzt. Zeff nannte die Substanz Adam und unternahm mehrere hundert Therapiesitzungen mit diesem Wirkstoff, ohne jedoch seine Erfahrungen zu publizieren (Greer and Tolberg, 1990). Trotzdem verbreitete sich MDMA schnell in der amerikanischen Psychotherapeuten-Szene. Publikationen zu diesem neuen „psychedelischen Werkzeug" blieben aber auch hier vorerst aus, wohl um eine Alarmierung der Drug Enforcement Administration (DEA) und der Medien und eine Verunsicherung der Öffentlichkeit zu vermeiden (Pentney, 2001). Erst zwei Jahre später wurden die therapeutischen Effekte von MDMA von Shulgin und Nichols (1978) publiziert. Der durch MDMA hervorgerufene leicht zu kontrollierende veränderte Bewußtseinszustand erleichtere die Kommunikation durch die Eliminierung der Angstreaktion, welche normalerweise entsteht, wenn die emotionale Integrität bzw. die Integrität des Selbstbildes bedroht sei. Die so geförderte Kommunikation trage dadurch zu einer starken therapeutischen Bindung bei (Greer and Tolberg, 1990). Es wird zwar von einer Vielzahl von Fällen berichtet, bei denen die MDMA Therapie oft schon nach einmaliger Anwendung einen langanhaltenden positiven Effekt gezeitigt haben soll (Greer and Tolberg, 1990), es fehlt jedoch bis heute an wissenschaftlich exakten empirischen Befunden, welche eine derartige Wirksamkeit untermauern könnten.

Im Zuge der Verbreitung von MDMA als psychotherapeutisches Hilfsmittel wurde die Substanz Anfang der 80er Jahren zunächst unter der Hand und später offiziell als „Ecstasy" kommerziell und verschreibungsfrei vertrieben. Einer kleine Organisation von Chemikern in Boston, genannt die „Boston Group", dominierte hierbei den Handel in den USA über mehrere Jahre. MDMA wurde als „Spaß-Droge" und „gut, um drauf zu tanzen", von seinen Herstellern angepriesen und in Bars in Austin und Dallas offen verkauft (Beck und Rosenbaum, 1994). Dies führte in der breiten Öffentlichkeit und besonders in den Kreisen der Psychotherapeuten zu einer Welle der Empörung, so daß staatliche Behörden auf das Geschehen aufmerksam wurden. 1985 wurde MDMA von der DEA als „an imminent hazard to public safety" eingestuft. In Folge dieser Deklaration setzte die World Health Organisation (WHO) die Substanz auf die Liste der Convention of Psychotropic Substances, wodurch alle Mitgliedstaaten aufgefordert wurden, MDMA als Betäubungsmittel einzustufen. Am 13. November 1986 wurde MDMA endgültig vom Administrator der DEA im Schedule 1 of the Controlled Substance Act geführt, womit Herstellung, Konsum, Besitz und Verkauf in den USA unter Strafe gestellt wurden. Begründet wurde dieser Schritt anhand der drei Kriterien: hohes Mißbrauchspotential, keine anerkannte medizinische Anwendbarkeit und fehlende Sicherheit auch bei Anwendung unter medizinischer Aufsicht (Shulgin, 1990). In der Bundesrepublik Deutschland wurde MDMA am 1. August 1986 in die Anlage 1 des Betäubungsmittelgesetzes (BtmG) aufgenommen und somit als weder verkehrs- noch verschreibungsfähig erklärt.

MDMA wurde zwar vor der Illegalisierung der Substanz für einige klinische Anwendungsbereiche z.B. als Anorektikum und Antidepressivum getestet, gelangte aber aufgrund des inakzeptablen Nebenwirkungsprofils und seines Mißbrauchpotentials nie zur Marktreife (Thomasius und Kraus, 1999).

Epidemiologie des Ecstasy-Konsums

Um die tatsächliche Verbreitung einer illegalen Substanz zu beurteilen, stehen nur wenige vermeintlich objektive Indikatoren zur Verfügung. Besonders beeindruckend sind
hierbei jedoch die Zahlen der Kriminalstatistiker: Wurden 1987 noch 635 Tabletten -
statistisch ausgedrückt als Konsumeinheiten (KE) - Ecstasy sichergestellt, so waren es
im Jahre 2001 insgesamt 4,6 Mio beschlagnahmte KE (siehe Abbildung 1.6).

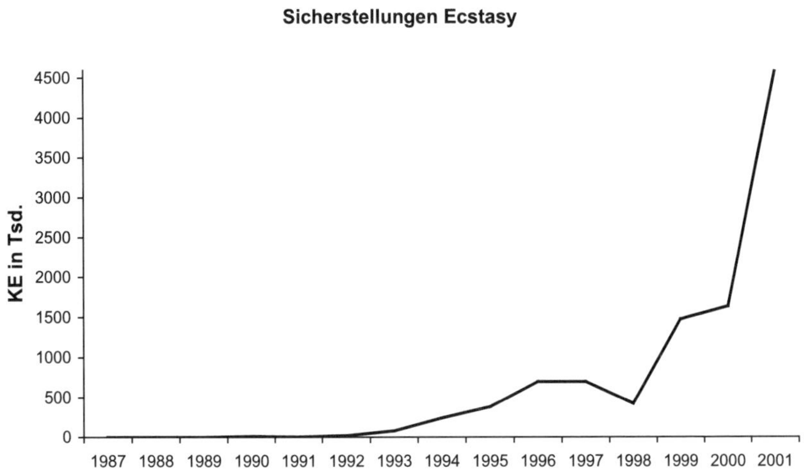

Sicherstellungen Ecstasy

Abbildung. 1.6 Sicherstellungen von Ecstasy Tabletten ausgedrückt als Konsumeinheiten
(KE) in den Jahren 1987-2001 in der Bundesrepublik Deutschland (Rauschgiftjahresbericht
BRD, 2001).

Delikte im Zusammenhang mit Amphetaminderivaten haben sich von 1997 auf
2001 von 7.920 auf 15.848 annähernd verdoppelt. Im selben Zeitraum hat auch die Zahl
der polizeilich erstauffälligen Ecstasy-Konsumenten von 3.799 (15,3 % der erstauffälligen Konsumenten harter Drogen) auf 6.097 (23,6 %) zugenommen. Der Zuwachs in der
Anzahl der Drogentoten im Zusammenhang mit Ecstasy ist ebenfalls enorm: 1994 wurden 6 (0,4 % der gesamten Rauschgifttoten), 2001 43 Todesfälle (2,3 %) nach Ecstasy-
Konsum registriert (Rauschgiftjahresbericht der BRD, 2001).

In einer vom Max-Planck-Institut (MPI) für Psychiatrie in München initiierten lon-
gitudinalen Untersuchung zur epidemiologischen Entwicklung des Gebrauchs psychoaktiver Substanzen, kommen Schuster und Wittchen (1996, Schuster et al., 1998) zu
dem Schluß, daß sich die Lebenszeitprävalenz zum Konsum von „Ecstasy und verwan-

deten Amphetaminen" bei den 14- bis 24-Jährigen in München von 1990 bis 1995 bei den Männern annähernd verdreifacht (von 2 % auf 5,2 %) und bei den Frauen um die Hälfte (von 2 % auf 3 %) erhöht hat. Nach dieser Studie lag die Lebenszeitprävalenz 1995, für Ecstasy-Konsum isoliert betrachtet, in dieser Alterskohorte für Männer bei 4,0 %, für Frauen bei 2,1 % und im Gesamten bei 3,1 % (Schuster et al., 1998). Allerdings war bei der Follow-up Untersuchung in den Jahren 1998-99 kein weiterer signifikanter Anstieg der Lebenszeitprävalenz erkennbar (von Sydow et al., 2002). Von Sydow et al. (2002) vermuteten sogar, daß es sich beim jugendlichen Ecstasy-Konsum um ein vorübergehendes Phänomen handeln könnte, da 80 % der in den früheren Erhebungen als Ecstasy-Konsumenten eingestuften Personen, während des dritten Lebensjahrzehnts den Konsum eingestellt hatten.

Um die Häufigkeit des Ecstasy-Konsums in der Bundesrepublik Deutschland zu erfassen, wurden in der Vergangenheit zwei fortlaufende Repräsentativerhebungen von Bundesbehörden in Auftrag gegeben: Seit 1980 wird die Studie Repräsentativerhebung zum Gebrauch psychoaktiver Substanzen bei Erwachsenen in Deutschland durch das Institut für Therapieforschung (IFT) durchgeführt. Bei der letzten Erhebung im Jahr 2000 lag die 12-Monats-Prävalenz für Ecstasy-Konsum bei 18- bis 59-Jährigen bei lediglich 0,6 % und hat sich gegenüber 1997 (0,8%) leicht verringert. Auch die geschätzte Lebenszeitprävalenz blieb zwischen 1997 (1,5 %) und 2000 (1,6 %) vergleichsweise konstant (Kraus und Augustin, 2001).

Daß aber Ecstasy vor allem von jüngeren Altersgruppen konsumiert wird, läßt sich an den Zahlen der MPI-Studie ablesen: Die Lebenszeitprävalenz für Ecstasy-Konsum betrug hier bei 14- bis 15-Jährigen 0,1%, bei 16- bis 17-Jährigen 3,0 %, bei 18- bis 19-Jährigen bei 2,6 %, bei 20- bis 21-Jährigen 3,3 % und bei den 22- bis 24-jährigen 4,5 % (Schuster und Wittchen, 1996). Auch die zweite fortlaufende Bundes-Studie zur „Drogenaffinität Jugendlicher in der Bundesrepublik Deutschland", die seit 1993 von der Bundeszentrale für gesundheitliche Aufklärung (BZgA) durchgeführt wird, zeigt, daß Ecstasy vornehmlich von Jugendlichen und Jungerwachsenen konsumiert wird: Hier lag im Jahr 2001 die 12-Monats-Prävalenz für Ecstasykonsum bei 12- bis 18-Jährigen bei 1 % , bei 18- bis 20-Jährigen bei 2,1 % und 21- bis 25-Jährigen bei 3,5 %. Die Lebenszeit-Prävalenz für 12- bis 25-Jährige lag hier bei 4 %. Das Durchschnittsalter für den Ecstasy-Erstkonsum lag bei 17,4 Jahren. Vergleicht man die Daten der Erhebung des Jahres 1997 mit der des Jahres 2001, so zeichnet sich für die 12-Monats- und Lebenszeitprävalenz sowie Alter des Erstkonsums kein klarer Trend in Richtung einer Veränderung ab (BZgA, 2001).

Die Lebenszeitprävalenzen für Ecstasy-Konsum bei Erwachsenen im europäischen Ausland schwanken stark von 0,5 bis 3,0 zwischen den einzelnen Ländern. Die höchsten Prävalenzraten bei 15- bis 16-Jährigen Schülern wurden in Irland (9 %), den Niederlanden (8,1 %) und Großbritannien (8 %) gemessen (European Monitoring Centre for Drugs and Drugs Addiction (EMCDDA), 1998). Bei einer Erhebung an 10 englischen Universitäten gaben 10 % der Studenten an, Ecstasy einmal oder regelmäßig genommen zu haben (Webb et al., 1996). In einer Studie, welche Anfang der 80er Jahre an der US-amerikanischen Stanford University durchgeführt wurde, gaben 39 % der befragten Studenten an, schon einmal Ecstasy eingenommen zu haben (Peroutka, 1987). Bei einer repräsentativen Umfrage des National Institute of Drug Abuse (NIDA) zum Drogenkonsum von US-College Studenten im Jahre 1993 lag die 12-Monats-Prävalenz für Ecstasy-Konsum nur bei 2 % (NIDA capsules, 1993).

Faßt man die Daten der deutschen epidemiologischen Studien zusammen, so zeigt sich, daß es zu Beginn der 90er Jahre zu einem rasanten Anstieg in der Verbreitung von Ecstasy gekommen ist. Seit Mitte der 90er scheint die Ausbreitung aber ein Plateau erreicht zu haben. Ecstasy wird vorwiegend im Alter zwischen 16 und 25 Jahren konsumiert, wobei mehr Männer als Frauen - etwa im Verhältnis 2:1 – die Substanz konsumieren. Die Kriminalstatistik des BKA spricht jedoch eine andere Sprache. Hier wird auch in der zweiten Hälfte der 90er ein starker Anstieg diverser Delikte im Zusammenhang mit Ecstasy verzeichnet. Wie ist dieser Unterschied zu erklären? Wahrscheinlich hat das erst verzögert einsetzende Medieninteresse zu Ecstasy, das z.Zt. immer noch weiter zuzunehmen scheint, die offensichtlich an diese Medienpräsens des Themas gekoppelte Aufmerksamkeit der Polizei und der zuständigen Bundesbehörden folgen lassen, so daß erst mit einer gewissen Verzögerung eine adäquate staatliche Reaktion einsetzen konnte. Demzufolge wäre aber auch in der Kriminalstatistik bald das Erreichen eines Plateau zu erwarten.

1.2 Pharmakologie und Toxikologie von MDMA

McKenna und Peroutka (1990) schreiben der Wirkung von MDMA einen charakteristischen biphasischen Verlauf zu, den sie in akute neurochemische und Langzeiteffekte unterteilen. Die Akutwirkung ist mit den unmittelbar auf die Einnahme folgenden psychologischen und behavioralen Effekten assoziiert, wohingegen die Langzeiteffekte mit der Entwicklung der serotonergen Neurotoxizität zusammenhängen. Die Autoren weisen aber darauf hin, daß diese Phasen nicht unabhängig voneinander zu betrachten sind, da einige Wirkungen zwar akut auftreten, aber auch langzeitliche Konsequenzen haben können (z.B. die Inhibition der Tryptophanhydroxylase).

1.2.1 Neuropharmakologie von MDMA

Die akute Wirkung von MDMA beruht auf einer primären Freisetzung von Serotonin (5-HT) in zweiter Linie von Dopamin und nur marginal von Noradrenalin (Schmidt
et al, 1987; Rothman et al., 2001).

Durch MDMA kommt es zu einer kompetetiven Hemmung des Serotonintranspor-
ters an der präsynaptischen Membran, so daß nun nur noch ausschließlich MDMA zusammen mit Natriumionen in das Axoplasma des Neurons aufgenommen werden können. MDMA hemmt anschließend auch den an der Vesikelmembran lokalisierten
Transporter zur Aufnahme des Serotonins aus dem Axoplasma gegen den Konzentrati-
onsgradienten. Die Speicherung von Serotonin in den Vesikeln wird durch eine ATP-
abhängige Protonenpumpe gewährleistet, die es ermöglicht, Serotonin als Kation zu
halten. So kann unter regulären Bedingungen ein Konzentrationsunterschied von 1000:1
zwischen Vesikel und Axoplasma aufrecht erhalten werden. Durch diese Hemmung der
beiden Transportersysteme kann zum einen kein Serotonin aus dem synaptischen Spalt
mehr in das Axoplasma aufgenommen und zum anderen kein Serotonin aus dem
Axoplasma in die Vesikel eingespeichert werden. Durch Leckagen, welche sonst durch
den Transporter ausgeglichen werden, entleert sich das Serotonin-Vesikel soweit, bis
die Konzentration zum Axoplasma ausgeglichen ist. Ein Teil des Serotonins wird nun
zwar durch die Monoaminooxidase an den Mitochondrien abgebaut, der überwiegende
Teil wird jedoch durch den Membrantransporter in den postsynaptischen Spalt beför-
dert, da sich durch den Natriumeinstrom und den beschleunigten Einwärtscotransporte
von MDMA die Funktion des Transporters umgedreht hat (Drehtürprinzip) (Rudnick
and Wall, 1992). Durch diese kombinierte massive Ausschüttung und Rückaufnahmehemmung von Serotonin kommt es in der Folge zu einer indirekten andauernden Stimulation der postsynaptischen Serotonin-Rezeptoren. Eine einfache Dosis MDMA soll
imstande sein, ca. 80% der gesamten zentralen neuronalen Serotoninspeicher zu entlee-
ren (Schmidt et al., 1986; Schmidt, 1987).

Eine vergleichbare wenn auch wesentlich schwächere Wirkung auf die Dopamintransporter wurde berichtet (Gudelsky et al., 1994; Bankson and Cunningham, 2001).
Ob MDMA im Stande ist, auch die Dopamintransporter in dieser Weise zu beeinflussen, oder ob es sich in der Folge der serotonergen Überstimulation um mittelbare Effekte auf das dopaminerge System handelt, ist bislang allerdings nicht vollständig geklärt. So erleichtert z.B. eine durch MDMA verursachte Aktivierung des $5-HT_{2A}$-
Rezeptors bereits die Dopaminausschüttung (Huether et al., 1997). Durch die Gabe eines selektiven Serotonin Wiederaufnahmehemmers (SSRI) läßt sich eine durch MDMA
verursachte Ausschüttung von sowohl 5-HT als auch Dopamin (DA) verhindern (Gudelsky and Nash, 1996). Liechti und Vollenweider (2001) gehen daher davon aus, daß

die MDMA Wirkung in erster Linie durch den selektiven Angriff am Serotonintransporter zu erklären sei.

Darüber hinaus hat MDMA eine wenn auch wenig ausgeprägte Affinität zu 5-HT_2-,
5-HT_1- und D_2-Rezeptoren, auf die es agonistisch wirkt (Battaglia et al., 1988a). Über
den Anteil dieser direkten Rezeptorwirkung an den psychotropen Effekten ist man sich
nicht einig. Für Morgan (2000) ist gerade dieser Wirkaspekt für das Verständnis der
einmaligen enaktogenen Wirkung von besonderer Bedeutung. Andere Autoren schreiben der direkten Rezeptorwirkung hierbei eher eine untergeordnete Rolle zu (Battaglia
et al., 1988a; Lyon et al., 1986).

Desweiteren scheint MDMA antagonistisch auf α_2-Adrenorezeptoren zu wirken
und auf diesem Weg weitere Serotoninausschüttungen zu befördern (Battaglia et al.,
1988a; Lavelle et al., 1999).

MDMA wirkt noch auf einem weiteren indirekten Wege auf die serotonerge Neurotransmission: Nach MDMA Einzelgaben bei Ratten kam es zu einer langanhaltenden
Inaktivierung der Tryptophanhydroxylase, die das Schrittmacherenzym der Serotoninbiosynthese darstellt (Schmidt and Taylor, 1987). Allerdings scheint dieser Effekt nicht
durch eine direkte Hemmung der Enzymaktivität durch MDMA erklärbar zu sein
(Schmidt and Taylor, 1987), so daß vermutet wird, daß entweder ein Abbauprodukte
des MDMA wie z.B. Quinone (Hiramatsu et al., 1990, Rattray, 1991) oder die Bildung
freier Radikale für die Hemmung verantwortlich sind (Stone et al., 1989). Dieser Effekt
scheint aber weniger an der Akutwirkung als an den anhaltenden Wirkphänomenen von
MDMA beteiligt zu sein. Die anhaltende Inhibierung der Tryptophanhydroxylase wird
mit einer verminderten Serotoninbiosynthese und in der Folge mit einer Störung serotonerger Funktionen in Verbindung gebracht, so daß hier eine mögliche Erklärung für
psychiatrische und physiologische Konsequenzen zu finden sein könnte (Green et al.,
1995).

Subakut kommt es im Tierversuch nach der annähernden Entleerung der Serotoninspeicher durch eine einmalige bzw mehrmalige MDMA Gabe zu einer für einige Tage
anhaltenden, dann aber vorübergehenden dosisabhängigen Absenkung von 5-HT und
seines Hauptmetaboliten 5-Hydroxyindolessigsäure (5-HIAA) im Liquor (Schmidt,
1987; Battaglia et al., 1988b). Die Verringerung dieser Parameter im Liquor wird mit
einer generellen subakuten Depletion von Serotonin im ZNS als Folge der MDMA Applikation assoziiert. Die zusätzliche Inhibierung der Tryptophanhydroxylase und damit
auch der Serotoninbiosynthese scheint diesen Effekt noch zu verstärken (Green et al.,
1995). Dieser Depletions-Effekt hat neben spezifischen morphologischen Veränderungen serotonerger Neuronen in Folge von MDMA Applikationen zu dem Schluß vieler
Forscher beigetragen, daß MDMA ein Neurotoxin sein könnte (Morgan, 2000). Auf die

Eigenschaften von MDMA als Neurotoxin sowie auf histologische Veränderungen im ZNS und serotonerge Langzeit-Depletion in Folge von MDMA Konsum wird im Kapitel 1.3 Neurotoxizität eingegangen.

1.2.2 Pharmakokinetik

MDMA wird leicht im Intestinaltrakt absorbiert und erreicht die Konzentrationsspitze im Plasma nach ca. 2 h. Dosen von 50 mg, 75 mg und 125 mg führten bei gesunden Probanden entsprechend zu 106 ng/mL, 131 ng/mL und 236 ng/mL. Diese Konzentrationen sind relativ gering, da die Substanz schnell im Gewebe aufgenommen wird und dort überwiegend Proteinbindungen eingeht (Verebey et al., 1988; Mas et al., 1999). MDMA wird hepatisch hauptsächlich über die Cytochrom P450 Isoenzyme CYP1A2 und CYP2D6 abgebaut (Wu et al., 1997, Kraemer und Maurer, 2002). Weitere Isoenzyme wie das CYP3A2/4 sind an der Metabolisierung beteiligt, die jedoch bereits bei vergleichsweise geringen MDMA Konzentrationen aufgebraucht (gesättigt) werden können (Maurer et al., 2000, Kraemer und Maurer, 2002). Die Folge ist eine non-lineare Pharmakokinetik, da bereits kleine Dosiserhöhungen nach der Aufsättigung hepatischer Cytochrom-Isoenzyme zu dispropotionalen Anstiegen in den Plasma- und Gewebskonzentrationen der Substanz führen kann. Dies wird auch als Erklärung dafür herangezogen, daß immer wieder schwere Vergiftungsfälle nach offensichtlich „normalen" Ecstasy-Dosen auftreten (De la Torre et al., 2000) und daß diese Fälle bei Frauen - wahrscheinlich in Folge ihres geringeren Körpergewichtes - häufiger auftreten (Topp et al., 1999). Ein weiterer wichtiger Faktor in der Toxikologie von MDMA ist das hepatische Enzym CYP2D6, welches für den metabolischen Abbau von MDMA mit verantwortlich ist. Da ca. 10% der weißen Bevölkerung durch einen genetischen Polymorphismus nur eine defiziente Ausstattung mit diesem Enzym aufweisen, sollten in dieser Population infolge höherer Serumkonzentrationen auch vermehrt Intoxikationen nach Ecstasykonsum auftreten (Tucker et al., 1994). Darüber hinaus existieren auch noch Cytochrom P450 Isoenzym unabhängige Abbaumechanismen (Maurer et al., 2000).

Die Halbwertszeit - also die Zeit, die benötigt wird um 50% einer Substanz im Körper abzubauen - von MDMA beträgt ca. 8 h. Die Elimination von MDMA erfolgt also relativ langsam (Verebey et al., 1988; Mas et al., 1999). Da es ca. 5 Halbwertszeiten braucht, um über 95% einer Substanz aus dem Körper zu eleminieren (bei MDMA also ca. 40 h), könnte dies eine Erklärung dafür sein, warum auch noch nach 2 Tagen Komplikationen nach MDMA Konsum auftreten können. Zusätzlich sind einige Metabolite des MDMA selbst pharmakologisch aktiv, allen voran das MDA, so daß die

Wirkdauer noch länger ausfällt als die Zeit, in der MDMA abgebaut wurde (Kalant, 2001).

1.2.3 Psychotrope Wirkung

MDMA und seine Analoga MDA und MDE stehen in ihrer psychotropen Wirkung zwischen den Amphetamin-Stimulanzien mit primär dopaminergem und den Halluzinogenen mit primär serotonergem Wirkmechanismus und sind mit beiden Substanzklassen chemisch eng verwandt. Aufgrund ihres charakteristischen und einzigartigen psychoaktiven Wirkprofils, das MDMA und seine Analoga von allen klassischen Psychostimulanzien und Halluzinogenen unterscheidet, entschied man sich zum Zwecke einer Einordnung der Substanzen zur Schaffung einer neuen pharmakologischen Klasse: den Enaktogenen (Nichols, 1986).

Enaktogene zeichnen sich durch die in der Akutwirkung i.d.R. als angenehm empfundenen emotionalen Veränderungen - wie z.b. Gefühl der Nähe zu anderen Menschen, Angstfreiheit, Glücksgefühl, Selbstakzeptanz, kommunikative Offenheit - aus. Hinzu kommen eine auf eine amphetaminartige Wirkungkomponente zurückzuführende Antriebssteigerung sowie zu - auf einer leicht halluzinogenartigen Komponente basierenden - Wahrnehmungsveränderungen (Gouzoulis-Mayfrank et al., 1996).

Die psychotrope Akutwirkung von MDMA tritt nach den üblichen Einzeldosen von 80-125 mg nach 30-45 Minuten ein und hält etwa 3-6 Stunden an. Die Wirkung von MDE scheint gegenüber dem MDMA identisch, jedoch insgesamt etwas schwächer ausgeprägt zu sein, während MDA etwas ausgeprägtere halluzinogene Effekte besitzt (Shulgin and Shulgin, 1991).

Liechti und Vollenweider (2001) fassen die Relation von psychotropem und neurochemischen Wirkspektrum von MDMA folgendermaßen zusammen:

- **Stimmungseffekte:** Da die emotionalen Effekte durch die Gabe des SSRIs Citalopram gemindert bzw. aufgehoben werden, wird die massive Serotoninauschüttung bei geichzeitiger Rückaufnahmehemmung vor allem für die Stimmungseffekte verantwortlich gemacht. Allerdings nimmt auch durch Citalopram die Gesamtwirkung, wie etwa Antriebssteigerung, vegetative Symptome und Wahrnehmungsveränderungen, ab, so daß einige dieser Effekte sicherlich auf eine endogene Interaktion der Transmittersysteme zurückzuführen sind.
- **Halluzinogene Effekte:** Die meist in höheren Dosen auftretenden halluzinogenen Effekte werden entweder durch die direkte agonistische Wirkung von MDMA auf die 5-HT_2 Rezeptoren oder durch die gesamte Überstimulation aller serotonergen

Rezeptoren erklärt, da sich die halluzinogene Effekte durch den 5-HT$_2$ Rezeptor Antagonisten Ketanserin aufheben lassen.

- **Stimulierende Effekte:** Da Haloperidol als D$_2$ Antagonist in der Lage ist, die euphorisierende und motivationale Komponente des MDMA zu antagonisieren, scheinen dopaminerge Effekte hierfür verantwortlich zu sein. Die steigernden Effekte auf das kardiovaskuläre System hingegen blieben dadurch unbeeinflußt. Allerdings muß hier angemerkt werden, daß es schwierig ist, emotionale, antriebssteigernde, motivationale und euphorisierende Effekte sinnvoll psychometrisch voneinander zu trennen und sie darüber hinaus noch separaten Transmittersystemen zuzuorden.

- **Antriebssteigernde Effekte:** Befunde aus tierexperimentellen Studien haben gezeigt, daß die schon in geringen Dosen durch MDMA ausgelöste Hyperaktivität durch 5-HT$_{1B}$ Antagonisten komplett aufgehoben werden kann. In hohen Dosen hingegen scheint die durch den 5-HT$_{2A}$ Rezeptor vermittelte Dopaminausschüttung für die Hyperaktivität mitverantwortlich zu sein, da sich diese nur durch 5-HT$_{2A}$ Antagonisten aufheben ließ.

- **Kardiovaskuläre Effekte**: Kardiovaskuläre Funktionssteigerungen werden primär dem noradrenergen System zugeschrieben. Der steigernde Effekt auf Blutdruck und Herzrate von MDMA läßt sich aber bereits durch Citalopram stark abschwächen, so daß diese Effekte durch die serotonerge Stimulation vermittelt sein könnten. Unklar bleibt jedoch, ob die Affinität des MDMA zu α_2-Adrenorezeptoren oder die serotonerg vermittelte Stimulation des noradrengen Systems für diesen Effekt verantwortlich sind.

Subakut kommt es nach dem Abklingen der als angenehm empfundenen psychotropen Akutwirkung zu depressiven und anhedonen Stimmungsbildern, die Stunden oder Tage anhalten können, dann aber abzuklingen scheinen (Parrott and Lasky, 1998; Curran and Travill, 2000). Diese depressive Symptomatik wird mit der postakuten Depletion von Serotonin und der anhaltenden Inhibierung der Trypthophanhydroxylase und der damit verbundenen verminderten Serotoninbiosynthese in Verbindung gebracht, ein Beweis dieses Zusammenhangs steht jedoch noch aus. Das Verschwinden der affektiven Symptomatik innerhalb von Tagen soll demzufolge die Regeneration des serotonergen Systems widerspiegeln (Curran, 2000). Interessanterweise ist dieser Reboundeffekt um so stärker, je weniger Erfahrung die Personen zuvor mit Ecstasy gemacht haben (Parrott and Lasky, 1998; Curran and Travill, 1997). Parrott (2001) nimmt dies als Hinweis für eine noch bestehende Empfindlichkeit des intakten serotonergen Systems neuer Ecstasy-Konsumenten, welche durch häufige Einnahme von MDMA abnimmt und eine Schädigung des serotonergen Systems anzeigt. Inwieweit dieses affektive Reboundphänomen mit der erhöhten Prävalenz affektiver Erkrankungen bei po-

lytoxikomanen MDMA Konsumenten (Gouzoulis-Mayfrank et al., 2002a) zusammen-
hängt, ist bislang allerdings unklar (siehe auch Kapitel 1.3.7.4).

1.2.4 Somatische, autonome und neuroendokrine Wirkung

Die typischen somatischen Begleitwirkungen von MDMA umfassen die sympathische Aktivierung mit einer Steigerung des Blutdrucks und der Herzfrequenz (Lester et
al., 2000; Harris et al., 2002) sowie einer veränderten Thermoregulation meist in Richtung einer Hyperthermie (Henry, 1992). Im Tierversuch konnte gezeigt werden, daß die
Änderung der Körpertemperatur durch MDMA über eine serotonerg vermittelte Aktivierung der Hypothalamus-Hypophysen-Nebennieren- (HPA) Achse hervorgerufen
wird und in hohem Maße von der Umgebungstemperatur abhängt. Eine hohe Raumtemperatur begünstigt dabei die Entwicklung einer Hyperthermie, während niedrige Umge-
bungstemperaturen eine Hypothermie hervorrufen (Dafters und Lynch, 1998; Malberg
und Seiden, 1998).

Da diese somatischen Veränderungen aber bei Ecstasy-Konsumenten durch den
subjektiv erlebten Zustand der scheinbaren Entspannung in Folge einer „psycho-
physischen Entkoppelung" nur unzureichend oder überhaupt nicht wahrgenommen
werden, kann es gerade im Setting von Tanzveranstaltungen zu massiven Komplikationen kommen (Gouzoulis-Mayfrank, 1999).

In zwei großen Studien zu den somatischen Begleiterscheinungen der MDMA Einnahme wurden 100 bzw. 500 Ecstasy-Konsumenten zu den akuten Nebenwirkungen
gefragt. Die am häufigsten genannten Symptome wie etwa Pupillenerweiterung, Tris-
mus (Verspannung der Kiefermuskulatur), Tachykardie, Bruxismus (unwillkürliches
Aufeinanderbeißen der Zähne), Mundtrockenheit, Tremor, Palpitationen, Diaphorese,
Rückenschmerzen, Hitzewallungen und Kälteschauer, Kälteempfindlichkeit, Schwindel
bzw. Übelkeit und Verschwommensehen (88-20%, in absteigender Häufigkeit) sind auf
einen erhöhten Symathikotonus und eine gesteigerte zentralnervöse Erregbarkeit zurückzuführen (Peroutka et al., 1988; Cohen, 1995).

Katecholaminerge und serotonerge Substanzen können Effekte auf die HPA-Achse
(ACTH, Cortisol) ausüben und/oder zur Sekretion von Prolaktin und Somatropin
(Growth Hormone, GH) beitragen. So stimulieren die direkt serotonerg wirksamen
Halluzinogene Mescalin und N,N-Dimethyltryptamin die Prolaktin- und GH-Sekretion
(Demisch und Neubauer, 1979; Meltzer et al., 1978, 1981), wohingegen das stark do-
paminerge Amphetamin die Sekretion von Cortisol und GH fördert (Besser et al., 1969;
Parkes et al., 1977). Gouzoulis-Mayfrank und ihre Mitarbeiter (1993, 1999) fanden nach
der akuten Gabe von 140 mg MDE erhöhte Cortisol- und Prolaktin-Spiegel bei ihren

gesunden Probanden und schlossen daraus, daß bei der Akutwirkung der Substanz die serotonergen gegenüber den dopaminergen Mechanismen überwiegen. Diese Ergebnisse stehen im Einklang zu den Befunden von Grob et al. (1996), die nach der Verabreichung von niedrigen MDMA Dosen (0,5-0,75 mg/kg) an 6 Probanden mit Ecstasy-Erfahrungen eine Stimulation von ACTH und Prolaktin nachweisen konnten. In einer neueren Untersuchung von Harris et al. (2002) an 8 MDMA erfahrenen Probanden wurde, neben der bekannten Erhöhung von Cortisol und Prolaktin, noch ein Anstieg der in der Nebennierenrinde gebildeten Vorstufe männlicher Sexualhormone, des Dehydroepiandrosterons (DHEA), infolge einer einmaligen Gabe von 1,5 mg/kg MDMA beobachtet. Dabei waren der Cortisol-Anstieg mit dem Anstieg der Herzrate und des Blutdruckes sowie mit der Präferenz für MDMA korreliert. Der DHEA-Spiegel war mit dem Ausmaß der Euphorie positiv korreliert. Da aber DHEA auch über die HPA-Achse stimuliert wird, ist nicht entscheidbar, ob die als positiv empfundenen psychischen Effekte auch mit dem Cortisol oder mit dem DHEA zusammenhängen.

Ob diese hormonellen Effekte der Enaktogene weitergehende Folgen nach sich ziehen können, ist bislang nur wenig untersucht. Allerdings scheint chronischer MDMA Konsum zu Veränderungen in der Reagibilität neuroendokriner Systeme zu führen. Auf diese funktionelle Konsequenz des chronischen MDMA Gebrauchs soll zu einem späteren Zeitpunkt noch ausführlich eingegangen werden. Darüber hinaus gibt es Hinweise darauf, daß akute und mehrmalige MDMA Gaben über die Aktivierung der HPA-Achse einen immunsuppressiven Effekt ausüben und so das Risiko für Infektionskrankheiten und andere das Immunsystem betreffende Krankheiten erhöhen könnten (Pacifici et al., 2000, 2002).

1.2.5 Akute MDMA Wirkung auf verschiedene Parameter der Hirnaktivität

Schreckenberger et al. (1998) verabreichten jeweils 8 gesunden Probanden ohne Drogenerfahrung entweder 2 mg/kg MDE oder Plazebo oral und maßen den zerebralen Glukoseumsatz mittels 18-FDG-Positronen Emmissions Tomographie (18-FDG-PET). Der globale zerebrale Glukoseumsatz änderte sich durch die Verum-Behandlung nicht. In einer Regions-of-Interest-basierten Auswertung zeigte sich eine signifikante Verminderung des Glukoseumsatzes im beidseitigen frontalen Kortex - rechts präfrontal superior und links frontal posterior - durch das MDE. Eine Steigerung des Umsatzes durch MDE zeigte sich hingegen im beidseitigen Cerebellum sowie im rechten Putamen. Diese, durch MDE hervorgerufene, fronto-striato-cerebelläre Dysbalance ähnelte Umsatzmustern, wie man sie bis dahin auch unter anderen psychotropen Substanzen oder bei verschiedenen endogenen Psychosen fand.

In einer zweiten Studie von Gamma et al. (2000a) erhielten 16 gesunde Probanden ohne MDMA Erfahrung 1,7 mg/kg MDMA oder Plazebo randomisiert im Abstand von zwei Wochen. Gemessen wurde hier der regionale zerebrale Blutfluß (rCBF) mittels $[H_2{}^{15}O]$-PET. In der voxel-basierten Auswertung mit Statistical Parametric Mapping (SPM 95) zeigte sich eine Verminderung im rCBF im motorischen und somatosensorischer Kortex und im Temporallappen - eingeschlossen die linke Amygdala-, den cingulären Kortex, Insula und Thalamus sowie Anstieg im rCBF im ventromedial frontalen und occipitalen Kortex, im inferioren Temporallappen und im Cerebellum. Die Autoren machen die aktivierten und deaktivierten Areale für die wahrgenommene psychologische und physiologische Wirkung von MDMA verantwortlich.

Interessant sind die geringen Überschneidungen der beiden Studien, die wohl mehr durch die unterschiedlichen Auswertetechniken als durch eine zu unterscheidende Wirkung von MDE und MDMA zu erklären sein dürften.

Frei et al. (2001) verabreichten 16 MDMA unerfahrenen gesunden Probanden doppelblind und randomisiert 1,7 mg/kg MDMA oder Plazebo, leiteten ein Ruhe-EEG ab und erhoben Stimmungsskalen. Die spectral power sowie die dreidimensionale, intrazerebrale Verteilung der neuroelektrischen Aktivität mittels Low Resolution Brain Electromagnetic Tomography (LORETA) wurden berechnet. In der globalen Analyse der scalp maps zeigte sich, daß sich MDMA und Placebo in allen Frequenzbändern unterschieden. MDMA führte in anterior temporalen und posterior orbital Regionen zu einer breiten Verminderung der langsamen und mittleren und zu einem Anstieg der schnellen Frequenzaktivitäten. Da MDMA gleichzeitig zu einer Stimmungssteigerung sowie zu einem Anstieg emotionaler Erregung und Extroversion führte, schlossen die Forscher, daß die gefundene Aktivierung frontotemporaler Areale auf eine Modulation limbischer orbitofrontaler und anterotemporaler Strukturen und damit auf eine Beteiligung emotionaler Prozesse hindeutet. Der Vergleich des MDMA spezifischen EEG-Musters mit den bekannten Mustern anderer psychoaktiver Substanzen legt nahe, daß Serotonin, Noradrenalin und in geringerem Ausmaß Dopamin zu den akuten Effekten von MDMA auf EEG, Stimmung und Verhalten beitragen. Leider untermauern Frei et al. ihre Schlußfolgerung bezüglich der Beteiligung emotionaler Prozesse nicht mit Korrelationsanalysen, so daß diese spekulativer Natur bleiben.

In einer Studie von Spitzer et al. (2001) wurden die unterschiedlichen Auswirkungen auf Stimmung, Kognition und Hirnaktivierung der Enantiomere des MDE untersucht. Hierfür erhielten 5 gesunde drogenunerfahrene Ärzte nacheinander randomisiert entweder 70 mg (R)-MDE oder 70 mg (S)-MDE und durchliefen eine kognitive Testbatterie mit einer visuellen Suchaufgabe, einer sematischen Priming Aufgabe und einer computerisierten Version des Wisconsin Card Sorting Tests (WCST) sowie psychopathometrische Selbstratings. Zusätzlich wurden unter der Substanzwirkung Hirnaktivierungen während einer semantischen Entscheidungsaufgabe in einem funktionellen Magnetresonanztomografie- (fMRI) Paradigma (Blockdesign) untersucht. (S)-MDE führte dabei zu einer Stimmungssteigerung, zu einer Beeinträchtigung höherer Planungsfunktionen und zu einer deutlichen rechts frontalen Aktivation im fMRI-Paradigma. (R)-MDE hingegen führte zu einem Anstieg depressiver Symptome, zu einer schnelleren visuellen Verarbeitung und zu einer Aktivation rechter visueller und links frontaler Areale. Diese stereo-spezifischen Ergebnisse interpretierten die Autoren als einen Hinweis dafür, daß das (S)-Enatiomer für die enaktogenen Eigenschaften der Droge verantwortlich sei, wohingegen das (R)-Enantiomer potentiell eher neurotoxische Eigenschaften haben solle. Diese Schlußfolgerung erscheint allerdings nicht allein aufgrund der geringen Stichprobe als sehr gewagt. Diese Studie zeigt dennoch, wie wichtig es in Zukunft sein könnte, die potentiellen differentiellen stereochemischen Effekte von Challenge-Substanzen zu berücksichtigen.

1.2.6 Akute Effekte auf den Schlaf

Laut Peroutka et al. (1988) berichteten ca. ein Drittel der befragten 100 regelmäßigen MDMA Konsumenten, daß sie in Folge einer akuten Einnahme von MDMA an Insomnie litten. Aufgrund der bekannten amphetaminartigen Teileigenschaften von MDMA mag dies nicht weiter verwunderlich sein. In einer Untersuchung von Gouzoulis et al. (1992), bei der in einer placebo-kontrollierten Design die akute Wirkung von MDE auf die Schlafarchitektur polysomnografisch erfasst wurde, bestätigten sich die erwarteten amphetamin-ähnlichen Effekte: Es waren eine Verminderung von Schlafzeit, Schlafeffizienz und REM-Schlafanteil sowie eine Vermehrung der intermittierenden Wachzeit nachweisbar. Hingegen blieben bemerkenswerterweise Tiefschlaf und zyklische Schlafarchitektur unbeeinflußt.

1.2.7 Akute Toxizität von MDMA

Betrachtet man die hohen Anzahl der weltweiten Ecstasy-Konsumenten und den häufigen Gebrach in oftmals sehr hohen Dosen, so ist es erstaunlich, daß die Zahl der bislang bekanntgewordenen Fälle mit schweren somatischen Komplikationen so gering ist (Schmoldt, 1999). Und doch werden immer wieder auch Fälle berichtet, in denen selbst „normale" Dosen von MDMA (100-150mg) Komplikationen mit letalem Ausgang verursacht haben (Henry et al., 1992; Cox und Williams, 1996). Insgesamt scheint das Risiko, an einer MDMA Einnahme zu versterben, aber relativ gering zu sein und wurde von Gore (1999) auf einen Todesfall zwischen 2000 bis 50.000 Erstkonsumenten geschätzt. In einer neueren Untersuchung von Schifano et al. (2003) wurden im Zeitraum von 1997-2000 81 Todesfälle im Zusammenhang mit Ecstasy in England und Wales berichtet. Nur 6 Fälle (7%) konnten allerdings auf die alleinige Einnahme von MDMA zurückgeführt werden, alle anderen hatten verschiedene illegale Substanzen konsumiert.

Hardman et al. (1973) lieferten im Rahmen einer Verwendungsprüfung für die U.S. Armee (s.o.) die ersten Untersuchungen zur letalen Dosis von MDMA in verschiedenen Spezies: Demnach beträgt die LD-50 (Dosis einer Substanz bei dem 50% der Versuchstiere sterben) bei einmaliger Gabe bei Mäusen 97 mg/kg intraperitoneal (i.p.), bei Ratten 49 mg/kg i.p., bei Meerschweinchen 98 mg/kg i.p., bei Hunden 14 mg/kg intravenös (i.v.) und bei Rhesusaffen 22 mg/kg i.v.. Bei oraler Verabreichung liegt die LD-50 bei Ratten mit 325 mg/kg wesentlich höher (Goad, 1985). Geschwinde (1996) schätzt die letale orale Einzeldosis von MDMA entgegen der tierexperimentellen Evidenz für den Menschen mit 500 mg bzw. 7,5 mg/kg Körpergewicht sehr niedrig ein. In der vorliegenden Untersuchung wie auch in anderen Studien gaben Probanden jedoch Einzeldosen an, die nach unseren Schätzungen weit darüber gelegen haben dürften, so daß die Angabe von Geschwinde (1996) nicht zutreffen kann, zumal auch eine Toleranzentwicklung selbst bei intensivem MDMA Konsum bislang nicht berichtet wurde (Kalant, 2001).

Die akuten toxischen Auswirkungen lassen sich einteilen in Hyperpyrexie assoziierte Effekte, zentrale Erregung, kardiovaskuläre und cerebrovaskuläre Effekte, Hepatotoxizität, Effekte des „Serotonin Syndroms" und letztlich auf die psychotrope Wirkung zurückzuführende behaviorale Effekte, welche nachfolgend kurz einzeln besprochen werden sollen. Naturgemäß sind diese Effekte nicht unabhängig voneinander und treten selbstverständlich häufig in einem engen Zusammenhang auf. Auf die Frage der Neurotoxizität von MDMA und die damit assoziierten neuropsychiatrischen und kognitiven Konsequenzen soll ausführlich im darauffolgenden Kapitel eingegangen werden.

Hyperpyrexie

Die Kombination aus Substanzwirkung, „psycho-physischer Entkoppelung" und den vorherrschenden Einnahmebedingungen von Ecstasy, wie etwa exzessives Tanzen und die bei Tanzveranstaltung oftmals noch gesteigerten Raumtemperatur, ist besonders im Zusammenhang mit der Fähigkeit des MDMA, die Körpertemperatur zu erhöhen, fatal. Malberg et al. (1998) konnten zeigen, daß bereits der Anstieg der Umgebungstemperatur um wenige Grade bei MDMA behandelten Ratten, nicht jedoch bei Ratten welche eine Salzlösung verabreicht bekommen hatten, zu einem starken Anstieg der Körpertemperatur und der serotonergen Neurotoxizität führte. Wie zu Beginn des Kapitels bereits erwähnt, scheint diese Hyperthermie in den meisten Fällen ohne akute Folgewirkung zu bleiben, jedoch werden auch zahlreiche lebensbedrohliche oder letale Komplikationen im Zusammenhang mit diesem Symptom berichtet. Das Symptommuster einer MDMA induzierten Hyperthermie bzw. Hyperpyrexie ähnelt dann oftmals dem des Hitzeschlags, allerdings können die prominenten Symptome, welche stark miteinander korreliert sind, interindividuell stark variieren: Lebensbedrohlich können hierbei vor allem Rhabdomyolyse, Myoglobinurie und Nierenversagen, Leberschaden und disseminierte intravasale Koagulopathie sein. Ob die Gerinnungsstörungen und die Rabdomyolyse mit konsekutiver Nierenschädigung eine Folge der Hyperthermie oder eine Folge der Serotoninausschüttung darstellt, ist noch unklar (Schmoldt, 1999).

Zentrale Erregung

Die zunächst vom Konsumenten durch den Ecstasy-Konsum erwünschte Steigerung der Vigilanz, des Bewegungsdranges und der allgemeinen körperlichen Leistungsfähigkeit kann weit über die physiologischen Erschöpfungsgrenzen hinaus gehen. In höheren Dosen können zerebrale Krampfanfälle auftreten. Sie stellen auch die häufigste Todesursache im Tierexperiment dar. Als Ursachen für diese Krampfanfälle werden zwei Mechanismen angesehen: Zum einen kommt es durch die Kombination der substanzinduzierten Hyperthermie und der gesteigerten körperlichen Aktivität zu einem immensen Natriumverlust durch Schwitzen. Die Konsumenten versuchen diesen Flüssigkeitsverlust oftmals durch alkoholische oder nicht-isotone Getränke auszugleichen, was die Hämodilution und die Hyponatriämie noch verstärkt. Zum anderen wurde eine unzureichende Sekretion des antidiuretischen Hormons (ADH, Adiuretin) nach MDMA Konsum beobachtet, mit der Folge, daß Wasser von den Nieren zurückgehalten wird, was die Hyponatriämie noch weiter steigert (Satchell und Connaughton, 1994; Holden und Jackson, 1996). Dieser kombinierte Effekt auf den Natriumhaushalt führt zu einer vermehrten Wasseraufnahme des Körper- und Hirngewebes aus dem Blut (Wilkins, 1996; Holmes et al., 1999). Dies kann zwei ernste Konsequenzen zur Folge haben: Einerseits die Initiation von zerebralen Krampfanfällen und andererseits die Kompression von Hirnstamm und Cerebellum in Höhe des Foramen Magnum, was zum Stillstand von Atmung und Kreislauf führen kann (Kalant, 2001). Theune et al. (1999) vermuten, daß zerebrale Krampfanfälle die häufigste neurologische Komplikation nach MDMA Einnahmen darstellen.

Kardiovaskuläre und cerebrovaskuläre Effekte

Für die kariovaskulären Komplikationen nach MDMA Konsum wird vor allem das durch die Substanz offensichtlich nur mittelbar angesprochene noradrenerge System verantwortlich gemacht. So birgt die MDMA induzierte Blutdrucksteigerung die Gefahr von Gefäßrupturen und zerebralen oder inneren Blutungen. Es wurde mehrfach von großen intrakraniellen Blutungen (Harries und De Silva, 1992; Gledhill et al., 1993; Schlaeppi et al., 1999), petechialen Blutungen im Hirn und anderen Organen (Milroy et al., 1996) und Blutungen im Augenhintergrund (Jacks und Hykin, 1998) in Folge von MDMA Einnahmen berichtet. Die Steigerung der Herzfrequenz (Tachykardie) mit der erhöhten kardialen Belastung kann zu Herzrhythmusstörungen oder zum Herzversagen führen (Dowling et al., 1987; Suarez und Riemersma, 1988; Henry et al., 1992; Milroy et al., 1996). Zudem scheint unter MDMA das Infarktrisiko anzusteigen, zum einen da die Vasokonstriktion auch über serotonerge Rezeptoren gesteuert wird und eine massive Serotoninausschüttung zu einer Verringerung des Gefäßdurchschnittes zerebraler Gefäße führt (Reneman et al., 2000a), zum anderen da es infolge der MDMA induzierten Hypertonie auch zu Verletzungen der Gefäßwände kommen kann, an denen sich Thromben bilden können, die nach Ablösung Infarktereignisse verursachen (Manchanda und Connolly, 1993; Rothwell und Grant, 1993). Das Risiko derartiger Komplikationen dürfte bei einer vorbestehenden kardiovaskulären Erkrankung grundsätzlich stark erhöht sein.

Hepatotoxizität

Einerseits wird ein großer Anteil der in der Literatur berichteten Fälle mit MDMA Intoxikationen als gelbsüchtig beschrieben (Kalant, 2001), anderseits sind aber schwerwiegende hepatotoxische Komplikationen wie fulminates Leberversagen recht selten berichtet worden (Henry et al., 1992; Ellis et al., 1996; Milroy et al., 1996). Nachuntersuchungen von letal ausgegangenen MDMA Intoxikationen zeigten jedoch, daß in nahezu allen Fällen histomorphologisch auch Leberschädigungen nachgewiesen werden konnten, welche von fokalen Einzelzellnekrosen bis zur akuten Leberdystrophie reichten (Milroy et al., 1996). Verschiedene Erklärungsansätze - wie etwa allergische Reaktionen auf die Substanz, toxische Verunreinigungen der Droge oder ein sekundärer Effekt der Hyperpyrexie - wurden für diese hepatotoxischen Effekte angeboten (Kalant, 2001). Die wahrscheinlichste Erklärung liegt wohl im Abbauweg des MDMA begründet: Wie bereits beschrieben, wird MDMA hauptsächlich über das Cytochrom P450 Isoenzym System verstoffwechselt. Die Folgeprodukte dieses Abbaus werden über weitere enzymatische Reaktionen in Metaboliten gespalten, von denen einige erst über das hepatische Glutathion konjugiert werden, um dann über die Niere ausgeschieden werden zu können. Glutathion kann sich aber verbrauchen und ist es einmal erschöpft, kommt es auf der Zellebene zu einer Reihe biochemischer Veränderung, wie z.b. massiver Calciumeinstrom, oxidative Veränderungen der Zellmembranen usw., die letztlich den Zelltod verursachen und Leberschäden nach sich ziehen (Jones und Simpson, 1999). Dieser Effekt ist ebenso für die häufigen Leberschäden infolge von Intoxikationen mit dem milden Analgetikum Paracetamol verantwortlich.

Das klinische Bild dieser Leberschädigung kann sehr variabel ausfallen. Es reicht von relativ milden Formen, die einer viralen Hepatitis ähneln, mit Gelbsucht, einer vergrößerten und druckempfindlichen Leber, einer erhöhten Blutungsneigung, einem Anstieg der Transaminasen sowie eine einer akuten Hepatitis ähnlichen Biopsie, bis hin zu fulminatem Leberversagen, das letal enden kann. Die Manifestation der Leberschäden kann offenbar auch mit einer mehrtägigen Latenz auftreten, so daß keine meßbaren Blutspiegel der toxischen Muttersubstanz mehr nachweisbar sind (Kalant, 2001). Regelmäßige MDMA Konsumenten scheinen ein erhöhtes Risiko für wiederholte akute Hepatitiden zu haben. So weisen einige Autoren sogar darauf hin, daß bei Jugendlichen mit einer wiederholten akuten Hepatitis unklarer Genese an einen möglichen MDMA Konsum gedacht werden sollte (Andreu et al., 1998; Jones und Simpson, 1999). Andreu et al. (1998) berichten zudem, daß in ihrer Klinik Ecstasy die zweithäufigste Ursache für Leberschäden bei unter 25-Jährigen darstellt. Henry et al. (1992) berichten aus einer Serie von 7 Fällen mit hepatotoxischen Reaktionen auf MDMA, daß ein Patient starb, einer nach einer Lebertransplantation genas und 5 eine Spontanremission zeigten. Auch wenn infolge eines schweren Leberversagens transplantiert werden muß, ist die Mortalität hoch. So starben 4 von 9 lebertransplantierten Patienten, die infolge einer MDMA Intoxikation transplantationspflichtig wurden (Brauer et al., 1997).

Serotonin Syndrom

Das Serotonin Syndrom wurde als klinisches Phänomen beschrieben, das durch Substanzen oder Substanzkombinationen verursacht werden kann, welche einen exzessiven Anstieg des intrasynaptischen Serotonins hervorrufen (Gillman, 1998, 1999). Zu den Symptomen gehört Hyperaktivität, Verwirrung, Agitiertheit, Hyperreflexie, Hyperpyrexie, Herzrasen, Kälteschauer, Klonus, Myoklonus, oszillierte Augenbewegungen und Tremor (Gillman, 1999). Das Serotonin Syndrom wird von einigen Autoren allgemein als schwere und sehr seltene bzw. als ideosynkratische unerwünschte Arzneimittelwirkung konzeptualisiert. Gillman (1998) geht jedoch davon aus, daß es sich um ein Kontinuum verschieden starker Reaktionen handelt. Leichte Ausprägungen sind demnach definiert als das Vorhandensein dreier Symptome, mittlere Ausprägungen umfassen fünf, schwere Ausprägungen umfassen nahezu alle Symptome der obigen Aufzählung. Das Serotonin Syndrom tritt allgemein nach der versehentlichen oder unwissentlichen Kombination serotonerger Substanzen wie z.B. Monoaminooxidasehemmer (MAOI)

und Serotoninwiederaufnahmehemmer (SSRI) auf. Da Hunderte von serotonergen psychotropen Substanzen medizinische oder mißbräuchliche Verwendung finden und zudem noch pflanzliche Präparate wie Johanniskraut oder Ginseng serotonerge Wirkkom-
ponenten aufweisen, sind eine Unzahl von serotonergen Arzneimittelinteraktionen
möglich (Gillman, 1998, 1999).

Betrachtet man die Symptomliste, fällt auf, daß die Einnahme von MDMA eigent-
lich regelhaft mit einem leichten bis mittleren Serotonin Syndrom assoziiert ist und von
den Konsumenten nicht als besonders problematisch oder sogar als gewünscht angesehen wird. Tatsächlich glauben manche Konsumenten beim Ausbleiben dieser physischen Symptome, sie hätten kein „richtiges" MDMA als Ecstasy erworben (Parrott,
2001, 2002). Offenbar zeigen aber Ecstasy Konsumenten immer wieder auch stärkere
Ausprägungen einer serotonergen Überaktivität, die oft die Inanspruchnahme ärztlicher
Hilfe notwendig macht (Henry et al., 1992; Green et al., 1995; Demirkiran et al., 1997).
Als Faktoren, welche die Entwicklung eines Serotonin Syndroms bei MDMA Konsumenten begünstigen, sind die MDMA Dosis sowie individuelle Sensitivität, Stoffwech-
sel-Varianten und Toleranz zu nennen. Weitere Faktoren sind die gleichzeitige Einnahme anderer erlaubter oder illegaler psychotroper Substanzen mit einer direkten oder
indirekten Wirkung auf das serotonerge Transmittersystem (Parrott, 2002). Hierzu gehören auch primär dopaminerge Substanzen wie Kokain oder Amphetamin, die durch
die generell erregungssteigernde und eine die Serotoninausschüttung unterstützende
catecholaminerge Wirkung ebenso zu einem Serotonin Syndrom beitragen können
(Huether et al., 1997). Diese pharmakologischen Faktoren interagieren stark mit Einflüssen der Umwelt (hohe Temperatur, Dichtestress, hohe Umgebungslautstärke), welche die Vorhersagbarkeit und Schwere der monoaminerg vermittelten unerwünschten
Reaktionen nahezu unmöglich machen (Parrott, 2000; 2002). Die Unberechenbarkeit
und die Geschwindigkeit des Fortschreitens eines Serotonin Syndroms sind aber besonders problematisch, denn leichte Fälle können innerhalb weniger als einer Stunde in
einen lebensbedrohlichen Schweregrad übergehen (Gillman, 1998, 1999). Während
milde Fälle bereits durch Ruhe in kühler Umgebung behandelt werden können, verlangt
ein schweres Serotonin Syndrom sofortige und aggressive medizinische Intervention:
aktive Kühlung, Ruhigstellung und die Gabe von $5\text{-HT}_2/5\text{-HT}_{1A}$ Rezeptorblockern wie
Cyproheptadin oder Chlorpromazin, um einen möglichen letalen Ausgang zu verhindern (Gillman, 1999).

Behaviorale Effekte

Zusätzlich zu der somatischen Toxizität wäre noch eine Form von „Verhaltenstoxizität"
zu nennen, die psychotrope Substanzen auslösen können. Gemeint sind damit Verhaltensweisen mit selbstschädigenden oder auch tödlichen Konsequenzen, welche direkt

auf die psychotrope Wirkung rückführbar sind. So sind Suizide infolge einer depressiven Reaktion subakut nach MDEA Einnahmen (Iwersen und Schmoldt, 1996) oder ein Suizid nach einer Exazerbation einer vorbestehenden Depression unter MDEA bekannt geworden (Arimany et al., 1998). Es wurden auch verschiedene Todesfälle infolge von bizarr riskanten Verhaltensweisen nach MDMA Konsum (Dowling et al., 1987; Hooft und van de Voorde, 1994) oder infolge von Verkehrsunfällen, bei denen Fahrer oder Fußgänger unter MDMA Einfluß standen, berichtet (Henry et al., 1992; Hooft und van de Voorde, 1994; Lora-Tamayo et al., 1997).

Kalant (2001) teilt alle 87 bis dahin in medizinischen Journalen publizierten Todesfälle, die eindeutig und hauptsächlich im Zusammenhang mit MDMA standen, wie folgt nach ihrer primären Ursache ein:

Kardiovasculär, einschließlich cerebrovasculär	8 Fälle
Hepatisch	4 Fälle
zerebral, einschließlich Hyponatriämie	9 Fälle
Hyperpyrexisch	30 Fälle
Behavioral (Unfälle und Suizide)	14 Fälle
Unbekannt bzw. unzureichende Informationen	22 Fälle

Allerdings steht zu betonen, daß natürlich die Mehrzahl der Todesfälle im Zusammenhang mit MDMA nicht den Weg in die medizinische Literatur findet. In der obigen Zusammenfassung sind auch gesammelte Berichte oder unvollständige Daten von Todesfällen nicht aufgeführt.

Es sei noch angemerkt, daß - wie bereits berichtet - gebräuchliche MDMA Dosen Plasmaspiegel in Höhe von 100-250 ng/ml erzeugen, aber bei den meisten schwerwiegenden oder letalen Intoxikationen Plasmalevel zwischen 500-10.000! ng/ml gefunden wurden, was ungefähr 40fach über dem einer Normaldosis folgenden Bereich liegt. Trotzdem wurden bei einigen der Todesfälle Plasmalevel zwischen 110-550 ng/ml nachgewiesen und überlappten damit mit dem normalen Bereich. Dies verdeutlicht noch einmal die Relevanz interindividueller und externaler Faktoren (Kalant, 2001).

1.2.8 Gibt es eine MDMA Abhängigkeit?

MDMA wurde seit langem als nicht abhängigkeitserzeugend eingestuft (Peroutka, 1990). Jansen (1999) beschreibt zwar 3 Fälle bei denen er von einem abhängigen Verhalten in bezug auf MDMA ausgeht und auch Véléa et al. (1999) gibt an, daß MDMA Abhängigkeiten auftreten können, ohne dies jedoch näher zu belegen. Dennoch kommt Kalant (2001) in seiner Übersicht zu dem Schluß, daß MDMA im Sinne des DSM-IV oder ICD-10 keine suchterzeugende Substanz ist. Es wird vermutet, daß durch den starken Verlust positiv empfundener bei gleichzeitigem starken Anstieg unangenehmer Wirkungen bei mehrmaliger oder kurz aufeinander folgender Einnahme ein suchtartiges Verhaltensmuster nicht begünstigt wird (Greer und Tolberg, 1986; Peroutka et al., 1988). Ähnliches ist auch von verschiedenen Halluzinogenen bekannt, die ebenso als nicht suchterzeugend gelten, und Kalant (2001) vermutet hier, daß eine strukturchemische Verwandschaft des MDMA zum Mescalin (die Methylendioxy-Gruppe am Phenyl-Ring) verantwortlich für den Unterschied im Abhängigkeitspotential zu der stark suchterzeugenden Muttersubstanz Amphetamin bzw. ihrem Derivat Methamphetamin ist. Nichtsdestotrotz weist Kalant (2001) darauf hin, daß auch Kokain und Cannabis lange Zeit als nicht suchterzeugende Substanzen galten und mittlerweile doch die Evidenz für ein zumindest psychisches Abhängigkeitspotential gegeben sei.

Exkurs: Das zentrale serotonerge System und seine Funktionen

Das zerebrale serotonerge System ist das phylogenetisch älteste und das am weitesten verzweigte Transmittersystem im menschlichen Gehirn. Die serotonergen Neurone sind in den Raphé-Kernen des Mittelhirns lokalisiert und projizieren von dort aus in nahezu alle Bereiche des Gehirns (siehe Abbildung 1.7). Die deszendierenden Hauptprojektionen haben ihren Ursprung in den pontomedullären Zellgruppen der Raphe-Kerne (Nucleus (Nc.) raphes magnus, Nc. centralis superior pars caudalis, Nc. raphes obscurus und Nc. raphes pallidus). Die über und in den Frontalkortex aszendierenden Projektionen stammen zu etwa 80% aus den mesopontinen Raphe-Kernen (Nc. raphes dorsalis, Nc. raphes medialis). Von den sechs aufsteigenden Hauptprojektionen entspringen vier aus dem dorsalen, eine aus den medialen Raphe-Kernen und eine aus beiden vorderen Kernen. Diese Projektionen innervieren nahezu alle kortikalen und subkortikalen Bereiche des Gehirns (Hüther und Rühter, 2000).

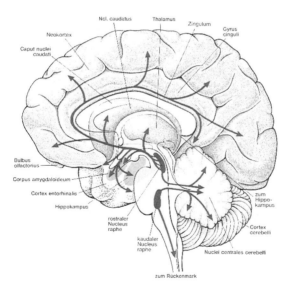

Abbildung 1.7 Das serotonerge System des Menschen (Quelle: Birbaumer und Schmidt, 1999)

Die serotonergen Axone der dorsalen Raphé-Kerne sind meist marklos, sehr dünn und extrem fein kollateralisiert. Viele dieser Axone enden nicht in Synapsen, sondern als freie Nervenendigungen, womit dort sezerniertes Serotonin nicht nur nachgeschaltete Projektions- und Interneurone, sondern auch Ependym- und vor allem Gliazellen (Astrozyten) erreicht. Die Axone der medialen Rape-Kerne sind stärker, weniger verzweigt und enden häufiger als typische Präsynapsen (Hüther und Rühter, 2000). Aufgrund der unterschiedlichen Strukturen der beiden Projektionen rechnet man den dorsalen und den medialen Raphé-Kern jeweils distinkten Systemen mit unterschiedlichen Funktionen zu (Sirviö et al., 1994). Die serotonerge Innervation in den distalen Zielgebieten ist außergewöhnlich dicht und zeichnet sich durch regional spezifische Innervationsmuster aus. Es scheint so, als wenn im ZNS kaum ein Neuron oder ein Astrozyt existiert, der nicht direkt (synaptisch) oder indirekt (parakrin) erreicht und in seiner Funktion beeinflußt wird. Das serotonerge System interagiert daher auch mit nahezu allen weiteren Transmittersystemen insbesondere mit dem noradrenergen, dem dopaminergen, dem cholinergen sowie dem glutamatergen und GABAergen Systemen (Hüther und Rühter, 2000).

Mittlerweile konnten 14 verschiedene Serotoninrezeptoren identifiziert werden. Die serotonergen Rezeptoren gehören damit zur komplexesten aller bekannten Rezeptorfamilien. Sie wurden aufgrund bestimmter struktureller Homologien und funktioneller Gemeinsamkeiten in bislang 7 unterschiedliche Subtypen unterteilt (Hoyer et al., 2002).

Durch seine weite Verbreitung im Gehirn ist Serotonin an der Regulation einer ganzen Reihe von zerebralen Funktionen beteiligt. In zahlreichen Studien wurde das serotonerge System als bedeutsam für Stimmung und Emotion, Appetit, Schlaf, sexuelle Regulation, Schmerzverarbeitung, zirkadiane Rhythmik, neuroendokrine Funktionen, motorische Aktivität, Angst, Lernen und Gedächtnis, Impulskontrolle und Aggression sowie Streßverarbeitung identifiziert. Serotonin fungiert aber nicht nur als Neurotransmitter, sondern spielt darüber hinaus bei strukturellen Organisations- und Reorganisationsprozessen während der Hirnentwicklung wie auch bei der strukturellen Erhaltung im adulten Hirn eine wichtige Rolle. Dem serotonergen System kommt des weiteren eine homöostatische Wirkung und stabilisierende Wirkung zu. So führt der Verlust serotonerger Efferenzen zu einer Degeneration der synaptischen Verschaltungen in bestimmten Projektionsgebieten. Das serotonerge System reguliert auch die Gesamtaktivität des Neokortex und erzeugt Kohärenz und damit Koordination zwischen räumlich getrennten lokalen Netzwerken und scheint somit auch Taktgeber und Equilibrator in einem zu sein (Hüther und Rühter, 2000).

Kommt man auch langsam von den mechanistischen und monofaktoriellen Erklärungsansätzen der Vergangenheit zur Entstehung neuropsychiatrischer Erkrankungen ab, so ist die bedeutsame Beteiligung des serotonergen Systems an der Ätiologie depressiver Erkrankungen und Angststörungen bis heute unstrittig (Benkert et al., 1993; Graeff et al., 1996; Murphy et al. 1998; Hirschfeld, 2000; Hüther und Rühter, 2000). Aber auch bei Zwangstörungen, Eßstörungen, Suizidalität, Impulskontrollstörungen,

Schizophrenie, Persönlichkeitsstörungen, Schlafstörungen, Sucht und dementiellen Erkrankungen wird eine Beteiligung des serotonergen Systems diskutiert (Hüther und Rühter, 2000).

Da im Rahmen dieser Arbeit vornehmlich die Beteiligung des serotonergen Systems an kognitiven Prozessen diskutiert wir, soll im Weiteren ausführlicher darauf eingegangen werden: Soubrié (1986) wies dem serotonergen System aufgrund von tierexperimentellen Läsionsstudien sowie klinischen Humandaten eine zentrale Rolle bei der Inhibition von Verhalten zu. In seiner Zusammenfassung zeigte er z.b. auf, daß eine Steigerung der serotonergen Neurotransmission aggressives Verhalten hemmte, wohingegen eine Verminderung zentralen Serotonins bei Nagern, nicht-menschlichen Primaten und Menschen mit impulsiven und aggressiven Verhaltensweisen assoziiert war. Weitere Evidenz für diese Hypothese stammt aus dem Bereich psychiatrischer Erkrankungen, die mit einer behavioralen Disinhibition einhergehen und bei denen Marker für eine niedrige Serotonintransmission gefunden wurde: Alkoholismus (LeMarquand et al., 1994a), suizidales Verhalten (Brown et al., 1982), Bulimie (Jimerson et al., 1992), antisoziale Persönlichkeitsstörung (Moss et al., 1990), *Conduct Disorder* (Kruesi et al., 1990) und aggressives Verhalten (Brown et al., 1979).

Eine Möglichkeit, um die Bedeutung des serotonergen Systems für Verhaltensinhibition und Kognition im Tiermodell wie auch am Menschen in vivo zu erforschen, liegt in der Methode der Tryptophandepletion. Da die Serotoninsynthese direkt von der Tryptophanverfügbarkeit abhängt, führt die Verabreichung tryptophanarmer Diäten schnell zu einer Verminderung, nutritive Tryptophan Augmentation hingegen zu einer Steigerung der Serotoninsynthese (Klaassen et al., 1999). Unter Tryptophandepletion zeigten männliche Probanden in einer Daueraufmerksamkeitsaufgabe (*Continuous Performance Test; Identical Pairs*) ein schlechteres Hit/False Alarm-Verhältnis als Indikator für ein impulsiveres Verhalten im Vergleich zu nicht depletierten Kontrollprobanden (Walderhaug et al., 2002). In einer *Go/No-Go* Task Aufgabe zum Vermeidungslernen konnten nur bei Probanden mit einer erblichen Belastung für Alkoholismus unter Tryptophandepletion ein impulsiveres Verhalten (höhere Comission-Fehlerrate) nicht jedoch bei gesunden Kontrollprobanden nachgewiesen werden (LeMarquand et al., 1999). Die Autoren schlossen daraus, daß nur bei Probanden mit einem vulnerablen serotonergen System die serotonerge Depletion zu einer messbar gesteigerten Impulsivität führt. In einer Studie von Rogers et al. (1999a) zeigten gesunde Kontrollen unter Tryptophandepletion Defizite im *Stimulus-Reward* Lernen nicht jedoch in der Aufmerksamkeitskontrolle. Beide Funktionen werden als distinkte Aspekt impulsiven Verhaltens angesehen. Aufgrund dieser Dissoziation und weiterer Ergebnisse mit dem Dopamin/Noradrenalin Agonist Methylphenidate postulierten die Autoren, daß die Beeinträchtigung der serotonergen Innervation des orbitalen präfrontalen Kortex als Teil eines corticostriatalen Regelkreislaufes, welcher exekutive Funktionen steuert, für das impulsivere Verhalten verantwortlich sein könnte.

Untersuchungen an Tiermodellen zur Rolle des serotonergen Systems an der Kognition konnten zunächst keine spezifischen bzw. selektiven Einflüsse dieses Transmittersystems auf verschiedene kognitive Bereiche aufdecken: Sirviö et al. (1994) faßten eine Reihe tierexperimenteller Daten zur serotonergen Beteiligung an den kognitiven Prozessen zusammen: In Ratten konnte mittels serotonerger Depletion keine spezifische Rolle des Serotonins auf Daueraufmerksamkeit und Arbeitsgedächtnis eruiert werden. Auch ‚hippocampale' Funktionen, wie Orientierung im Raum und das räumliche Gedächtnis, waren durch serotonerge Depletion unbeeinträchtigt. Allerdings konnte mittlerweile gezeigt werden, daß direkt in den Hippocampus infundierte serotonerge Rezeptoragonisten die Laufzeit von Ratten in einem Labyrinth gegenüber Kontrollratten verlängern, wohingegen serotonerge Rezeptorantagonisten die Laufzeit verbessern (Farr et al., 2000). Tatsächlich waren manche Lernvorgänge unter einer serotonergen Depletion in Ratten erleichtert, wohingegen eine Aktivierung des serotonergen Systems (z.B. über die Agonisierung von 5-HT_1 und 5-HT_2 Rezeptoren) die Leistung in visuellen Diskriminationsaufgaben verschlechterte (Sirviö et al., 1994).

Meneses (1999) argumentierte für eine starke Beteiligung von Serotonin an kognitiven Prozessen, zum einen daß Hirnregionen, die bekanntermaßen in Lern- und Gedächtnisprozesse involviert sind, auch eine hohe Dichte an serotonerge Bahnen, *uptake sites* und Transporter sowie Rezeptoren aufweisen. Zum anderen bewirkt ein Anstieg der serotonergen Neurotransmission, z.B. hervorgerufen durch selektive Serotonin Wiederaufnahme Hemmer (SSRI), und damit eine multiple postsynaptische Rezeptoraktivierung, ein Verbesserung bzw. Erleichterung von Lernvorgängen im Tier und auch im Humanversuch wie z.B. bei Patienten mit dementiellen Erkrankungen. Buhot et al. (2000) kommen in ihrer Zusammenfassung von Tierdaten und Daten aus dem Humanbereich in Bezug auf pharmakologische Behandlungserfolge degenerativer neurologischer Erkrankungen zu dem Schluß, daß das serotonerge System in Bezug auf Gedächtnisprozesse auch in Interaktion mit den cholinergen, glutamatergen, dopaminergen oder GABAergen Systemen Lernen und Gedächtnis beeinflußt. Dabei weisen sie spezifischen Serotonin Rezeptoren innerhalb der Strukturen des Nucleus basalis magnocellularis-frontal Kortex und des septo-hippocampalen Komplexes spezielle Funktionen zu. Die Administration von 5-$HT_{2A/2C}$ oder 5-HT_4 Rezeptor Agonisten oder 5-HT_{1A} bzw. 5-HT_3 und 5-HT_{1B} Rezeptor Antagonisten beugten im Tierversuch chemisch erzeugten Gedächtnisdefiziten vor, insbesondere wenn sie durch cholinerge Substanzen verursacht wurden, und verbesserten auch bei Patienten mit Alzheimerscher Demenz die bereits beeinträchtigte Gedächtnisleistung. Diese serotonergen Substanzen erleichterten darüber hinaus das Lernen in Situationen mit hohem kognitiven Anforderungen. Im Gegensatz dazu erzeugten 5-HT$_{2A/2C}$ und 5-HT$_4$ Antagonisten, sowie 5-HT$_{1A}$ oder 5-HT$_3$ und 5-HT$_{1B}$ Agonisten gegenteilige Effekte. Die Autoren postulieren zudem, daß 5-HT$_{1B}$ Rezeptoren eine entscheidende Rolle in der behavioralen Inhibition zukomme.

Myhrer (2003) untersuchte in einer interessanten Meta-Analyse den Einfluß verschiedener Transmittersysteme auf Lernen und Gedächtnis in Studien an Ratten und kam zu dem Schluß, daß kein Transmittersystem eine spezifische Rolle in den vier untersuchten Paradigmen (*spontaneous alternation task, water, maze, passive avoidance, radial maze*) spielte. Der Autor berechnete einen Impactfactor (Prozent signifikanter Effekte für Agonisten, Antagonisten oder Neurotoxine) für jedes System und stellte folgende Rangreihe für den Einfluß auf Lernen und Gedächtnis auf: Glutamat (93%), GABA (81%), Dopamin (81%), Acetylcholin (81%), Serotonin (55%) und Noradrenalin (48%).

In einer Zusammenfassung einer Serie eigener Experimente an gesunden Kontrollprobanden kommen Riedel et al. (2002) zu dem Schluß, daß Tryptophandepletion und damit die Verringerung der serotonergen Neurotransmission einerseits die Konsolidierung neuerer verbal deklarativer Gedächtnisinhalte beeinträchtigt, jedoch andererseits den Abruf aus dem semantischen Gedächtnis erleichtert und die Leistung in Aufgaben zur Aufmerksamkeitsfokussierung verbessert. Diese Dissoziation erklären die Autoren mit den unterschiedlichen Einflüssen auf getrennte Hirnregionen. Die Störung der Gedächtniskonsolidierung soll daher auf den hemmenden Effekt der Tryptophandepletion auf temporale Regionen, insbesondere dem Hippocampus, beruhen, wohingegen die Verbesserung der Abrufleistung und der Aufmerksamkeit durch eine gesteigerte frontokortikale Erregung, welche selbst durch den Wegfall inhibitorischer Einflüsse des Serotonins in diesem Bereich hervorgerufen werden, zurückzuführen sei. Nach Riedel et al. (2002) ist der entscheidende Faktor für die Verbesserungen oder Verschlechterung in einer kognitiven Aufgabe unter jeweils einer Erhöhung oder Verminderung der serotonergen Neurotransmission der Anteil inhibitorischer Prozesse, der für die Bewältigung einer Aufgabe notwendig ist. Aufgaben, die eine starke Inhibitionsleistung erfordern (z.B. *attentional set shifting*), sind daher unter SSRI Gabe in gesunden Kontrollen erleichtert und unter Tryptophandepletion erschwert. Dagegen sind Aufgaben ohne inhibitorische Kontrolle (z.B. reine Vigilanzmessungen) unter der Tryptophandepletion erleichtert und unter SSRI erschwert. In einer Arbeit von Rogers et al. (1999b) wurden die exekutiven Funktionen von tryptophandepletierten Probanden, Methamphetamin- und Opiatkonsumenten, Patienten mit klar abgrenzbaren Frontalhirnläsionen sowie gesunden Kontrollen mittels einer *decision-making task* untersucht und verglichen. Es zeigte sich, daß sowohl die tryptophandepletierten Probanden, als auch die Drogenkonsumenten im Vergleich zu den gesunden Kontrollen signifikant häufiger suboptimale Entscheidungen trafen. Da nur Patienten mit orbitofrontalen Läsionen ebenfalls signifikant schlechter in ihrer Entscheidungsfindung waren, nicht jedoch Patienten mit Läsionen in den Bereichen des dorsolateralen oder dorsomedialen Frontalkortexes, schlossen die Autoren aus ihren Ergebnissen, daß der orbitofrontale Kortex im Verbund mit limbisch-striatalen Systemen über aszendierende serotonerge und mesokortikale dopaminerge Projektionen an der *decision-making cognition* beteiligt ist.

In einer jüngsten Arbeit von Rogers und seinen Mitarbeitern (2003), mußten gesunde Probanden unter Tryptophandepletion und nicht depletierten Kontrollen wiederum eine *decision-making task* bewältigen. Dabei konnte der Befund, daß niedrige Tryptophan- und damit einhergehend niedrige Serotoninspiegel die Gesamtleistung in dieser Art von Aufgabe - im Sinne einer suboptimalen Entscheidungsfindung - beeinträchtigen, bestätigt werden. Darüber hinaus erlaubte die Art der Aufgabe jedoch auch, einzelne Prozesse der Entscheidungsfindung zu separieren, wie z.B. die Höhe der erwarteten Einnahmen (Belohnungen), die Höhe der erwarteten Verluste (Bestrafungen) sowie die Wahrscheinlichkeiten, mit der diese Ereignisse eintraten. Tryptophandepletierte Probanden zeigten dabei eine veränderte Verarbeitung von Belohnungs- nicht jedoch von Bestrafungs-Hinweisreizen, da sie nicht hinreichend zwischen erwarteten Gewinnhöhen in Verbindung mit verschiedenen Wahlmöglichkeiten unterscheiden konnten. Die Autoren spekulierten daraufhin, daß die Repräsentation von Belohnung im orbitofrontalen Kortex durch serotonerger Einflüsse moduliert werden könnte und eine serotonerge Verarmung die Belohnungs-Repräsentation bzw. deren Abruf stören könne.

Das serotonerge System spielt also offenbar eine entscheidende Rolle bei der Steuerung und Kontrolle komplexer kognitiver Prozesse; es ist beteiligt am Gedächtnis, an der Verhaltenskontrolle und an den exekutiven Funktionen. Doch bislang bleiben die zentralen Mechanismen und das Ausmaß der Beteiligung weiterhin noch unerforscht und man muß wohl Jacobs und Fornal (1995) auch weiterhin zustimmen: *„Serotonin is an enigma" (S. 461).*

1.3 Neurotoxizität von MDMA

Wie im vorigen Kapitel bereits ausführlich beschrieben, entfaltet MDMA seine akute psychotrope und physiologische Wirksamkeit durch eine selektive Überstimulation des serotonergen Neurotransmittersystems. Bereits Mitte der 80er Jahre wurde bei der intensiven Erforschung neurotoxischer Effekte von Stimulantien entdeckt, daß ringsubstituierte Amphetaminderivate wie MDA und MDMA wesentlich stärkere Schäden an serotonergen Neuronen verursachen als ihre Muttersubstanzen Methamphetamin oder Amphetamin (Ricaurte et al., 1985; Schmidt et al., 1986). Es setzte eine intensive Erforschung der Neurotoxizität von MDMA ein, welche bis heute anhält. Die Definition von Neurotoxizität wird dabei im Allgemeinen sehr weit gefaßt: „*Neurotoxicity has been defined as any adverse effects on the structures and functions of the nervous system*" (Chang, 1995, S.3).

Im diesem Kapitel soll ein Überblick über die Vielfalt der Methoden und die neurobiologischen Befunde zur Toxizität von MDMA im Tierversuch und am Menschen gegeben werden. Insbesondere die methodologischen Probleme der Humanforschung in dieser Frage sollen dabei illustriert werden.

1.3.1 Selektive serotonerge Neurotoxizität von MDMA im Tierversuch

Es ist seit Mitte der 70er Jahre bekannt, daß die Psychostimulantien Amphetamin und Methamphetamin toxisch auf zentrale dopaminerge und serotonerge Neuronen wirken (Seiden et al., 1976; Ellison et al., 1978; Wagner et al., 1980; Hotchkiss and Gibb, 1980; Fuller and Hemrick-Luecke, 1980; Ricaurte et al., 1980). Ricaurte und Mitarbeiter (1985) publizierten in der Folge die erste Studie zur Neurotoxizität des ringsubstituierten Amphetaminderivates MDA bei Ratten und kamen anhand von neurochemischen und histologischen Analysen zu dem Ergebnis, daß diese Substanz nur für serotonerge, nicht aber für dopaminerge oder noradrenge Neuronen im gesamten Gehirn toxisch wirkt. Ein Jahr später folgte die erste Arbeit zur Neurotoxizität eines weiteren ring-substituierten Amphetaminderivates, dem MDMA: Schmidt et al. (1986) untersuchten die Wirkung von 2,5-20 mg/kg MDMA auf neostriatale, kortikale und hippocampale Gewebskonzentrationen von 5-HT und seines Hauptmetaboliten 5-Hydroxyindolessigsäure (5-HIAA) sowie Dopamin und seiner Metaboliten Dihydroxyphenylessigsäure (DOPAC) und Homovanillinmandelsäure (HVA) in einem Zeitraum von 3 h bis 7 Tagen nach Applikation einer einmaligen Dosis. Es kam hierbei zu einer dosisabhängigen starken Verringerung von 5-HT und 5-HIAA in allen untersuchten

Gewebeproben. Diese signifikante Serotonindepletion war auch noch nach einer Woche nachweisbar. Eine anfängliche Steigerung der Dopaminkonzentration im Neostriatum war hingegen innerhalb einer Woche vollständig reversibel. Die Autoren kamen so zu dem Schluß, daß auch MDMA eine ausschließlich serotonerge Neurotoxizität besitzt.

Weitere Studien an Ratten bestätigten in der Folge die Ergebnisse, daß sehr hohe oder mehrere aufeinanderfolgende moderate Dosen MDMA eine langanhaltende absenkende Wirkung auf die zentralen Serotonin Spiegel hatten und zum Verlust serotonerger Axonterminalen führten, ohne dabei andere monoaminerge Systeme nachhaltig zu beeinflussen (Stone et al., 1986; Battaglia et al., 1987; Commins et al., 1987; Schmidt et al., 1987; O'Hearn et al., 1988). Darüber hinaus zeigt sich aber auch, daß gegenüber dem Methamphetamin die MDMA bzw. MDA Dosen, die benötigt wurden, um vergleichbare neurotoxische Effekte zu erzielen, weitaus geringer ausfielen (Ricaurte et al.,1985; Commins et al., 1987; Schmidt et al., 1987).

Die Untersuchungen wurden mit vielfältigen Methoden auf weitere Spezies insbesondere nichtmenschliche Primaten ausgeweitet. Dabei konnte an Meerschweinchen (Commins et al., 1987; Battaglia et al., 1988b), Makaken (Wilson et al., 1989), Totenkopfäffchen (Ricaurte et al., 1988a, 1992; Hatzidimitriou et al., 1999), Pavianen (Scheffel et al., 1998) und Rhesusaffen (Slikker et al., 1988; Insel et al., 1989, Ali et al., 1993; Taffé et al., 2001, 2002) gezeigt werden, daß die neurotoxische Wirksamkeit von MDMA auf das 5-HT System speziesübergreifend ist. Mäuse scheinen interessanterweise weniger anfällig für neuronale Schäden durch MDMA zu sein und es benötigt sehr hohe Dosen, um bei ihnen serotonerge Defizit zu erzeugen (Stone et al., 1987; Steele et al., 1990).

Es soll ein kurzer Überblick über die angewandten Methoden dieser und weiterer präklinischen Studien zur Neurotoxizität von MDMA gegeben werden (siehe auch Tabelle 1.1):

Axonale Marker serotonerger Neuronen

MDMA führt auch Monate oder Jahre nach der letzten Substanzgabe zu einer anhaltenden Reduktion verschiedener Marker der 5-HT Axonterminale (Battaglia et al., 1988b; Ricaurte et al., 1992; Scanzello et al., 1993; Fischer et al., 1995; Lew et al., 1996; Sabol et al., 1996; Hatzidimitriou et al., 1999). Im einzelnen konnte gezeigt werden, daß hohe MDMA Gaben zu einer dosisabhängigen Verminderung der zerebralen 5-HT und 5-HIAA Spiegel (Schmidt et al., 1986; Stone et al., 1986; Commins et al., 1987; Schmidt et al., 1987; Ali et al., 1993), der Serotonin Transporterdichte bzw. der Dichte serotonerger *uptake sites* (Commins et al., 1987; Battaglia et al., 1987; Boot et al., 2002) und der Aktivität der Tryptophanhydroxylase (Stone et al., 1986; Schmidt und Taylor,

1987), dem Schrittmacherenzym der Serotoninbiosynthese, führt. Boot et al. (2002) konnten dabei an Ratten zeigen, daß die Verminderung der Serotonintransporter infolge einer MDMA Behandlung nicht als eine neuroadaptive Reaktion auf abgesenkte Serotoninspiegel eintritt, sondern durch einen direkten oder vermittelten anderen neurotoxischen Effekt des MDMA.

- Anhaltende Absenkung der 5-HT Spiegel
- Anhaltende Absenkung der 5-HIAA Spiegel
- Anhaltende Verminderung von 5-HT Transportern
- Anhaltende Abnahme der TPH Aktivität
- Histologisch nachweisbare axonale 5-HT Degeneration
- Anhaltende Verminderung im anterograden 5-HT Transport
- Anhaltende Abnahme der vesicularen Monoamintransporter
- Hinweise auf Pruning Effekte

Tabelle 1.1 Hinweise auf eine serotonerge Neurotoxizität im Tierversuch nach Ricaurte et al. (2000). Weitere Literaturangaben befinden sich im Text.

Der anhaltende Verlust serotonerger Neurone konnte auch anatomisch mittels immunocytochemischen Methoden, die es ermöglichen, serotoninhaltige Neuronen selektiv anzufärben, nachgewiesen werden (O'Hearn et al., 1988; Molliver et al., 1990; Wilson et al., 1989, 1993). Besonders herauszuheben ist hierbei die Untersuchung von Hatzidimitriou et al. (1999): Sie behandelten Totenkopfäffchen entweder mit 5 mg/kg MDMA (n=6) oder Kochsalzlösung (n=4) zweimal täglich vier Tage lang. Zwei Wochen sowie sieben Jahre nach der Behandlung wurde jeweils die Hälfte der Versuchstiere geopfert. In coronalen und sagittalen Hirnschnitte wurden 5-HT Axone immunoreaktiv eingefärbt und die Axondichte im Dunkelfeld photomicrografisch ausgewertet. Zwei Wochen nach der Behandlung war bei den mit MDMA behandelten Affen im gesamten Hirn (außer im lateralen Septum) ein massiver, signifikanter Verlust serotonerger Axone nachweisbar. Sieben Jahre später zeigten die mit MDMA behandelten Affen weiterhin abnormale serotonerge Innervationsmuster, die nach den Autoren allerdings weniger schwerwiegend ausfielen als die Muster, die in früheren Studien an Tieren mit einem 18monatigen Untersuchungszeitraum gewonnen wurden. So wurde in den meisten Hirnregionen weiterhin eine verminderte, im Globus Pallidus und in einzelnen Regionen des Thalamus hingegen eine gesteigerte serotonerge Axondichte nachgewiesen. Da jedoch kein Verlust von 5-HT Nervenzellkörpern im Ursprungsgebiet des kortikalen serotonergen Systems, dem rostralen Raphé Kern, nachgewiesen werden konnte, lag der Schluß nahe, daß die abnormalen Innervationsmuster nicht das Ergebnis des Verlustes einer bestimmten serotonergen Nervenzellgruppe waren. Die Autoren extrahierten drei Faktoren, welche die Regeneration serotonerger Axone nach neurotoxischer Läsion beeinflussen sollen: 1.) die Distanz des betroffenen Axonterminalfeldes zum rostralen Nucleus Raphé, 2.) das Ausmaß der initialen Schädigung sowie 3.) die Nähe der beschädigten 5-HT Axone zu myelinisierten Fasersträngen.

Diese Befunde legen den Schluß nahe, daß die Verringerung der axonalen Marker serotonerger Neuronen auf die Zerstörung serotonerger Axonterminalen zurückzuführen ist (Ricaurte et al., 2000). Zudem sind die Langzeiteffekte von MDMA hochselektiv für zerebrale 5-HT Neuronen (Ricaurte et al., 1988a; Insel et al., 1989, Hatzidimitriou et al., 1999) und können nicht durch dopaminerge Substanzen wie Kokain oder andere monoaminerge oder auch catecholaminerge Rückaufnahme-Hemmer erzeugt werden (McCann et al., 1997).

Vesicularer Monoamintransporter

Ein weiterer Marker, mit dem der Status monoaminerger Neurone nach Applikation neurotoxischer Substanzen ermittelt werden kann, ist der vesiculare Monoamintransporter Typ 2 (VMAT-2). Mit dem VMAT-2 Liganden [^{3}H]Dihydrotetrabenazin (DTBZ) können monoaminerge neuronale Degenerationen mittels Bildgebung im Tierversuch bestimmt werden, mit dem Vorteil, daß er - im Gegensatz zu vielen Transporter- oder Rezeptor-Liganden - keine eigene pharmakologische Wirksamkeit an monoaminergen Neuronen entfaltet oder mit einer pharmakologischen Challenge nicht interagiert (Naudon et al., 1994; Vander Borght et al., 1995; Frey et al., 1997).

Ricaurte et al. (2000) konnten mittels [^{3}H]DTBZ zeigen, daß die VMAT-2-Dichte im Striatum und im Frontalhirn von Pavianen noch nach zwei Wochen nach einer viertägigen Behandlung mit MDMA (5 mg/kg zweimal täglich) signifikant vermindert war, auch wenn diese Veränderungen weniger schwerwiegend ausfielen, als man es von anderen 5-HT Terminalmarkern gewohnt war. Die Autoren kommen zu dem Schluß, daß die nachgewiesene VMAT-2 Verminderung nicht auf dopaminerge oder noradrenge neurotoxische Effekte zurückzuführen ist, da weder dopaminerge noch noradrenerge Terminalmarker in ihrer Untersuchung und früheren Studien durch MDMA affiziert waren. Die VMAT-2 Verringerung im Hirn von MDMA behandelten Pavianen ist daher nur mit dem Verlust serotonerger Axone erklärbar.

Anterograder Transport

Der neuronale anterograde Transportmechanismus läßt sich ebenfalls nutzen, um eine Vielfalt neuraler Projektionen im ZNS zu markieren. So konnten z.B. Halaris et al. (1976) den anterograden Transport von [^{3}H]Proline nutzen, um vom Nucleus raphe aufsteigende serotonerge Projektionen in das Vorderhirn bei der Ratte zu markieren.

Callahan et al. (2001) nutzten diese Technik, um den funktionellen Status aufsteigender serotonerger axonaler Projektionen nach MDMA Gaben an Ratten zu untersuchen. Zwei Wochen nach der MDMA Behandlung wurde [³H]Proline in die rostralen Raphe Kerne gespritzt und der Transport des Tracers autoradiografisch aufgezeichnet. MDMA behandelten Ratten zeigten im Vergleich zu den Kontrolltieren ausgeprägte Verringerungen im anterograden Transport des Tracers in verschiedene Vorderhirnregionen. Die Veränderungen im anterograden Transport und in regionalen serotonergen Axonmarkern waren gleichgerichtet hoch korreliert. Ähnliche Befunde konnten schon früher mit dem bekannten serotonergen Neurotoxin 5,7-Dihydroxytryptamin (5,7-DHT) an Ratten erzielt werden (Jonsson et al., 1978).

„Pruning"-Effekt

Weitere Hinweise zur serotonergen Neurotoxizität von MDMA kommen aus Studien an nichtmenschlichen Primaten. So konnten Fischer et al. (1995) bei mit MDMA vorbehandelten Ratten und Totenkopfäffchen mittels eines immunoreaktiven Verfahrens zunächst den Verlust serotonerger Neurone zeigen; 12 bzw. 18 Monate später ließen sich in bestimmten Bereichen (z.B. Amygdala, Hypothalamus) dann aber Anzeichen einer Reorganisation aufsteigender serotonerger Projektionen nachweisen, andere Bereiche hingegen blieben permanent denerviert (z.B. dorsaler Neokortex). Dieses abnormale Re- bzw. Hyperinervationsmuster hatte eine große Ähnlichkeit mit dem sogenannten *„Pruning"*-Effekt, der nach einer Reihe unterschiedlicher Läsionsmethoden auftritt (Sachs und Jonsson, 1975: Jonsson und Sachs, 1982; Gustafson und Moore, 1987; Fritschy und Grzanna, 1992). Der Begriff des *„Pruning"*-Effektes wurde von Schneider (1973) eingeführt und beschreibt die erkennbare Tendenz von Neuronen, das Ausmaß ihrer synaptischen Kontakte aufrechtzuerhalten, so daß der Verlust synaptischer Kontakte in entfernten Hirnregionen mit einer Zunahme synaptischer Kontakte in mehr proximalen Hirnarealen kompensiert wird. Läßt sich demnach ein *„Pruning"*-Effekt nachweisen, muß zuvor eine Noxe eingewirkt haben, die zum Verlust von synaptischen Kontakten führte. Daher wurde der Nachweis eines *„Pruning"*-Effektes als weiteres Indiz für die serotonerge Neurotoxizität von MDMA gewertet.

Zusammenfassend läßt sich sagen, daß es als gesichert anzusehen ist, daß MDMA in hohen Dosen im Tierversuch mit verschiedenen Spezies das serotonerge System anhaltend schädigt. Dabei spielt die Entwicklungsstufe des ZNS der jeweiligen Versuchstiere eine entscheidenden Rolle: Höher entwickelte Spezies wie nichtmenschliche Primaten zeigten bei identischen Dosen intensivere Schädigungen und geringere Restitutionstendenzen als z.B. Ratten (Battaglia et al., 1988b; Insel et al., 1989; Ricaurte et al., 1992, 1993, 2000; Fischer et al., 1995; Hatzidimitriou et al., 1999). Je höher also das

ZNS eines Organismus entwickelt ist, desto sensibler und nachhaltiger reagiert es auf Neurotoxine, was besonders für die Humanforschung zur Neurotoxizität von MDMA große Bedeutung haben dürfte.

Der von Grob (2000) und Kalia (2000) aufgebrachte, aber bislang in der Literatur noch wenig beachtete Einwand zu der Frage, ob MDMA ein Neurotoxin ist oder nicht, betrifft den mangelnden Nachweis glialer Proliferatonen selbst nach sehr hohen MDMA Dosen (O'Callaghan und Miller, 1994). Eine Gliose stellt aber nach heutiger Meinung für den Nachweis neurodegenerative Prozesse wie z.b. bei der Alzheimerschen Erkrankung eine notwendige Bedingung dar (Unger, 1998). Hier stehen weitere Untersuchungen aus, welche die Gemeinsamkeiten und Unterschiede neurotoxischer und neurodegenerativer Prozesse erhellen helfen.

1.3.2 Mechanismen der serotonergen Neurotoxizität

Baumgarten und Zimmermann (1992) schlagen in einem Überblick zur selektiven Neurotoxizität verschiedene generelle Mechanismen vor, die Zelluntergänge im ZNS verursachen können. Sie diskutieren drei Arten von neuronal schädigenden Ereignissen, welche jedoch nicht unabhängig voneinander sein müssen: 1.) führt die inadäquate Versorgung mit Glukose und/oder Sauerstoff des ZNS zu einer Erschöpfung der in Form von ATP gespeicherten und zur Zellerhaltung notwendigen Energie, deren Verbrauch den Zelltod nach sich zieht, 2.) kann synaptische Transmission allein - vermittelt durch exzitatorische Transmitter wie z.b. Glutamat - zu einem derart hohen Ca^{++} Einstrom in das Neuron führen, daß die Zelle abstirbt und 3). kann eine spezifische Neurotoxizität auch dadurch entstehen, wenn ein Toxin eine hohe und spezifischer Affinität zu einem für die Rückaufnahme eines Neurotransmitters verantwortlichen Membrantransporters besitzt? Toxine, die so in die Zelle hinein transportiert werden, wie z.B. Hydroxy-Derivate endogener Neurotransmitter wie 6-Hydroxydopamine oder 5,7-Dihydroxytryptamine, entfalten dann möglicherweise aufgrund ihrer hohen Reaktivität über die Generierung freier Radikale oder reaktiver Sulfhydryl-Gruppen-haltiger Proteine innerhalb der Zelle eine schädigende Wirkung.

In der Vergangenheit wurden mehrere dieser postulierten Mechanismen im Zusammenhang mit der Neurotoxizität von MDMA diskutiert:

1.) Einige Forscher machen die Bildung toxischer Metabolite des MDMA vorzugsweise in der Peripherie und nicht MDMA selbst für die neurotoxischen Effekte verantwortlich, da nach der direkten Injektion von MDMA in die Hirnsubstanz von Ratten im Gegensatz zu peripheren Injektionen oder oralen Gaben keine Hinweise auf den

Verlust serotonerger Axonterminalen zu finden waren (Schmidt und Taylor, 1988; Paris und Cunningham, 1991; Esteban et al., 2001). Experimente an *rat brain speroids,* bei denen fetale in vitro kultivierte Hirnzellen von Ratten direkt MDMA und zwei seiner Metaboliten (DHMA und 6-OH MDMA) ausgesetzt wurden, konnten ebenfalls keine neurotoxischen Effekte dieser Behandlung nachweisen (Walker et al., 1999). Bislang konnte ein peripher gebildeter neurotoxischer Metabolit des MDMA allerdings nicht identifiziert werden (Seiden und Sabol, 1996; Esteban et al., 2001).

2.) Damit MDMA neurotoxische Effekte entfalten kann, ist scheinbar ein intaktes dopaminerges System notwendig, da die gemeinsame Gaben von MDMA und Dopamin-Synthesehemmern (Schmidt et al., 1985) oder Dopamin-Depletern (Schmidt et al., 1990; Stone et al., 1988) keine neurotoxischen Wirkungen zeigen. Ein Problem mit der Hypothese, daß Dopamin die serotonerg neurotoxischen Effekte von MDMA vermittelt, ist, daß in den Hirnregionen, in denen die größten Schäden an 5-HT Terminalen entstehen, keine oder nur marginale dopaminerge Innervationen (z.b. Hippocampus) zu finden sind (Verhage et al., 1992; Seiden und Sabol, 1996).

3.) Seiden und Sabol (1995) hypothetisieren, daß eine durch substituierte Amphetaminderivate angestoßene exzitatorische Feed-Forward Schleife (Kortex-Striatum-Pallidus-Thalamus-Subthalamus-Kortex) zu einer andauernden Erregung dopaminerger und serotonerger Neurone führt. Die andauernde Aktivierung des dopaminergen und serotonergen Systems verbraucht durch die ständige Depolarisation und Repolarisation der Zellen große Mengen Energie (Glukose und/oder Adensosintriphosphat (ATP)). Durch den exzessiven Energieverbrauch sind die Zellen nicht mehr in der Lage, die Homöostase aufrecht zu erhalten, und sterben ab. Diese Theorie stammte ursprünglich aus der Schizophrenieforschung (Carlsson, 1995).

4.) Eine weitere Theorie spricht dem N-Methyl-D-Asparat (NMDA) Glutamat-Rezeptor entscheidende Bedeutung in der Entstehung neurotoxischer Effekte durch MDMA zu, da die Gabe von NMDA Antagonisten (z.B. MK-801) vor der serotonergen Toxizität des MDMA und anderer substituierter Amphetamine schützt (Farfel et al., 1992). Die protektive Wirkungsweise liegt offensichtlich in einer Absenkung der Körpertemperatur bzw. in der Aufhebung der MDMA induzierten Hyperthermie durch die NMDA-Antagonisten. Hebt man die Umgebungstemperatur der Versuchstiere dagegen künstlich an, wird dieser Schutz wieder zunichte gemacht. Eine erhöhte Körpertemperatur scheint also entscheidend an neurotoxischen Effekten des MDMA beteiligt zu sein.

5.) Die Entstehung freier Hydroxyl-Radikale in serotonergen Nervenenden durch den Abbau von MDMA oder einer seiner Metaboliten ist ein weiteres Erkärungsmodell für die neurotoxischen Effekte von MDMA. Die Entstehung freier Radikale in serotonergen Neuronen durch über den Transporter eingeschleustes MDMA (Gudelsky und Nash, 1996) und der damit verbundenen neurotoxische Effekt durch oxidativen Stress konnten durch eine Vielzahl von Antioxidantien - wie Ascorbin- oder α-Liponsäure – bzw. Radikalfängern verhindert werden (Colado und Green, 1995; Colado et al., 1997; Aguirre et al., 1999; Yeh, 1999; Shankaran et al., 2001). Esteban et al. (2001) vermuten aber, daß es nur ein peripher gebildeter Metabolit des MDMA sein kann, der wiederum in die Nervenenden aufgenommen wurde und dort freie Radikale bilden soll, da direkt ins Hirn injiziertes MDMA keine neurotoxische Wirkung entfaltet (s.o.). Darüber hinaus lassen sich durch die Inhibition der Serotonin Transporter (z.B. über SSRI) und damit über die Verhinderung einer Einschleusung von MDMA in die Nervenenden die neurotoxischen (Schmidt und Gibb, 1985; Schmidt, 1987; Battaglia et al., 1988b) und behavioralen Effekte des MDMA (Liechti et al., 2000, 2001) vermeiden bzw. abschwächen. Diese Daten unterstützen allerdings sowohl die Theorie der „freien Radikale", die Theorie der „exzitatorischen Feed-Forward Schleife" als auch die des „toxischen Metaboliten", da weder MDMA noch seine Metaboliten mehr in die serotonerge Zelle gelangen bzw. die massive Ausschüttung von Serotonin verhindert wird.

6.) Huether et al. (1997) gehen davon aus, daß direkt durch den Wirkmechanismus von MDMA große Mengen an Energie in den serotonergen Nervenenden verbraucht werden. Die anhaltende Umkehrung der Vesikel- und Membrantransporter sowie der damit verbundene Zusammenbruch des Serotonin-Konzentrationsgradienten und auch seine Wiederherstellung verbrauchen in der serotonergen Präsynapse Unmengen an ATP. Das daraus resultierende Energiedefizit kann nicht mehr ausgeglichen werden, wenn zusätzlich weitere MDMA induzierte energieverbrauchende Reaktionen bzw. eine für die Energiebilanz ungünstige Erhöhung der Körpertemperatur durch das MDMA hinzu kommen. Durch den erschöpfenden Verbrauch der ATP-Reserven der Präsynapse steht nicht mehr genügend Energie für die endogenen Erhaltungsprozesse der Zelle - wie transmembraner Ionen-Austausch, internale Ca^{++}-Homöostase, Prävention oxidativen Stresses, Entgiftung und Reparatur - zur Verfügung. Ab einer kritischen Schwelle des Energieverbrauches degeneriert die Zelle infolge einer zusammenbrechenden Selbsterhaltung. Damit fassen die Autoren mehrere vorgenannten Theorien zusammen bzw. liefern ein Erklärungsmodell für eine Reihe der sehr unterschiedlichen Daten vorangegangener Studien zum Mechanismus der Neurotoxizität des MDMA. Neuere Arbeiten zur Wirkung von MDMA auf die mitochondriale Funktion von Nervenzellen bei Ratten unterstützen diese Theorie (Burrows et al., 2000; Nixdorf et al., 2001), wobei es jedoch auch mindestens eine publizierte Arbeit gibt, die diesen Effekt nicht nachweisen konnte (Hervias et al., 2000).

7.) In einem Versuch, die zahlreichen Vorbefunde zum neurotoxischen Mechanismus von MDMA in einer komplexen Hypothese zu vereinen, stellten Sprague und Mitarbeiter (1998) folgendes siebenstufiges Modell vor: a.) MDMA führt zu einer akuten Ausschüttung von 5-HT, b.) dies führt zu einer Depletion intraneuronaler 5-HT Speicher, c.) die 5-HT Ausschüttung aktiviert außerdem postsynaptische 5-HT$_{2A\backslash2C}$ Rezeptoren auf GABAergen Interneuronen, d.) die 5-HT$_{2A\backslash2C}$ Rezeptor Aktivierung führt zu einer verminderten inhibitorischen GABAergen Neurotransmission und damit zu einem Anstieg der Dopaminausschüttung und -synthese, e.) das exzessiv ausgeschüttete Dopamin wird in die entleerten 5-HT Axonterminalen transportiert, f.) ist Dopamin einmal konzentriert in die serotonergen Nervenenden gelangt, wird es dort durch das Enzym Monoaminooxidas-B (MAO-B) deaminiert und g.) ein Produkt dieses Deaminierungs-Prozesses sind freie Hydroxyl-Radikale, welche durch Lipid-Peroxidation („oxidativer Stress") die 5-HT-Axonterminalen zerstören. So schlüssig dieses Modell auch klingt, beinhaltet es doch noch eine Reihe unbewiesener Behauptungen, die noch ihres experimentellen Nachweises harren.

8.) Simantov und Tauber (1997) untersuchten die Wirkung von MDMA auf placentale serotonerge und dopaminerge Zelllinien des Menschen in vivo. Sie stellten dabei fest, daß MDMA bei serotonergen nicht aber bei dopaminergen Zellen den programmierten Zelltod (Apoptose) via Prozesse der Proteinbiosynthese hervorrief. Es bleibt vorerst abzuwarten, ob dieser Einzelbefund repliziert werden kann.

Zusammenfassend sei gesagt, daß der genaue Mechanismus - durch den MDMA serotonerge Neurone schädigt - bislang als nicht vollständig geklärt zu betrachten ist, da sich aus der Vielzahl der Arbeiten noch kein abschließendes Bild evaluieren läßt. Aufgrund ihrer Versatilität scheint jedoch die Theorie von Huether et al (1997) für die Zukunft am vielversprechendsten zu sein.

1.3.2 Dopaminerge Neurotoxizität von MDMA

Über anderthalb Jahrzehnte herrschte Einigkeit darüber, daß MDMA bei den untersuchten Ratten, Meerschweinchen und mehreren nichtmenschlichen Primaten (Ricaurte
et al., 1985; Stone et al., 1986; Battaglia et al., 1987; Commins et al., 1987; Schmidt et
al., 1987; Battaglia et al., 1988b; O'Hearn et al., 1988; Ricaurte et al., 1988a; Slikker et
al., 1988; Insel et al., 1989; Wilson et al., 1989; Ali et al., 1993; Scheffel et al., 1998;
Hatzidimitriou et al., 1999; Hansen et al., 2002; Taffé et al., 2001, 2002) als auch beim
Menschen (McCann et al., 1994, 1999; Kish et al., 2000; Reneman et al., 2002b) ausschließlich das serotonerge System schädigt. Allein bei Mäusen zeigte sich ein umge-
kehrter Effekt; bei ihnen werden auschließlich dopaminerge Neuronen durch MDMA
geschädigt, serotonerge Neuronen hingegen bleiben verschont (Stone et al., 1987; Colado et al., 2001; O'Shea et al., 2001; Johnson et al., 2002). Wodurch dieser speziesspezifische Unterschied begründet wird, ist bislang noch vollständig unklar.

In jüngster Zeit wurde jedoch eine Arbeit in *Science* publiziert, die auch eine starke
dopaminerge Neurotoxizität von MDMA bei nichtmenschlichen Primaten berichtete.
Aufgrund ihrer Daten postulierten die Autoren ein stark erhöhtes Risiko für MDMA
Konsumenten, an Morbus Parkinson zu erkranken (Ricaurte et al., 2002). Diese Ergebnisse wurden aber stark angezweifelt (Mithoefer et al., 2003; Daumann und Gouzoulis-
Mayfrank, persönliche Mitteilung) und inzwischen wurde diese Arbeit auch zurückge-
zogen, da im Rahmen dieser Experimente fälschlicherweise Amphetamin statt MDMA
verwendet worden war (http://sciencenow.sciencemag.org/ cgi/content/full/2003/908/1).
Es ist bislang also auch weiterhin davon auszugehen, daß es sich beim MDMA um ein
selektiv serotonerges Neuorotoxin handelt.

1.3.4 Funktionelle Konsequenzen der MDMA Neurotoxizität im Tierversuch

Frühere Ergebnisse aus Tierexperimenten legten nahe, daß eine Behandlung mit
nachgewiesenen serotonergen Neurotoxinen wie 5,7-DHT, auch zu langfristigen Veränderungen im Verhalten der Tiere führte. Die anhaltende Depletion von 5-HT durch Toxine oder elektrolytische Läsionen zog Veränderungen des Schlafes, der Reaktion auf
Schmerzreize, des Fortpflanzungsverhaltens und der Aggression nach sich. Allerdings
sind und waren diese Veränderungen schwer zu interpretieren und ihre Übertragbarkeit
auf den Menschen oftmals unklar. So stellte sich Anfang der 90er Jahre die Frage, ob
auch die durch MDMA induzierte Neurotoxizität funktionelle behaviorale Konsequenzen nach sich zieht (Seiden & Dykstra, 1977; Seiden et al., 1993).

Eine erste Untersuchung von Slikker et al. (1989) zu behavioralen Konsequenzen chronischer MDMA Gaben an Ratten zeigte keine Auswirkungen 2-4 Wochen nach einer MDMA Behandlung (0,5 oder 10 mg/kg p.o. einmal täglich für vier Tage) auf *emergence, hot plate response, auditory startle response* (Amplitude und Habituation) und *complex maze behavior*, obwohl noch vier Wochen später eine signifikante dosisabhängige Abnahme der 5-HT Konzentration (50 %) im Hirn der Versuchstiere nachweisbar war.

Angestoßen durch Fallberichte und den ersten Befund von Krystal et al. (1992) zu Gedächtnisstörungen bei MDMA Konsumenten (s.u.) untersuchten Ricaurte und Mitarbeiter (1993) als erste die Langzeitwirkung von sehr hohen Dosen MDMA (20 mg/kg s.c. zweimal täglich für vier Tage!) auf das räumliche Gedächtnis (*spatial alternation task* im *T-Maze*) von Ratten. Sie stellten fest, daß 10 Wochen nach der letzten MDMA Gabe das räumliche Gedächtnis nicht beeinträchtigt war, obwohl sich die bekannten neurotoxischen Auswirkungen bei den Tieren nachweisen ließen. Das Neurotoxin 5,7-DHT hingegen, welches eine noch stärkere, nahezu vollständige 5-HT Depletion verursacht und darüber hinaus in einem geringeren Umfang auch die zerebralen Noradrenalin-Spiegel senkt, beeinträchtigte signifikant das räumliche Gedächtnis der Ratten.

In einer umfassenden Untersuchung von Seiden et al. (1993) konnten ebenfalls keine behavioralen Veränderungen (*food intake, water intake, schedule-controlled behavior, open-field behavior, one-and two-way avoidance, swim test, 8-arm radial maze und morphine analgesia*) an zwei Wochen zuvor mit MDMA behandelten (10, 20 und 40 mg/kg s.c. zweimal täglich für vier Tage) Ratten festgestellt werden.

Auch Robinson et al. (1993) konnten in einer Reihe von behavioralen Tests (*spatial navigation task, skilled reaching task, foraging Task*) an Ratten zwei Tage nach dem Ende einer MDMA Behandlung (10 mg/kg i.p. zweimal täglich für vier Tage) keine Defizite feststellen.

In einer weiteren Arbeit mit Tauben konnten bei wesentlich moderateren Dosierungen (0,32-5,6 mg/kg 1-3 mal) in einer *delayed-matching-to-sample* Aufgabe nur akute beeinträchtigende Effekte und ebenfalls keine langzeitlichen Auswirkungen auf das Kurzzeitgedächtnis der Tauben nachgewiesen werden (LeSage et al., 1993).

Frederick et al. (1995) untersuchten an Rhesusaffen die funktionellen Konsequenzen einer komplexen, chronischen, sich steigernden MDMA Behandlung (eskalierend, 0,1-20 mg/kg s.c. zweimal täglich für 14 Tage) mit der *operant test battery* (OTB). Die Leistungen der Affen unterschieden sich weder 2-3 Wochen noch bis zu 20 Monate nach Beendigung dieser Behandlung von ihren Ergebnissen in den Subtests *color and position discrimination, motivation, time estimation* und *learning and memory* zur Baseline. 21 Monate nach der ersten MDMA Behandlung wurden nur tendenziell erniedrigte 5-HT Spiegel im frontalen Kortex und nur hippocampal signifikant abgesenkte 5-HIAA und 5-HT *uptake sites* gefunden. Die Dopamin Konzentration im Nucleus Caudatus war hingegen signifikant erhöht.

Diese Ergebnisse stießen auf einige Verwunderung, hatte man doch angesichts der nachgewiesenen und dramatischen neurotoxischen Effekte im serotonergen System durch MDMA Applikationen erwartet, auch Auswirkungen auf der Verhaltensebene der Versuchstiere zu finden. Frederick und Paule (1997) fassen die Schwierigkeiten beim Nachweis behavioraler Toxizität von MDMA wie folgt zusammen: 1.) die angewendeten Behandlungsregime waren zu gering dosiert, um ausreichende, im Verhalten sich auswirkende Schäden am serotonergen System zu verursachen; wobei höhere Dosen die Vergleichbarkeit zur Humanforschung mit MDMA Konsumenten möglicherweise in Frage gestellt hätten (siehe auch Kapitel 1.3.5), 2.) andere Hirnareale kompensieren durch neurotoxische Läsionen verursachte Funktionsausfälle, 3.) die bislang beobachteten zerebralen Funktionen stehen in keiner entscheidenden Abhängigkeit zum serotonergen System oder 4.) die angewendeten Methoden waren nicht ausreichend sensitiv, um Veränderungen im serotonergen System zu detektieren.

Erst 1999 gelang es Marston und seinen Mitarbeitern an Ratten „kognitive" Beeinträchtigungen infolge einer intensiven MDMA Behandlung (eskalierend, 10, 15, 20 mg/kg i.p. zweimal täglich für 3 Tage) nachzuweisen. Die MDMA behandelten Ratten schnitten in einer *delayed non-match to place* Aufgabe erst nach 15 Tagen in Exaktheit und einem „kognitiven" *response bias* (Index Y) und auch nur in den längsten Verzögerungen signifikant schlechter ab, als ihre mit Salzlösung behandelten Artgenossen. Bezogen auf die Gesamtleistung in dieser Aufgabe unterschieden sich die Gruppen jedoch nicht. Bemerkenswert ist, daß die MDMA behandelten Ratten in der Akutphase eine Hypothermie statt einer Hyperthermie entwickelten. Trotzdem zeigten sich die bekannten Auswirkungen der Reduktion in den Konzentrationen von 5-HT und 5-HIAA nicht aber von Dopamin, DOPAC oder Noradrenalin in Kortex, Hippocampus und Striatum. 5-HT *uptake sites* waren ebenfalls signifikant in allen untersuchten Regionen verringert. Die Autoren interpretieren ihre Ergebnisse als eine anhaltende selektive Störung des Kurzzeit-Gedächtnisses infolge der durch die MDMA Exposition eingetretenen serotonergen Schädigungen.

Eine weitere Untersuchung von Morley et al. (2001) konnte ebenfalls zeigen, daß eine zweitägige hochdosierte MDMA Behandlung (4 x 5 mg/kg i.p. alle 4 h an 2 Tagen) - gegenüber mit Salzlösung, D-Amphetamin oder moderaten MDMA Dosen (1 x 5 mg/kg i.p. an 2 Tagen) behandelten Tieren - nach 3 Monaten zu signifikant schlechteren Leistungen in einer *novel object recognition memory task* führte (nur bei 15 min, nicht aber bei 60 min Verzögerung). Darüber hinaus zeigten beide MDMA Gruppen nach 3 Monaten ein signifikant stärkeres angstähnliches Verhalten (*elevated plus maze, emer-*

gence, social interaction test) als die D-Amphetamin- oder Kontrollgruppe. Neurochemische Analysen zur serotonergen Schädigung wurden hier nicht unternommen. Auch
hier kommen die Autoren zu dem Schluß, daß es sich am ehesten um eine Beeinträchtigung des Kurzzeitgedächtnisses handelt.

Verabreicht man neugeboren Ratten 11-20 Tage nach der Geburt (analog zum späten Trimester der Hirnentwicklung) MDMA (5, 10, 20 5 mg/kg i.p. zweimal täglich
über 10 Tage), so lassen sich 60 Tage nach der Geburt signifikante Beeinträchtigungen
im sequenziellen und räumlichen Lernen sowie im räumlichen Gedächtnis (*multiple T
und Morris Water Maze*) nachweisen. Die Leistung in Aufgaben zum *Cued Learning*
hingegen war unbeeinflußt. Ein früherer Beginn der MDMA Behandlung (1-10 Tage
nach der Geburt) führte zu keinerlei signifikanten Veränderungen der Lern- und Gedächtnisleistungen. Die - wenn auch teilweise signifikanten - Veränderungen der frontalen und hippocampalen 5-HT und Noradrenalin Konzentrationen bezeichnen die Autoren überraschenderweise als gering und waren auch nicht mit den Lernleistungen korreliert. Diese Ergebnisse deuten darauf hin, daß insbesondere das sich entwickelnde
Gehirn empfindlich gegenüber der behavioralen Neurotoxizität von MDMA zu sein
scheint (Broening et al., 2001). Zu einem ähnliche Befund kommen auch Fone et al.
(2002). Sie untersuchten an 40 Tage alten, adoleszenten Ratten die Wirkung von
MDMA (7,5 mg/kg i.p. zweimal täglich für 3 Tage) auf die soziale Interaktion nach
einer 12tägigen behandlungsfreien Phase. Auch hier zeigte sich bei den MDMA behandelten Ratten eine signifikante Verringerung (41%) in der Häufigkeit sozialer Interak-
tionen ohne signifikante Veränderungen der 5-HT, 5-HIAA, Dopamin Konzentration
oder 5-HT-Transporterbindung an [^{3}H]Paroxetin in Kortex, Hippocampus und Hirnstamm.

Ein interessanter Befund zu einem anderen kognitiven Funktionsbereich stammt
von Taylor und Jentsch (2001): Sie verglichen die Wirkung chronischer Administration
von Kokain, D-Amphetamin und MDMA (2,5 mg/kg i.p. zweimal täglich für 5 Tage)
auf die Lernleistung von Ratten in einem klassischen Konditionierungs-Paradigma. Sieben Tage nach der letzten Substanz-Gabe zeigte sich bei den Kokain- und D-
Amphetamin-behandelten Tieren eine beschleunigte Stimulus-Reward Lernleistung,
wohingegen in der MDMA Gruppe nur die Anzahl der Fehlreaktionen signifikant anstieg. Dieser Befund wurde von den Forschern als ein Anstieg der Impulsivität infolge
der neurotoxischen Wirkung des MDMA gedeutet.

Die jüngsten Untersuchungen zu den funktionellen Konsequenzen chronischer
MDMA Administration an nichtmenschlichen Primaten wurden von Taffe et al. (2001,
2002) veröffentlicht: In ihrem ersten Experiment (Taffe et al., 2001) behandelten sie je
drei Rhesusaffen mit MDMA (10 mg/kg i.m. zweimal täglich für 4 Tage) oder Salzlö-

sung und erfaßten während der Behandlungsphase und bis zu 21 Wochen nach der Behandlung die kognitiven Leistungen der Affen mittels einer eigens für nichtmenschliche
Primaten entwickelten kognitiven Testbatterie (non-human primate CANTAB, Weed et
al., 1999). Desweiteren erfolgte die Messung von 5-HT und 5-HIAA in der Cerebrospi-
nalflüssigkeit (CSF) sowie die elektrophysiologische Ableitung auditorisch evozierter
Potentiale am Hirnstamm (BSAEP). Es zeigte sich, daß im Zeitraum von 2 bis 17 Wochen die Konzentration von 5-HT und 5-HIAA in der CSF signifikant vermindert und
die Peak-Latenz der späten BSAEP (P3-P5) signifikant verkürzt war. In der 21. Woche
waren diese Unterschiede jedoch wieder verschwunden. In den vier verwendeten
CANTAB-Subtests *Delayed non-Matching to Sample, Self-Ordered Spatial Search,
Reaction Time, Bimanual Motor Task* und *Progressive-Ratio Schedule of Responding*
zeigten sich nur während der Behandlungsphase Beeinträchtigungen der MDMA behandelten Affen, welche sich bereits nach einer Woche wieder weitestgehend normalisiert hatten. Um nun zu ergründen, ob die Erholung der einzelnen gemessenen Parameter nach 3 Monaten tatsächlich eine vollständige Regeneration des serotonergen Systems abbildet oder ob es sich um eine aberrante kompensatorische Reinervation mit
eingeschränkter Funktionsfähigkeit handelt, initiierten Taffe et al. (2002) ein zweites
Experiment: Um eventuelle persistierende Funktionsstörungen des serotonergen Systems zu demaskieren, wurden mit MDMA und mit Salzlösung behandelte Rhesusaffen
der vorangegangenen Studie diesmal unter der Challenge verschiedener serotonerger
Substanzen auf ihre kognitive Leistungsfähigkeit hin getestet. Eingesetzt wurden hierbei
die CANTAB-Subtests *Self-Ordered Spatial Search, Five-choice Reaction Time, Bimanual Motor Task* und *Progressive-Ratio Schedule of Responding*. Desweitern wurden
sowohl in der CSF als auch zum Abschluß der Studie in Gewebeproben des Hirnes die
Konzentrationen von 5-HT und 5-HIAA bestimmt. 13 Monate nach der MDMA bzw.
Kontroll-Behandlung erhielten die Affen nacheinander eine Behandlung mit dem gemischten 5-HT$_{2A/2C}$ Antagonisten Ketanserin, dem 5-HT$_{2C}$ Agonisten 1-(3-
Chlorophenyl)piperazine (mCPP) sowie mit dem 5-HT$_{1A}$ Agonisten (±)8-hydroxy-
DPAT (8-OH-DPAT), unter der sie jeweils die kognitive Testbatterie durchliefen. Zwischen den einzelnen Challenges waren im Minimum 2 Wochen Pause. Für jede dieser
Substanzen konnte zuvor gezeigt werden, daß sie die behaviorale Reaktionsfähigkeit
von nichtmenschlichen Primaten beeinträchtigen können. Allerdings zeigten sich nur
während der mCPP-Behandlung in der Reaktionszeitaufgabe und in der *Progressive-
Ratio Task* Unterschiede zwischen den Gruppen; die MDMA behandelten Tieren zeigten sich hier sensibler für die akute leistungsbeeinträchtigende Wirkung des mCPPs. In
den CSF Konzentrationen des 5-HTs und 5-HIAAs unterschieden sich die Gruppen 9,
13 und 16 Monate nach der MDMA Behandlung nicht. Dagegen zeigten sich in der
post-mortem Analyse der Hirngewebeproben 17-20 Monate nach der MDMA Applika-

tion massive Verminderungen der 5-HT und 5-HIAA Konzentrationen im gesamten Kortex (76-93% Abnahme), mit Ausnahme des anterioren Cingulums. In subkortikalen Regionen waren keine signifikant veränderten 5-HT Konzentrationen messbar. Verglichen mit diesen bemerkenswerten neurochemischen Veränderungen sind die Effekte der kognitiven Messungen sehr klein. Weiterhin bleibt die fragliche Validität und Reliabilität der Messung von 5-HT und 5-HIAA aus der CSF festzuhalten, da sich die 5-HT und 5-HIAA Konzentrationen in der CSF zwischen den Gruppen nach 3 Monaten nicht mehr, die regionalen Konzentrationen aber nach 17-20 Monaten sehr stark unterschieden, was insbesondere für die Beurteilung der Befunde in der Humanforschung noch von Bedeutung sein wird.

Eine weitere wichtige Funktion des serotonergen Systems ist die Kontrolle neuroendokriner Funktionen. Hatzidimitriou et al. (2002) untersuchten daher, ob sich neuroendokrine Methoden dazu eignen, im lebenden Organismus neurotoxische Effekte von MDMA nachzuweisen. Hierzu behandelten sie Totenkopfäffchen mit MDMA, (5 mg/kg s.c. zweimal täglich für 4 Tage) oder Salzlösung und verabreichten 2 Wochen und 3 ½ Jahre nach der ersten Behandlung den 5-HT$_{2C}$ Agonisten mCPP, von dem bekannt ist, daß er die Ausschüttung von Hormonen der Hypophysen-Hypothalamus-Nebennieren-Achse anregt. Die Prolaktinantwort auf die mCPP-Challenge fiel in der MDMA Gruppe nach 2 Wochen zwar etwas schwächer aus, die Unterschiede wurden aber nicht signifikant. Nach 3 ½ Jahren zeigte sich in der MDMA Gruppe allerdings eine signifikant gesteigerte Prolaktinantwort auf die mCPP-Gabe. Der Nachweis dieser abnormalen Hormonreaktion veranlaßte die Autoren zu dem Schluß, daß diese Methode dazu geeignet sei, die serotonerge Neurotoxizität substituierter Amphetamine im lebenden Organismus nachzuweisen. Allerdings publizierten McCann et al. (1999a) bereits 3 Jahre vorher ihre Ergebnisse einer ähnlichen Untersuchung an menschlichen MDMA Konsumenten (s.u.).

Trotz der beeindruckenden Evidenz für die selektiv serotonerge Neurotoxizität von MDMA im Tierversuch ist die Anzahl der Tierstudien zu den funktionellen Konsequenzen MDMA induzierter Schäden am ZNS mehr als überschaubar. Die wenigen bisherigen Befunde sind darüber hinaus nicht sehr überzeugend und es überrascht, daß die massiven neurochemischen und histologischen Veränderungen scheinbar kaum ein Korrelat auf der Verhaltensebene aufweisen. Wie schon Mitte der 90er von Frederick und Paule (1997) angemerkt (s.o.) bleibt nur der Hinweis - vorausgesetzt es existieren überhaupt behaviorale Konsequenzen -, daß die bisher verwendeten Paradigmen möglicherweise nicht sensitiv für existierende Beeinträchtigungen waren oder daß potentiell beeinträchtigte Funktionen bislang nicht gemessen wurden.

1.3.5 Bedeutung der tierexperimentellen Befunde für den Humanbereich

Betrachtet man die Fülle der Ergebnisse zur Neurotoxizität von MDMA aus den Untersuchungen an Tieren, stellt sich zwangsläufig die Frage nach ihrer Übertragbarkeit auf den Menschen. Als ein Einwand zur Relevanz tierexperimenteller Daten für den Humanbereich wäre es denkbar, daß es speziesspezifische Faktoren geben könnte, die Neurotoxizität begünstigen oder erschweren. Ricaurte und Mitarbeiter (2000) merken dazu aber an, daß bislang bei allen getesteten Spezies (Säugetiere) MDMA neurotoxisch wirkte: „*Thus, unless some, as yet unidentified, factors renders humans uniquely insensitive to the toxic effects of MDMA, species differences are not likely to be associated with protection from MDMA-induced brain 5-HT injury*" (Ricaurte et al., 2000, S.8).

Ein weiterer Unterschied besteht in der Verabreichung der Substanz: In den meisten Experimenten zu Neurotoxizität von MDMA an Tieren wurde die Substanz parenteral verabreicht, Ecstasykonsumten nehmen MDMA i.d.R. aber oral ein. Hierzu konnte aber bereits früh gezeigt werden, daß die neurotoxische Wirkung von MDMA nur unwesentlich nach Art der Verabreichung variiert (Finnegan et al., 1988; Ricaurte et al., 1988b).

Der wohl umstrittenste Diskussionspunkt zu den Daten aus Tierexperimenten ist die Vergleichbarkeit der am Tier angewendeten scheinbar sehr hohen MDMA Dosen und den von Ecstasy Konsumenten eingenommenen Mengen. So stellt Saunders (1995) den Informationsgehalt von Tierstudien zur Neurotoxizität von MDMA für die Humanforschung mit der Begründung in Frage, daß der „normale" MDMA Konsument niemals solche Wirkstoffkonzentrationen wie im Tierexperiment erreichen würde. Wie allerdings bereits angemerkt, spielt das phylogenetische Alter des ZNS eine Rolle bei der Empfindlichkeit für Neurotoxine. Die jeweils neurotoxische MDMA Konzentration fällt bei nichtmenschlichen Primaten geringer aus als bei Nagern. Weitere Faktoren für die sogenannte allometrische Interspezies-Skalierung der Neurotoxizität sind das Verhältnis von Körperoberfläche und -gewicht sowie metabolische Prozesse (Mordenti und Chappell, 1989; Chappell und Mordenti, 1991). Wendet man einen diese Faktoren umfassenden Algorithmus auf Ratten und Affen an, so kann man aus der vorbekannten neurotoxischen Dosis bei Ratten (20 mg/kg; Schmidt, 1987) die entsprechende Dosis für nichtmenschliche Primaten extrapolieren (5 mg/kg) und erhält damit einen Wert, der experimentell als neurotoxisch an nichtmenschlichen Primaten nachgewiesen werden konnte (Ricaurte et al., 2000). Überträgt man diese Technik auf den Menschen und zieht hierzu Werte aus Studien an nichtmenschliche Primaten zu Rate (5 mg/kg bei einem 1-kg schweren Totenkopfäffchen), so erhält man einen Wert von 1,28 mg/kg oder annähernd 98 mg bei einer 75-kg schweren Person als neurotoxische Dosis (Ricaurte et al., 2000). Dies ist aber ein Bereich, der bei den meisten Konsumenten regelmäßig erreicht wird. Aus diesem Grund scheinen die Daten aus Tierstudien zumindest bezogen auf die isoliert betrachtete MDMA Dosis durchaus Relevanz für die Humanforschung zu haben. Zu ähnlichen Voraussagen kommen auch O'Shea et al. (1998) aufgrund ihrer eigenen Berechnungen. Sehr kritisch äußerten sich hingegen Vollenweider et al. (2001) zur allometrischen Interspezies-Skalierung im Zusammenhang mit MDMA, da sie diese aufgrund zu großer z.b. metabolischer Unterschiede zwischen Nagern, nichtmenschlichen Primaten und letztlich dem Menschen als nicht sehr zuverlässig einstufen.

Es bleibt festzuhalten, daß zwar bislang keine tierexperimentellen Daten existieren, die realistisch das Einnahmemuster (jahrelanger Gebrauch nur an Wochenenden etc.) und die Umgebungsbedingungen des Konsums (hohe Raumtemperatur, körperliche Aktivität etc.) der Ecstasy-Nutzer modellieren. Aus dieser Perspektive erscheinen die tierexperimentellen Daten in mancherlei Hinsicht sogar als eher konservative Schätzungen, da bekannt ist, daß z.B. hohe Raumtemperaturen und Chronizität neurotoxische Effekte verstärken (Ricaurte et al., 1988b; Farfel et al., 1992; Seiden und Sabol, 1996; Colado et al., 1998). Hinzu kommen dann noch weitere Faktoren wie die polyvalente Nutzung psychotroper Substanzen und ein unregelmäßiger Lebenswandel (Schlaf- und evtl. Nährstoffdeprivation etc.), die mehr oder minder unspezifische Effekte auf die Neurotoxizität ausüben könnten (Gouzoulis-Mayfrank et al., 2002a).

1.3.6 Neurotoxizität von MDMA: Befunde aus dem Humanbereich

Die überwältigende Evidenz zum neurotoxischen Potential von MDMA legte schon sehr früh nahe, daß sich Personen, die MDMA in Form von Ecstasy als Rauschmittel konsumieren, möglicherweise dem Risiko aussetzen, langfristige Schäden des ZNS davonzutragen. Die einzig ethisch vertretbare Methode, um die langfristigen Folgen einer chronischen MDMA Einnahme am Menschen zu untersuchen, stellen Untersuchungen an MDMA Konsumenten selbst dar, welche die Substanz illegal konsumieren.

Studien an der Cerebrospinalflüssigkeit (CSF) und am Blutplasma

Untersuchungen zur Konzentration von Metaboliten einiger Neurotransmitter in der CSF sollen Aufschluß über die Aktivität und damit die Funktionstüchtigkeit der jeweiligen Transmittersysteme liefern (Moir et al., 1970; Young et al., 1974).

Bereits in einer frühen Studie zur Neurotoxizität von MDMA an Totenkopfäffchen konnten Ricaurte et al. (1988c) zeigen, daß eine MDMA Behandlung (5 mg/kg s.c. zweimal täglich für 4 Tage) zu einer signifikanten Verminderung des Serotoninmetaboliten 5-HIAA (um 60%) nicht aber der Dopamin- und Noradrenalinmetaboliten Homovanillinmandelsäure (HVA) und 3-Methoxy-4-hydroxy-phenylethylenglykol (MHPG) in der CSF führte. Korrespondierend hierzu waren die regionalen 5-HT und 5-HIAA

Konzentrationen im Hirngewebe der Versuchstiere um 80-90% vermindert. In einer Folgeuntersuchung am Menschen konnten die Autoren nachweisen, daß MDMA Konsumenten mit einer mittleren Häufigkeit von im Mittel 52 MDMA Einnahmen über durchschnittlich 3,4 Jahre gegenüber Kontrollprobanden eine signifikante Verminderung der 5-HIAA (um 24%) nicht aber der HVA oder MHPG aufwiesen (Ricaurte et al., 1990). Verglichen mit späteren Untersuchungen handelte es sich hier um eine bemerkenswert alte Stichprobe (36 ±10 Jahre) von MDMA Konsumenten. Basierend auf ihrer ersten Untersuchung an nichtmenschlichen Primaten kommen die Autoren zu dem Schluß, daß die Reduktion der 5-HIAA Konzentration im CSF das Ausmaß der zerebralen Serotonindepletion sogar unterschätzen müsse (Ricaurte et al., 1990).

In einer vorangegangenen ersten Studie zur Konzentration von 5-HIAA, HVA und MHPG im CSF an nur fünf MDMA Nutzern mit einem eher geringen Konsum ließen sich keinerlei Veränderungen der Metaboliten-Spiegel nachweisen (Peroutka et al., 1987).

In zwei Untersuchungen von McCann und seinen Mitarbeitern (1994, 1999b) gelang es ebenfalls, eine Reduktion der 5-HIAA Konzentration in der CSF (um 32 bzw. 27%) bei MDMA Konsumenten mit eher unregelmäßigem und moderatem Konsummuster nachzuweisen. Auch hier waren in beiden Studien keine Unterschiede der HVA und MPHG Spiegel zu finden. Der Beikonsum weiterer psychotroper Substanzen ist leider in diesen Studien nur schlecht dokumentiert und sollte als potentielle Fehlerquelle nicht außer Acht gelassen werden.

Eine Studie von Bolla et al. (1998) bestätigte die vorigen Befunde und wies eine Reduktion von 27% der 5-HIAA Konzentration in der CSF bei MDMA Konsumenten nach. Hierbei korrelierte die 5-HIAA Konzentration negativ mit der im Mittel eingenommen MDMA Dosis (mg/Monat), d.h. je höher die eingenommene MDMA Dosis ausfiel, desto niedriger lag der 5-HIAA Spiegel im CSF. Außerdem war die 5-HIAA Konzentration positiv sowohl mit der Leistung in einer *delayed visual* als auch in einer *immediate figural memory task* korreliert, was bedeutet, daß ein geringerer 5-HIAA Spiegel im CSF mit einer schlechteren Gedächtnisleistung einher ging. Aber auch hier sind die Angaben zum Gebrauch weiterer illegaler psychotroper Substanzen sehr vage.

In einer neueren deutschen Studie von Stuerenburg et al. (2002) wurden Plasmaspiegel von 5-HIAA, 5-HT, Noradrenalin, Adrenalin und Dopamin bei MDMA Konsumenten (n=106), Konsumenten ausschließlich anderer Drogen (n= 41) und Kontrollen (n=10) gemessen. MDMA Konsumenten zeigten hierbei gegenüber den beiden Vergleichsgruppen eine gesteigerte sympathische Aktivität, die sich aus den signifikant erhöhten Noradrenalin-, Adrenalin- und Dopaminspiegeln ableiten läßt. Die Kathecholaminspiegel waren zudem positiv mit der kumulativen MDMA Dosis korreliert. Die Plasmakonzentrationen von 5-HIAA und 5-HT hingegen waren unverändert. Die Autoren leiten daraus ab, daß MDMA Konsum zu einer peripher meßbaren noradrengeren Hyperaktivität führe, die mit kardiovaskulären und psychiatrischen Komplikationen assoziiert sein könnte. Maß muß allerdings kritisch die extreme Diskrepanz der Stichprobengröße anmerken. Ein statistischer Vergleich von Gruppen, bei der die eine die 10fache Größe der anderen besitzt, erscheint höchst fraglich, zumal auch die Homogenität der Varianzen zwischen den Gruppen fraglich erscheint (Bortz, 1993). Desweiteren fehlen hier Angaben zum Co-Konsum anderer illegaler oder legal verschriebener insbesondere noradrenerger oder dopaminerger Substanzen wie β-Sympathomimetika, Amphetamin oder Kokain, die ebenfalls einen Einfluß auf die Kathecholaminplasmaspiegel gehabt haben könnten.

Die Beurteilung zentralnervöser neurotoxischer Vorgänge anhand peripherer Marker gestaltet sich problematisch: Taffé et al. (2002) konnten zeigen, daß Veränderungen im zerebralen serotonergen System nur in einem begrenzten Zeitraum nach der Einwirkung einer Noxe auch im CSF nachzuvollziehen waren und daß eine bestehende degenerative Veränderung des serotonergen Systems sich nach 17-20 Monaten im CSF nicht mehr abbilden ließ. Um also in Zukunft 5-HT und 5-HIAA Spiegel im CSF als Marker für den Status des serotonergen Systems heranziehen zu können, bedarf es wohl noch weiterer Studien, um die Zusammenhänge zwischen diesen Faktoren weiter zu erhellen, bevor über eine Tauglichkeit dieser Methode abschließend geurteilt werden kann.

Postmortem Untersuchungen

Es existiert meines Wissens nur eine einzige Publikation, die den Status der serotonergen Funktion direkt am Hirngewebe eines verstorbenen MDMA Konsumenten untersucht hat: Kish et al. (2000) berichten den Fall eines 26jährigen Mannes, von dem bekannt war, daß er regelmäßig über 9 Jahre MDMA und seit kürzerer Zeit Kokain und Heroin konsumierte und an einer unklaren Drogenintoxikation verstarb. Die Autoren verglichen die striatalen Spiegel von Dopamine, HVA, Serotonin und 5-HIAA dieses Mannes mit einer Gruppe von 11 verstorbenen neurologisch unauffälligen Personen und fanden eine Absenkung der Serotonin- und 5-HIAA-Spiegel von 50-80 % im Caudatum und im Putamen. Die striatalen Dopamin- und HVA-Spiegel hingegen waren mit denen der Kontrollgruppe vergleichbar. Da aber die Person zum Zeitpunkt des Todes nachweislich MDMA, Kokain und Heroin eingenommen hatte und diese Substanzen wahrscheinlich todesursächlich waren, scheint der Schluß, daß es sich um eine Folge der chronischen MDMA Einnahme handelt, nicht zulässig. Es könnte sich ebensogut um einen postakuten Effekt der prämortalen akuten MDMA Einnahme handeln.

Bildgebung mit serotonergen Liganden

Eine vielversprechende Methode, um Veränderungen in zerebralen Transmittersystemen nichtinvasiv und ethisch vertretbar am lebenden Menschen zu studieren, ist die Bildgebung mit radioaktiv markierten Liganden.

McCann et al. (1998) untersuchten abstinente MDMA Konsumenten mittels Positronen-Emmissions-Tomographie (PET). Allen Probanden wurde zuvor der Radioligand $[^{11}C]$McN-5652, welcher selektiv den Serotonintransporter (SERT) labelt, injiziert. Die PET-Scans des Gehirns wurden in 12 Regions-of-Interest (ROI) aufgeteilt und die Aktivität global und über die ROIs quantitativ ausgewertet. Die MDMA Konsumenten zeigten eine signifikant verringerte globale SERT-Dichte, die positiv mit dem Ausmaß des MDMA Konsums korreliert war. In 10 von 12 ROIs (Hypothalamus, Mittelhirn, Caudatum, Putamen, Pons, Cerebellum, cingulärer, frontaler, occipitaler und parietaler Kortex) war die SERT-Bindung bei den MDMA Konsumenten signifikant verringert. Im Thalamus und im temporalen Kortex fiel die SERT-Dichte bei den MDMA Konsumenten zwar auch geringer aus, die Unterschiede wurden aber nicht signifikant.

In einer ähnlichen Studie von Semple et al. (1999) wurden MDMA Konsumenten mittels Single-Photon-Emmissions-Computertomografie (SPECT) und dem SERT-Liganden $[^{123}I]β$-CIT untersucht. In der ROI- und Voxel-basierten Auswertung zeigten die MDMA Konsumenten eine verringerte SERT-Bindung im calcarinen Kortex, links occipital, im rechten posterioren Cingulum sowie in primären sensori-motorischen Arealen. Die Dopamintransporter (DAT)-Bindung hingegen fiel in beiden Gruppen vergleichbar aus. Da die Dauer seit der letzten MDMA Einnahme mit der SERT-Bindung im Cingulum positiv korreliert war, schlossen die Autoren auf eine reversible Down-Regulation bzw. Besetzung der SERT durch MDMA. Zusätzlich war die SERT-Dichte im linken calcarinen Kortex negativ korreliert mit der geschätzten lebenszeitlichen MDMA Dosis.

Inzwischen wurden diese beiden Studien aus einer nuklearmedizinsch-methodischen und neurophysiologischen Perspektive stark kritisiert. So erscheint es z.B. fraglich, ob die eingesetzten Tracer wirklich nur selektiv an SERT binden (Kuikka und Ahonen, 1999; Heinz und Jones, 2000) und ob durch die geringe Dichte der SERT im Neokortex überhaupt Unterschiede mit diesen Methoden messbar werden lassen (Heinz und Jones, 2000; Parsey et al., 2000) oder ob eine potentiell verringerte SERT-Bindung faktisch mit dem Verlust serotonerger Neuronen assoziiert ist (Kish, 2002a).

Reneman et al. (2000a) untersuchten 10 MDMA Konsumenten mit einem 7 wöchigen und 5 weitere Konsumenten mit einem 18 wöchigen Abstinenzintervall sowie 10 Kontrollen im SPECT mit dem 5-HT$_{2A}$ Liganden $[^{123}I]$-5-R91150. Sie fanden heraus, daß gegenüber den Kontrollen bei den Konsumenten mit der kurzen Abstinenzdauer die globale kortikale 5-HT$_{2A}$-Rezeptordichte signifikant verringert, bei den Konsumenten mit der langen Abstinz jedoch tendenziell erhöht war. Dies steht im Einklang zu den Arbeiten von Scheffel et al. (1992), die eine vorübergehende Down-Regulation der zerebralen postsynaptischen 5-HT$_2$ Rezeptoren direkt nach einer MDMA Behandlung an Ratten nachweisen konnten, und Heal et al. (1985), die zeigen konnten, daß ausgedehnte präsynaptische Schädigungen serotonerger Neurone und eine damit verbundenen Serotonin-Depletion bei Mäusen langfristig zu einer kompensatorischen Up-Regulation der postsynaptischen 5-HT$_2$ Rezeptoren führen (siehe auch Sharif et al., 1989).

In einer ähnlichen Studie mit der gleichen Methode konnte die produktive Amsterdamer Arbeitsgruppe um Liesbeth Reneman (2000b) zeigen, daß in der Gruppe von länger abstinenten MDMA Konsumenten gegenüber Kontrollen die 5-HT$_{2A}$-Rezeptordichte im gesamten Kortex tendenziell und im occipitalen Kortex signifikant erhöht war. Die globale kortikale 5-HT$_{2A}$-Rezeptordichte war mit dem verzögerten Abruf in einer verbalen deklarativen Gedächtnisaufgabe nur bei den MDMA Konsumenten positiv korreliert. Die Autoren schlossen daraus, daß die Up-Regulation der 5-HT$_{2A}$-Rezeptoren mit Gedächtnisdefiziten bei MDMA Konsumenten (s.u.) assoziiert sind.

In einer neueren kombinierten Studie von Reneman und ihren Mitarbeitern (2002a) wurden an MDMA behandelten Ratten (10 mg/kg s.c. zweimal täglich für 4 Tage) sowie an einer Gruppe kürzlich und einer Gruppe länger abstinenter MDMA Konsumenten die kortikalen 5-HT$_{2A}$-Rezeptordichten mittels [^{123}I]-5-R91150 untersucht. An den MDMA behandelten Ratten war initial eine signifikante Verminderung gefolgt von einer zeitabhängigen Erholung der 5-HT$_{2A}$-Rezeptordichte im parietalen und occipitalen Kortex beobachtbar, welche positiv und hoch mit dem Ausmaß der serotonergen Depletion korreliert war. Im frontalen Kortex der Ratten war nach einer anfänglich ebenfalls starken Verminderung nach 30 Tagen eine signifikante Erhöhung der 5-HT$_{2A}$-Rezeptordichte zu finden. Kürzlich abstinente MDMA Konsumenten zeigten eine signifikant verringerte 5-HT$_{2A}$-Rezeptordichte im frontalen, parietalen und occipitalen Kortex. Länger abstinente MDMA Konsumenten hingegen zeigten signifikant erhöhte 5-HT$_{2A}$-Rezeptordichten im occipitalen und leicht erhöhte Rezeptordichten im frontalen und parietalen Kortex. Reneman et al. schlossen daraus, daß die kompensatorisch erhöhte 5-HT$_{2A}$-Rezeptordichte bei länger abstinenten MDMA Nutzern auf niedrige synaptische Serotoninspiegel zurückzuführen sind. Diese Studie überzeugt vor allem durch die Kohärenz der erhobenen Tier- und Humandaten und liefert damit den vielleicht ersten wirklich schlüssigen Hinweis auf eine direkte serotonerge Neurotoxizität von MDMA auch beim Menschen.

Aus einer Serie von Studien mit dem SERT-Liganden [^{123}I]β-CIT und SPECT an einer Gruppe kürzlich sowie einer Gruppe länger abstinenter MDMA Konsumenten berichteten Reneman und ihre Koautoren (2001a) zunächst von einer global vermindertten SERT-Dichte im Kortex nur bei den Konsumenten mit kurzer Abstinenzdauer. Die verbale deklarative Gedächtnisleistung war hier nicht mit der SERT-Dichte korreliert. Nach einer Aufstockung dieses Samples, einer nach Geschlechtern getrennten ROI-basierten Auswertung sowie einer getrennten Betrachtung von moderaten und schweren Konsumenten kommen Reneman et al. (2001b) zu weiteren Erkenntnissen: Nur kurz abstinente weibliche, jedoch nicht männliche MDMA Konsumenten zeigten dosisabhängig eine signifikante Abnahme der globalen SERT-Dichte. Ehemalige MDMA Konsumentinnen hingegen zeigten gegenüber schweren aktuellen Konsumenten eine signifikante Steigerung und gegenüber den Kontrollen keinen Unterschied in der SERT-Dichte mehr. Dies leitete die Forscher zu der Annahme, daß Frauen sensibler als Männer für die serotonergen neurotoxischen Effekte von MDMA seien. Allerdings scheinen die neurotoxischen Veränderungen in der SERT-Dichte bei Frauen auch reversibel zu sein, da sich ehemalige Konsumentinnen nicht mehr von den Kontrollen unterschieden.

In einer weiteren Auswertung dieses Samples, diesmal mit einer Einteilung von MDMA Konsumenten mit und ohne Amphetaminbeikonsum und einer Fokussierung auf die verzögert meßbare Bindung von $[^{123}I]\beta$-CIT an striatale DAT, kommen Reneman et al. (2002b) zu dem Ergebnis, daß kombinierte MDMA und Amphetaminkonsumenten gegenüber reinen MDMA Konsumenten nicht jedoch gegenüber den Kontrollen eine signifikant niedrigere nigrostriatale DAT-Dichte aufweisen. Reine MDMA Konsumenten dagegen zeigten eine höhere DAT-Dichte als die Kontrollen. Daher scheint ein relativ reiner MDMA Konsum keine dopaminerge neurotoxische Wirkung zu besitzen. Ein Beikonsum von Amphetamin geht jedoch mit einer Reduktion nigrostriataler dopaminerger Neuronen einher.

Für diese drei Studien gilt ähnliches, was schon zur Kritik an der Studie von Semple et al. (1999) geführt hat: „*Unfortunately, whether SERT was ever reliably measured is uncertain. ... Since this wide scatter of SERT values cannot correlate with any known index of serotonin neuron integrity, their data cannot be viewed as reliable or valid* (Kish, 2002b, S. 1616)." Desweiteren wurde wie schon zuvor von Heinz und Jones (2000) an dieser Methode kritisiert, daß das niedrige Signal-Rausch-Verhältnis (weniger als 1,5:1) von SPECT und $[^{123}I]\beta$-CIT nur geeignet sensitiv erscheint, um in Regionen mit besonders hoher SERT-Dichte Unterschiede aufzudecken (Ricaurte und McCann, 2001). Tatsächlich gelangen es Reneman et al. (2002c) auch nur für die SERT reiche Hypothalamus/Mittelhirn-Region, die Validität der Methode überzeugend zu bestätigen. Weitere Kritikpunkte wären die großen Unterschiede in der MDMA Lebenszeitdosis zwischen aktuellen und ehemaligen Konsumenten (bei Reneman et al., 2001a und 2001b) und zwischen moderaten und schweren Konsumenten (bei Reneman et al., 2001b), welche die gemessenen Differenzen in der SERT-Dichte zwischen diesen Gruppen fraglich erscheinen lassen.

In einer neuen Studie von Buchert et al. (2003) aus der Hamburger Arbeitsgruppe um Rainer Thomasius wurde eine beeindruckend große Stichprobe von insgesamt 117 MDMA Konsumenten und Kontrollen mit PET und dem potentiellen SERT-Liganden [^{11}C]McN-5652 untersucht. Die Probanden waren in 4 Gruppen eingeteilt: aktuelle und ehemalige MDMA Konsumenten sowie drogenunerfahrene und -mit anderen psychoaktiven Substanzen als MDMA erfahrene Kontrollen. Als ROIs wurden nur SERTreiche Regionen wie Mesencephalon, Putamen, Caudatum und Thalamus definiert. Bei den aktuellen Konsumenten war die SERT-Dichte im Mesencephalon und im Thalamus gegenüber den drogenunerfahrenen Kontrollen signifikant vermindert. Ehemalige MDMA Konsumenten zeigten hingegen vergleichbare Verteilungsmuster in den untersuchten Hirnregionen wie die Kontrollen. Drogenerfahrene und -unerfahrene Kontrollen unterschieden sich nicht. Diese Ergebnisse stehen im Einklang mit den zahlreichen Befunden von Reneman et al. (2000a, 2000b, 2001a, 2002a) und deuten darauf hin, daß sich anfängliche Veränderungen des serotonergen Systems infolge des MDMA Konsums - zumindest in den gemessenen Parametern - mit der Zeit wieder zurückbilden. Aber auch hier gilt die schon zuvor bei McCann et al. (1998) angebrachte Kritik von Kuikka und Ahonen (1999) zur fraglichen Transporter-Selektivität des eingesetzten Tracers.

Zusammenfassend läßt sich sagen, daß trotz der methodischen Probleme in der Bildgebung mit serotonergen Radioliganden mittlerweile ernste Hinweise dafür bestehen, daß eine chronische Zufuhr von MDMA auch beim Menschen neurotoxisch auf das serotonerge System wirkt. Es bestehen auch Anzeichen dafür, daß die gemessenen Veränderungen am serotonergen System nach einer längeren Phase der Abstinenz reversibel sein könnten. Allerdings ist bislang nicht zu entscheiden, ob durch kompensatorische Prozesse der Zustand des serotonergen Systems nicht nur scheinbar ausgeglichen wird und das System nach wie vor aberrant und dysfunktional bleibt (Fischer et al., 1995). Weitere Studien zur Reversibilität neurotoxischer Effekte des MDMA am Menschen z.B. über noch neu zu entwickelnde hochspezifische Radioliganden wären hier wünschenswert (Reneman et al., 2001c).

Insgesamt läßt sich noch kein einheitliches Bild bezüglich der Schädigung spezifischer Hirnareale erkennen. Die Veränderungen im frontalen und occipitalen Kortex scheinen jedoch ein konsistentes Befundmuster darzustellen.

Morphologische Bildgebung

In einer Reihe von Untersuchungen mit unterschiedlichen Bildgebungsmethoden wurde versucht - abseits spezifisch serotonerger neurotoxischer Effekte - rein morphologische Veränderungen am Hirn von MDMA Konsumenten nachzuweisen. Die Studien sollen hier kurz, nach Art der Methode geordnet, vorgestellt werden:

In der ersten rein morphologischen Bildgebungsstudie von Obrocki et al. (1999) wurden 7 MDMA Konsumenten mit 2-[^{18}F]-Fluoro-2-Deoxy-D-Glukose- (18-FDG) PET untersucht. Die Konsumenten zeigten in der ROI-basierten Auswertung eine verringerte regionale zerebralen Glukosemetabolismusrate (rMRGlu) jeweils beidseitig im Hippocampus, in der Amygdala und im Cingulum. Der rCMRGlu war beidseitig in den Brodman Arealen 10 und 11, im Putamen und im Nucleus Caudatus erhöht. Leider machten die Autoren nur wenig Angaben zum MDMA und Beikonsum anderer Substanzen und die Stichprobengröße ist auch als sehr gering einzuschätzen.

Buchert et al. (2001) scannten 93 MDMA Konsumenten und 27 Kontrollen im 18-FDG-PET. Die ROI-basierte Auswertung erbrachte eine Verminderung der rMRGlu beidseitig im Cingulum, im Brodman Areal 11, im Caudatum, in der Amygdala und im Hippocampus. Eine gesteigerte rMRGlu wurde nur im Brodman Areal 10 signifikant. Alle ROIs zusammengenommen, war die globale rMRGlu der MDMA Konsumenten gegenüber den Kontrollen vermindert. Zusätzlich waren die Veränderungen der rMRGlu um so größer, je früher der MDMA Konsum begann. Eine Korrelation von rMRGlu und kumulativer MDMA Gesamtdosis lag nicht vor. Damit bestätigen die Autoren weitgehend die Ergebnisse ihrer eigenen Arbeitsgruppe (Obrocki et al., 1999) anhand einer sehr großen Stichprobe. Die Autoren schlossen daraufhin, daß MDMA Konsum zu anhaltenden Veränderungen im zerebralen Glukosehaushalt führt und daß die Beeinträchtigungen um so stärker ausfallen, je früher die Personen mit dem MDMA Konsum beginnen (siehe auch Obrocki et al., 2002).

In einer kombinierten Magnetresonanztomografie (MRI) und ^{133}Xe-kalibrierten ^{99m}Tc-Hexamethylpropylenamin- (HMPAO) SPECT Studie untersuchten Chang et al. (2000) MDMA Konsumenten. Der globale zerebrale Blutfluß fiel bei den MDMA Konsumenten nur geringfügig und nicht signifikant niedriger aus (-2,3%) als bei den Kontrollen. Der regionale zerebrale Blutfluß (rCBF) war in der ROI-basierten Auswertung bei beiden Gruppen vergleichbar. Im strukturellen MRI zeigten sich keine morphologischen Unterschiede zwischen den Gruppen. 8 MDMA Konsumenten dieser Stichprobe erhielten nach den ersten Scans unter Aufsicht 2 Gaben MDMA (Gesamtdosis 3,5 (±0,8) mg/kg) und wurden nach 2-3 Wochen erneut mit MRI und HMPAO-SPECT untersucht. Hier zeigte sich, daß die MDMA Behandlung bei den MDMA Konsumenten zu einer Verminderung im rCBF im visuellen Kortex, im Caudatum sowie in superior parietalen und dorsolateral frontalen Arealen führte. Je höher die verabreichte MDMA Dosis hierbei war, desto niedriger war der jeweilige rCBF. Die Autoren kommen daher zu dem Schluß, daß ein geringer Konsum von MDMA keine nachweisbaren langfristigen Veränderungen des rCBF nach sich zieht und daß die subakut nach MDMA Gabe gemessenen Veränderungen im rCBF vorübergehender Natur sind. In dieser Studie

wurden jedoch nur Konsumenten mit einem sehr seltenen Freizeitgebrauch (*recreational drug use*) von MDMA untersucht, die aber wahrscheinlich eher die Ausnahme darstellen. Zusätzlich muß erklärend hinzugefügt werden, daß diese Untersuchung im
Rahmen einer Phase I Zulassungsstudie für MDMA (Grob et al., 1996) unternommen
wurde und das daß Ziel der Studie daher war- im Gegensatz zu der überwältigenden
Mehrzahl der übrigen Studien zur Neurotoxizität von MDMA -, keine neurotoxische
Wirkung von MDMA nachzuweisen.

Reneman et al. (2001d) nutzten ein Diffusions- und Perfusions-MRI, um MDMA
Konsumenten zu scannen. In der ROI-basierten Analyse offenbarte sich eine Steigerung
der Diffusions-Koeffizienten und des relativen zerebralen Volumen-Verhältnisses im
Globus Pallidus der MDMA Konsumenten. Der Anstieg dieser Werte war mit dem
Ausmaß des MDMA Konsums positiv korreliert. Die Autoren nehmen daher an, daß
MDMA Konsum zu Gewebeveränderungen aufgrund axonaler Verluste im Globus Pal-
lidus führt.

Eine weitere Methode, um die zerebrale Integrität von MDMA Konsumenten zu
untersuchen ist die Protonen-Magnetresonanzspektroskopie (^{1}H-MRS), mit der die
Konzentration verschiedener Metaboliten wie N-Acetylaspartat (NAA), myo-Inositol
(MI), Cholin und Creatin im Hirn gemessen werden können. NAA bzw. NAA-Ratios zu
weiteren Metaboliten sind als neuronaler Marker, der besonders sensitiv für neuronale
Gewebsschädigungen sein soll, etabliert (Birken und Oldendorf, 1989). MI wird als
glialer Marker interpretiert (Klunk et al., 1992; Chang et al., 1996). Eine direkte Messung von Serotonin oder seiner Metaboliten ist mit ^{1}H-MRS bislang jedoch nicht möglich.

Chang et al. (1999) untersuchten mit ^{1}H-MRS MDMA Konsumenten mit eher gering zu nennenden, aber recht langem Konsum. Die gemessenen NAA Konzentrationen
in den untersuchten Regionen (medio-occipitale und medio-frontale graue Substanz
sowie rechts parietale weiße Substanz) waren zwischen den Gruppen vergleichbar. Die
MI Konzentration war in der weißen Substanz bei den MDMA Konsumenten erhöht.
MI war im occipitalen Kortex und in der weißen Substanz mit der geschätzten Gesamtdosis korreliert. Die Autoren deuten dies als ein Fehlen neuronaler Schäden bei möglicher glialer Proliferation bei den untersuchten MDMA Konsumenten. Dieser Befund ist
nur sehr schwierig zu interpretieren, da gerade gliale Proliferation ein Anzeichen für
Neurodegeneration und Neuronenverlust darstellt (Unger, 1998). Zudem ist auch hier
eine Gruppe von MDMA Nutzern mit einem nur wenig ausgeprägten Konsummuster
untersucht worden.

In einer Studie von Obergriesser und Kollegen (2001) wurde an 5 MDMA Konsumenten eine ^{1}H-MRS des Hippocampus vorgenommen. Es konnten keinerlei Unter-

schiede in den gemessenen Metaboliten NAA, Choline und Creatin zwischen den Gruppen festgestellt werden. Die Stichprobe ist hier so klein gewesen, daß ein negativer Befund kaum interpretierbar ist. Der gliale Marker MI wurde außerdem nicht erfaßt. Reneman et al. (2002d) untersuchten MDMA Konsumenten mit ^{1}H-MRS. Dabei wurden in der grauen Substanz mediofrontal und mediooccipital sowie in der weißen Substanz rechts parietal die NAA, Choline, Creatin und MI sowie deren Ratios gemessen. Bei den MDMA Konsumenten waren die beiden neuronalen Marker der NAA/Creatin- und NAA/Choline-Ratios in der frontalen Target-Region der grauen Substanz vermindert. In der occipitalen grauen Substanz und in der weißen Substanz waren diese Marker hingegen nicht verändert. Das Ausmaß des MDMA Konsums war signifikant mit den NAA/Creatin- und NAA/Choline-Ratios negativ korreliert. Der gliale Marker des MI/Creatin-Ratios war in den drei gemessenen Regionen ebenfalls unverändert. Reneman et al. sehen in ihren Daten einen starken Hinweis auf neuronale Anomalien im frontalen Kortex von MDMA Konsumenten und schließen daraus, daß MDMA auch beim Menschen eine neurotoxische Wirkung besitzt.

Auch bei der morphologischen Bildgebung an MDMA Konsumenten ist die Datenlage insgesamt noch sehr uneinheitlich. Zum Teil kommen die Autoren zu erheblich widersprüchlichen Ergebnissen (z.B. Chang et al., 1999 vs. Reneman et al., 2002d) oder die berichteten veränderten Areale werden in späteren Studien nicht repliziert. Einige Studien finden global oder in spezifizierten Regionen überhaupt keine Veränderungen. Es fällt daher sehr schwer, im Bereich der morphologischen Bildgebung bei MDMA Konsumenten für die Schädigung einer oder mehrerer spezifischer Hirnregionen so etwas wie einen kleinsten gemeinsamen Nenner zu definieren. Weitere Studien werden hier zur Beantwortung der Frage, ob MDMA Konsum auch zu meßbaren strukturellen Hirnveränderungen führt, folgen müssen.

Elektrophysiologische Befunde
Eine weitere Option, die neurotoxischen Effekte von MDMA am menschlichen Gehirn in vivo zu erforschen, liegt in der Verwendung elektrophysiologischer Methoden.

Dafters et al. (1999) leiteten bei MDMA Konsumenten ein Elektroenzephalogramm (EEG) ab und erhoben die quantitativen Variablen *spectral power, peak frequency* und *coherence*. Zusätzlich wurden Parameter der kognitiven Leistungsfähigkeit (Gedächtnis und exekutive Funktionen) und verschiedenen Stimmungsvariablen außerhalb des EEGs gemessen. Die Menge eingenommener Ecstasy Tabletten im letzten Jahr war positiv korreliert mit der absoluten Stärke (*power*) in den α- und β- jedoch nicht in den δ- und ϑ-Frequenzbändern. MDMA Konsum war außerdem korreliert mit der EEG *coherence* in posterioren Hirnregionen, welche überwiegend visuelle Assoziationsareale umfassen. Der MDMA Konsum war jedoch nicht mit den kognitiven oder affektiven Variablen korreliert. Frühere Studien haben gezeigt, daß die α-Power invers mit intellektuellen Funktionen korreliert ist und daß eine verminderte *coherence* - als Maß für die Synchronizität zwischen zwei kortikalen Regionen - mit einer dysfunktionalen Konnektivität, wie sie bei Demenzen und im Alterungsprozess auftritt, einhergeht. Auf Grund dieser Vorbefunde interpretieren die Autoren ihre eigenen Ergebnisse als Hinweis für veränderte Hirnfunktionen durch den MDMA Konsum. Die größte Schwäche dieser Studie ist das Fehlen einer Kontrollgruppe, ohne die die Ergebnisse dieser Studie nur schwer einzuordnen sind.

In einer Studie aus der Züricher Arbeitsgruppe von Franz-Xaver Vollenweider wurde bei MDMA Konsumenten ein Ruhe-EEG abgeleitet und die *spectral power* sowie die dreidimensionale, intrazerebrale Verteilung der neuroelektrischen Aktivität mittels *Low Resolution Brain Electromagnetic Tomography* (LORETA) berechnet (Gamma et al., 2000b). MDMA Konsumenten zeigten gegenüber den Kontrollen einen globalen Anstieg der ϑ-, α1- und β2/3- Power. Die Spektralanalyse zeigte bei den Konsumenten zusätzlich einen rechts posterioren Anstieg der α2- und β-Power. Alle Unterschiede wurden nur unter der Bedingung geöffneter Augen gefunden. Die Autoren spekulierten, daß der Anstieg in den verschiedenen Frequenzbändern auf ein Aufmerksamkeitsdefizit der MDMA Nutzer hindeuten könne, da die Power in allen Bändern während Aufmerksamkeits- und Orientierungsreaktionen gewöhnlich abfalle. Da keine Zusammenhänge mit dem MDMA Konsum berechnet wurden, konnten die Autoren keine Aussage darüber treffen, inwieweit die gefundenen hirnelektrischen Veränderungen durch den Konsum verursacht wurden oder schon zuvor bestanden.

Auch die Ergebnisse der zwei publizierten elektrophysiologischen Studien deuten auf strukturelle zerebrale Veränderungen bei MDMA Konsumenten hin, wobei nur die frühere eine Dosis-Wirkungsbeziehung von MDMA Konsum und *spectral power* aufzeigen konnte. Durch die Eigenart von EEG Untersuchungen ist es jedoch nicht möglich, diese Veränderungen näher zu lokalisieren. EEG wäre aber -mit seinen Vorteilen in der zeitlichen Auflösung - eine vielversprechende Methode, um funktionelle Unterschiede zwischen MDMA Konsumenten und gesunden Kontrollen z.B. mittels ereigniskorrelierter Potentiale (EKP) zu untersuchen. Solche Untersuchen stehen bislang noch aus.

1.3.7 Funktionelle Konsequenzen des MDMA Konsums

Neuroendokrine Funktionen

Das serotonerge System spielt eine - wenn auch bislang nur unvollständig geklärte - Rolle in der Regulation der Hypothalamus-Hypophysen-Nebennieren- (HPA) Achse (Price et al., 1990). Serotonin ist beteiligt an der Steuerung der Sekretion von Prolaktin, Cortisol und Somatropin, und messbare Veränderungen der Homöostase dieser Hormonsysteme werden zur Diagnose von krankhaften Veränderungen des serotonergen Systems herangezogen (Kato et al., 1974). Mittels pharmakologischer Belastungs-(*Challenge*) Tests können Veränderungen des serotonergen Systems - z.B. infolge einer potentiellen neurotoxischen Wirkung von MDMA - und damit assoziierte bereits subklinische Regulationsstörungen der neuroendokrinen Sekretion geprüft werden (Ricaurte et al., 1994). Hierzu lassen sich indirekte 5-HT Agonisten wie der Serotonin Prekursor L-Tryptophan oder der Serotonin Releaser D-Fenfluramin bzw. der gemischt direkt/indirekte 5-HT Agonist meta-Chlorophenylpiperazin (m-CPP) einsetzen. Durch eine Steigerung der Synthese bzw. indirekte oder direkte Agonisierung von 5-HT kommt es zu einer Zunahme der Cortisol- und Prolaktin-Sekretion, welche im peripheren Blutkreislauf nachweisbar ist (Gouzoulis-Mayfrank et al., 2002a). Bei einer neurotoxisch bedingten serotonergen Depletion im ZNS von MDMA Konsumenten wären daher schwache Hormonantworten in Challenge-Tests mit L-Tryptophan oder D-Fenfluramin zu erwarten. Ein Belastungs-Test mit m-CPP hingegen sollte bei einer präsynaptischen serotonergen Schädigung und einer damit einhergehenden gesteigerten postsynaptischen Sensitivität durch die direkte Stimulation von postsynaptischen 5-HT$_{2C}$ Rezeptoren eher gesteigerte Hormonantworten provozieren (Murphy et al., 1991).

Die Ergebnisse von Studien mit L-Tryptophan-Challenge zur Untersuchung neuroendokriner Funktionstörungen bei MDMA Konsumenten sind jedoch nicht einheitlich: In einer ersten Studie an MDMA Konsumenten wurde eine tendenziell verringerte (Price et al., 1989), in einer weiteren Studie an polytoxikomanen MDMA Konsumenten wurde keine veränderte Prolaktin-Reaktion gefunden (McCann et al., 1994).

Bei einer Untersuchung mit m-CPP als Challenge-Substanz zeigten polytoxikomane MDMA Konsumenten unerwarteterweise schwächere Hormonantworten als gematchte Kontrollen (McCann et al., 1999a).

Einheitlicher gestaltet sich das Bild jedoch bei Challenge-Studien mit D-Fenfluramin: Gerra et al. (1998) fanden bei relativ reinen MDMA Usern signifikant verringerte Cortisol- und Prolaktin-Antworten. Verkes et al. (2001) konnten sowohl bei moderaten als auch bei sehr schweren MDMA Konsumenten gegenüber Kontrollprobanden ohne Drogenerfahrungen, die hervorzuhebenderweise aus der selben Partyszene wie die MDMA Konsumenten rekrutiert wurden, signifikant verringerte Cortisol- und tendenziell verringerte Prolaktin-Ausschüttungen nach D-Fenfluramin-Challenge messen.

In einer weiteren D-Fenfluramin-Studie von Gerra et al. (2000) über 12 Monate fanden sich bei männlichen nahezu ausschließlichen Ecstasy-Konsumenten nach 3 wöchiger MDMA Abstinenz verminderte Cortisol- und Prolaktin-Reaktionen. Nach 12 monatiger Abstinenz war die Cortisol-Antwort wieder normal, jedoch die Prolaktin-Reaktion nach wie vor vermindert, wobei die Prolaktin-Antwort mit der Dauer des früheren Ecstasy-Konsums negativ korreliert war.

Gerra et al. (2002) testeten mittels einer Challenge mit dem Dopaminagonisten Bromocriptin die Funktionsfähigkeit des dopaminergen Systems bei MDMA Konsumenten. Die Prolaktin-Antwort fiel bei MDMA Konsumenten und der Kontrollgruppe vergleichbar aus; die Somatropin- (*Growth Hormone*) Antwort hingegen war in der MDMA Gruppe signifikant reduziert. Die Autoren halten eine reduzierte D_2 Rezeptor Sensitivität im Hypothalamus für eine mögliche Ursache, schließen aber auch den Einfluß neurotoxischer Veränderungen des serotonergen Systems als Faktor nicht aus.

In einer neueren Arbeit von Gouzoulis-Mayfrank et al. (2002b) waren auch abgeschwächte Prolaktin-Reaktionen auf D-Fenfluramin bei MDMA Konsumenten nachweisbar, allerdings waren diese mehr mit dem Ausmaß des vorbestehenden Cannabisals mit dem MDMA Konsums assoziiert. Gouzoulis-Mayfrank et al. (2002a) kommen dennoch aufgrund der derzeitigen Datenlage zu dem Schluß, daß langandauernde neuroendokrine Regulationsstörungen als Folge des MDMA Konsums auftreten können. McCann et al. (2000) gehen davon aus, daß die veränderten Hormonantworten auf die Challenge-Tests auf eine gestörte serotonerge Funktion im Hypothalamus infolge des MDMA Konsums zurückzuführen sind.

Aufgrund dieser Datenlage aus klinischen Studien und der Befunde aus Untersuchungen an nichtmenschlichen Primaten (Hatzidimitriou et al., 2002; s.o.) ist davon auszugehen, daß schon ein leichter bis mäßiger chronischer MDMA Gebrauch zu Veränderungen der neuroendokrinen Funktionen führen kann. Desweiteren ist bekannt, daß MDMA akut via einer Stimulierung der HPA-Achse immunsuppressiv wirkt, und es gibt Hinweise dafür, daß chronischer MDMA Gebrauch das Risiko für Infektionskrankheiten und das Immunsystem betreffende Krankheiten erhöhen kann (Pacifici et al., 2000, 2002).

Kognition

Kognitive Funktionen stellen wichtige Indikatoren in der behavioralen Toxikologie dar. Anhand dieser kognitiven Biomarker lassen sich mit den Methoden der Neuropsychologie spezifische Veränderungen komplexer zerebraler Funktionen erfassen (Paule, 1995; White und Proctor, 1995). Das serotonerge System ist beteiligt an einer Vielzahl kognitiver Funktionen (Meneses, 1999), und Veränderungen dieses Systems sollten auch einen meßbaren Einfluß auf die kognitive Leistungsfähigkeit haben (Slikker et al., 1995). Tatsächlich existieren nur vergleichsweise wenige Tierstudien zur behavioralen Neurotoxizität von MDMA. Zusammengenommen waren die Ergebnisse dieser Untersuchungen wenig überzeugend, und trotz massiver, histologisch bestätigter serotonerger Schäden waren nur wenige andauernde Verhaltensänderungen nachweisbar. Am ehesten ließ sich jedoch noch eine Beeinträchtigung der Gedächtnisfunktionen der Versuchstiere infolge neurotoxischer MDMA Applikationen nachweisen (siehe Kapitel 1.3.4). Aufgrund zahlreicher spezies-spezifischer Unterschiede auch in der behavioralen Toxikologie ist es schwierig, Vorhersagen aus diesen Tierstudien für den Humanbereich zu stellen, zumal das menschliche Hirn empfindlicher als das ZNS anderer Spezies auf Neurotoxine zu reagieren scheint (McMillan und Owens, 1995). In der Folge sollen nun die mittlerweile recht zahlreichen Studien zur kognitiven Leistungsfähigkeit von MDMA Konsumenten zusammengefaßt werden. Interessant sind kognitive Beeeinträchtigungen infolge des MDMA Konsums allerdings nicht allein aus klinischen Gesichtspunkten: *„The nature and extend of cognitive deficits in drug abusers, and their relationship to hypothesised neurochemical and morphological pathology, is now a burgeoning area of research that capitalises on advances on all fronts of cognitive neuroscience"* (Rogers und Robbins, 2001, S. 250).

Der erste Hinweis zu kognitiven Beeinträchtigungen bei regelmäßigen MDMA Konsumenten stammt aus dem Jahre 1992 von Krystal und seinen Mitarbeitern. Sie untersuchten 9 MDMA Konsumenten mit einer größeren neuropsychologischen Testbatterie und beurteilten den Grad der Beeinträchtigung anhand von Testnormen. Dabei wies keiner der Testpersonen eine klinisch relevante kognitive Leistungsbeeinträchtigung auf. Acht der MDMA Konsumenten hatten jedoch wenigstens in einem der Tests mindestens leichte Beeinträchtigungen. Gemittelt über alle Probanden zeigte sich nur in den *Initial* und *Delayed Paragraph Tests* (direkte und verzögerte Wiedergabe von Kurzgeschichten) der *Wechsler Memory Scale* (WMS) ein leichtes bis moderates Muster an Beeinträchtigung, welches auf ein leichtes Defizit im verbal-mnestischen Bereich hindeutet.

Curran und Travill (1997) verglichen MDMA Konsumenten und Alkoholkonsumenten in ihren Leistungen in der *Prose Recall Task* (ebenfalls direkte und verzögerte Wiedergabe von Kurzgeschichten) der *Rivermead Behavioural Memory Battery* (RBMT) und in der Aufgabe *Serial Sevens* (Aufmerksamkeit und Arbeitsgedächtnis). Die Teilnehmer wurden in einem Club rekrutiert, wenn sie an diesem Abend entweder MDMA oder Alkohol konsumiert hatten, und nach Einwilligung direkt auch dort getestet. Zwei und fünf Tage später wurden die Probanden in ihrer heimischen Umgebung erneut getestet. MDMA Konsumenten zeigten über alle Tage hinweg nur tendenziell schlechtere Leistungen im direkten und verzögerten Abruf der Kurzgeschichten als die Alkoholkonsumenten. In der Aufgabe *Serial Sevens* waren die Unterschiede hingegen signifikant: Hier zeigten die MDMA Konsumenten ebenfalls schlechtere kombinierte Arbeitsgedächtnis- und Aufmerksamkeitsleistungen. Beide Gruppen zeigten ein ähnliches Ausmaß an Übungseffekten. Die gefunden Ergebnisse sind jedoch durch den kurzen Abstand zur letzten Einnahme (Akut-4 Tage) aufgrund der anzunehmenden postakuten Effekte des MDMA nicht als langfristige Beeinträchtigungen zu interpretieren. Ohnehin ist auch die Wahl von Alkoholkonsumenten als Kontrollgruppe - aufgrund der bekannten serotonergen Effekte des Alkohols (LeMarquand et al., 1994a, 1994b) - eher unglücklich zu nennen, so daß selbst zu den akuten serotonergen Einflüssen des MDMA auf die Kognition hier keine genaue Aussage getroffen werden kann. Darüber hinaus ist der Einfluß anderer illegaler Substanzen unklar.

Einen ähnlichen Ansatz verfolgten Parrott und Lasky (1998). Sie untersuchten erfahrene MDMA Konsumenten und MDMA Konsumenten mit erst kurzer Konsumdauer sowie Kontrollen vor, während, sowie 2 und 7 Tage nach einer MDMA Einnahme in einem Club auf ihre Leistungen im verbal deklarativen Gedächtnis - geprüft über den direkten Abruf einer Wortliste - und im visuo-perzeptuellen Bereich, gemessen durch eine *Visual Search* Aufgabe. Alle Gruppe hatten einen vergleichbaren Beikonsum von Cannabis, Kokain und Alkohol. Unter der Wirkung von MDMA zeigten beide MDMA Gruppen eine starke signifikante Beeinträchtigung beim direkten Abruf der Wortliste sowie in der *Visual Search* Aufgabe. Aber auch vor, sowie 2 und 7 Tage nach der Einnahme waren MDMA Konsumenten beim direkten Abruf der Wortliste signifikant schlechter als ihre Kontrollen, wobei erfahrene stets schlechter abschnitten als die weniger erfahrenen Konsumenten. Ein verzögerter Abruf wurde nicht erhoben. In der *Visual Search* Aufgabe hingegen waren weder vor noch nach der MDMA Einnahme Unterschiede zwischen Kontrollen und MDMA Konsumenten nachweisbar. Diese Studie trennt recht gut zwischen akuten und postakuten MDMA Effekten auf direkte Gedächtnisleistung und eine visuelle Suchaufgabe und bestätigt die Vorbefunde zu einem verbal-delarativen Gedächtnisdefizit bei MDMA Konsumenten. Leider machen die Autoren keine genauen Angabe bezüglich der letzten MDMA Einnahme und der Intensität des Konsums in der erfahrenen MDMA Gruppe, so daß langfristige Effekte sowie Dosis-Wirkungs-Beziehungen nicht untersucht werden konnten.

Im selben Jahr publizierten Parrott et al. (1998) eine weitere Studie zu kognitiven Beeinträchtigungen von MDMA Konsumenten. Sie untersuchten diesmal erfahrene MDMA Konsumenten und MDMA Konsumenten mit erst kurzer Konsumdauer sowie Kontrollen mit einer computerisierten Testbatterie - dem *Cognitive Drug Reserach System*. Erhoben wurden verschiedenen Reaktionszeitmaße (*simple* und *choice reaction time*) sowie Maße für die Vigilanz und das verbale Gedächtnis. In den Reaktionszeit-

und Vigilanzmessungen unterschieden sich Kontrollen und MDMA Konsumenten nicht. Im *immediate* und *delayed word recall* hingegen schnitten die MDMA Konsumenten signifikant schlechter als ihre Kontrollen ab, wobei hier die MDMA ‚Anfänger' - im Gegensatz zu der vorangegangenen Studie - etwas schlechtere Leistungen zeigten als erfahrene MDMA Konsumenten. Der Beikonsum an illegalen Drogen sowie nähere Angaben zum MDMA Konsum, und hier vor allem der Zeitpunkt der letzten Einnahme, wurden leider nicht erhoben. Es ist daher auch bei dieser Studie schwierig, die vorgefunden Effekte einer langfristigen Wirkung des MDMA, unabhängig von den akuten oder postakuten Effekten der Droge, zuzuschreiben.

In der Untersuchung von Bolla et al. (1998) wurden wieder die Gedächtnisfunktionen an einer Gruppe von MDMA Konsumenten und Kontrollen untersucht. Zur Anwendung kamen der *Rey Auditory Verbal Learning Test* (RAVLT) zur Überprüfung des verbal deklarativen Gedächtnisses und die *Rey-Osterrieth Complex Figure* (RCF) als Maß für die visuelle Gedächtnisleistung. Der direkte Vergleich zwischen den beiden Gruppen förderte keine Unterschiede in den Gedächtnisfunktionen zutage. In einer Regressionsanalyse mit der Einbeziehung der geschätzten MDMA Gesamtdosis, des Geschlechtes und des verbalen IQs offenbarte die MDMA Gruppe einen signifikanten Dosiseffekt hinsichtlich des direkten Abrufes und der verzögerten Wiedergabe der RCF. Höhere Dosen waren dabei mit schlechteren Gedächtnisleistungen assoziiert. Diese Studie konnte zwar einen klaren Wirkungszusammenhang jedoch keine Gruppenunterschiede in Bezug auf das verbale und das visuelle Gedächtnis bei MDMA Konsumenten nachweisen.

Morgan (1998) erforschte in zwei separaten Experimenten neben der Impulsivität (s.u.), auch die exekutiven Funktionen mittels des *Tower of London* (TOL) sowie das räumliche Arbeitsgedächtnis mit Hilfe der *Spatial Span* Aufgabe von MDMA Konsumenten, polyvalenten Konsumenten und drogenunerfahrenen Kontrollen. Weder im TOL noch in der *Spatial Span* Aufgabe unterschieden sich die relativ moderaten MDMA Konsumenten von den beiden Kontrollgruppen.

In einer weiteren Veröffentlichung berichtet Morgan (1999) - unter der Verwendung eines nahezu identischen Samples des zweiten Experimentes der vorangegangenen Arbeit -, daß die Gruppe seiner MDMA Konsumenten in der direkten und verzögerten Wiedergabe von Kurzgeschichten aus der RBMT-Batterie signifikant schlechter abschnitten als die polyvalenten Konsumenten und die drogenunerfahrenen Kontrollen. MDMA Konsumenten reproduzierten unter beiden Bedingungen nur ca. 75% der semantischen Einheiten, welche die anderen beiden Gruppen abrufen konnten. Da sich die MDMA Gruppe und die Gruppe polyvalenter Konsumenten in nahezu keiner legalen und illegalen psychotropen Substanz außer MDMA unterschieden, schlossen die Autoren, daß die Gedächtnisdefizite nur auf den MDMA Konsum zurückzuführen seien.

Allerdings waren lediglich Trends in der Korrelation von MDMA Konsum und Gedächtnisleistungen zu verzeichnen. Da aber MDMA Konsumenten, deren letzte MDMA
Einnahme mehr als 6 Monate zurücklag, signifikant bessere Gedächtnisleistungen zeigten als die Konsumenten, die innerhalb der letzten 6 Monate bzw. des letzten Monats
MDMA eingenommen hatten, scheint es sich um einen reversiblen Effekt zu handeln,
zumal sich nach 6 Monaten Abstinenz die Leistungen gegenüber den Kontrollgruppen
nicht mehr unterschieden. Einschränkend muß gesagt werden, daß es sich dabei nur um
ein Gruppe von 3 MDMA Konsumenten mit mehr als 6monatiger Abstinenz gehandelt
hat.

Klugman et al. (1999) berichten in ihrer Untersuchung an MDMA Konsumenten
und Kontrollprobanden, daß MDMA Konsumenten in verschiedenen Gedächtnistest
(Wortlisten, Zahlensequenzen, Gesichtererkennen und räumliches Paarassoziationslernen) Defizite im Lernen, Wiedererkennen und direkten Abruf zeigten. Im Kontrast hierzu waren allerdings exekutive Funktionen (Wortflüssigkeit) und Arbeitsgedächtnis
(verbal und non-verbal) bei den MDMA Konsumenten unbeeinflußt. Die Forscher
schließen daraus, daß es sich bei den selektiven Gedächtnisdefiziten um ein für MDMA
Konsumenten spezifisches Beeinträchtigungsmuster handeln müsse, welches auf eine
Schädigung des serotonergen Systems zurückzuführen sei.

In einer Untersuchung von McCann et al. (1999b) wurden MDMA Konsumenten
und Kontrollprobanden mit der computerisierten *Walter Reed Army Institute of Research Performance Assessment Battery* (WRAIR PAB) untersucht. Diese Batterie umfaßt psychomotorische, perzeptuelle und kognitive Aufgaben. MDMA Konsumenten
zeigten in vier von sieben Aufgaben signifikant schlechtere Leistungen in den Bereichen Daueraufmerksamkeit und Arbeitsgedächtnis (Additions- und Subtraktionsaufga-
be), komplexe Aufmerksamkeit und inzidentelles Lernen (Zahlen-Symbol-Test), dekla-
ratives Gedächtnis (verzögerter Abruf einer Zahlen-Symbol-Reihe) und Problemlösen
(logisches Schlußfolgern). Nur die Leistung im Zahlen-Symbol-Test war mit dem
MDMA Konsum invers korreliert. Es bestand kein korrelativer Zusammenhang mit der
gleichzeitig erhobenen Konzentration der Monoamin Metaboliten 5-HIAA, HVA und
MHPG im CSF (s.o.). Nur in einem Maß konnte eine Dosis-Wirkungsbeziehung aufgezeigt werden. Der bestehende Beikonsum anderer illegaler Substanzen wurde statistisch
nicht berücksichtigt.

Die Studie von Gouzoulis-Mayfrank et al. (2000) untersuchte mit einer großen kognitiven Testbatterie, die verschiedene Aufmerksamkeits-, Gedächtnis- und exekutive
Funktions-Tests umfaßte, MDMA Konsumenten sowie jeweils Cannabis Konsumenten
und drogenunerfahrene Kontrollen. MDMA Konsumenten erwiesen sich als unbeeinträchtigt in einfachen Aufmerksamkeitstests (*Alertness*), sie zeigten aber schwächere
Leistungen in komplexeren Aufmerksamkeitstests (z.B. bei selektiver oder geteilter

Aufmerksamkeit), in Arbeitsgedächtnis-, Gedächtnis- und Lernaufgaben (verbal und visuell, aber jeweils nur im *immediate recall*) und in Tests für generelle Intelligenz bzw. exekutive Funktionen (Mosaik-Test und LPS-4 (logisches Denken und Problemlösen)), als eine oder beide Kontrollgruppen. Andere Tests, die mit exekutiven Funktionen assoziert werden (Worflüssigkeit, Stroop-Test), waren unbeeinträchtigt. Mehrere der kognitiven Maße waren in der MDMA Gruppe mit dem MDMA Konsum und auch dem Cannabiskonsum korreliert: Stärkerer Konsum ging stets mit einer schlechteren Leistung einher. Cannabis Konsumenten und gesunde Kontrollen unterschieden sich allerdings in keinem Maß voneinander. Diese Studie trennt nicht zwischen MDMA und Cannabis Effekten, so daß eine klare Zuschreibung der Beeinträchtigung zu einer der beiden Drogen nicht möglich ist, da die MDMA Gruppe ebenfalls auch einen starken Cannabis Konsum pflegte. Eine Regressionsanalyse hätte hier eventuell Aufschluß geben können. Aufgrund der unbeeinträchtigten Leistungen in der Cannabisgruppe halten die Autoren allerdings den MDMA Konsum möglicherweise auch erst in Interaktion mit Cannabis als Ursache für die kognitiven Defizite am wahrscheinlichsten. Da auch das Arbeitsgedächtnis der MDMA Konsumenten beeinträchtigt war, postulieren die Autoren dies - aufgrund der Beteiligung dieser Gedächtnisinstanz an vielen der als gestört nachgewiesenen Teilleistungen - als den entscheidenden Faktor für die gemessenen kognitiven Beeinträchtigungen.

In einer Untersuchung von Rodgers (2000) kamen computerisierte Reaktionszeitmessungen und die *Wechsler Memory Scale (revised)* (WMS-R) an MDMA und Cannabis Konsumenten sowie drogenunerfahrenen Kontrollen zum Einsatz. Keine Unterschiede waren hier in allen Reaktionszeitaufgaben, im visuellen Gedächtnis (*immediate recall*) sowie in Aufmerksamkeits- und Konzentrationsmessungen nachweisbar. Das verbale Gedächtnis war in der MDMA und der Cannabisgruppe signifikant schlechter als bei den Kontrollen. Der verzögerte Abruf verschiedener Gedächtnistests (visuell und verbal) war bei den MDMA Konsumenten signifikant schlechter als bei beiden Kontrollgruppen. Ein Fragebogen zur subjektiven Einschätzung von Gedächtnisproblemen (*Cognitive Failures Questionnaire*) förderte allerdings keine Unterschiede zu Tage. In dieser Studie wurden MDMA Konsumenten mit einem sehr leichten MDMA Konsum und nur habituellem Cannabis Konsum untersucht. Leider fehlen genauere Angaben zum Beikonsum. Die Cannabisguppe zeigte hingegen einen sehr intensiven Konsum und ist als Kontrollgruppe aufgrund des völlig verschiedenen Konsumverhaltens kaum brauchbar. Da zudem weder ein Maß für die Art der Ausbildung, noch für die Intelligenz angewendet wurden, bleibt unklar, ob die gefundenen Unterschiede nicht durch ein unzureichendes Matching zustande gekommen sind.

Wareing et al. (2000) untersuchte ehemalige und aktuelle MDMA Konsumenten sowie Kontrollen mittels der *Random-Letter Generation Task* von Baddeley und weiteren Tests zur Messung zentraler exekutiver Funktionen. Beide MDMA Gruppen zeigten eine signifikant schlechtere Leistung in der *Random-Letter Generation Task*. In einer *Information Processing Task* war die Geschwindigkeit der Verarbeitung zwischen den Gruppen zwar gleich, MDMA Konsumenten zeigten jedoch bei den komplexeren Stimuli eine höhere Fehlerrate. Ehemalige und aktuelle MDMA Konsumenten zeigten in diesen beiden Aufgaben keine Unterschiede, was auf eine anhaltende Störung hindeutet. Die Autoren schlossen daraufhin auf ein selektives und andauerndes spezifisches Beeinträchtigungsmuster im Bereich exekutiver Funktionen und Arbeitsgedächtnis bei MDMA Konsumenten. Die erhöhte Fehlerrate in einer Aufgabe zur Informationsverarbeitung könnte darüber hinaus auf eine gesteigerte Impulsivität hindeuten (s.u.). Unverständlich bleibt, warum die Forscher den bis dahin konsistentesten Befund von visuellen und verbal deklarativen Gedächtnisdefiziten nicht replizieren konnten, vor allem da das Arbeitsgedächtnis ja als beeinträchtigt dargestellt wurde. Die Stichprobe ist zudem sehr klein, so daß diese Ergebnisse mit Vorsicht betrachtet werden sollten.

In der Studie von Bhattachary und Powell (2001) wurden MDMA ,Anfänger', aktuelle und ehemalige MDMA Konsumenten sowie Kontrollen mit dem *Prose Recall Test*, der RCF, der Zahlenspanne rückwärts sowie Wortflüssigkeits-Tests untersucht. Aktuelle und ehemalige MDMA Konsumenten zeigten signifikant schlechtere Leistungen in der Wortflüssigkeit und im direkten und verzögerten Abruf der Kurzgeschichte als die drogenunerfahrenen Kontrollen. MDMA ,Anfänger' waren nur im direkten Abruf der Kurzgeschichte schlechter als die Kontrollen. Das visuelle Gedächtnis und das Arbeitsgedächtnis hingegen zeigten bei den Konsumentengruppen keine Beeinträchtigungen. Der MDMA Gesamtkonsum war mit den verbalen Gedächtnismaßen und der Wortflüssigkeit signifikant invers korreliert. Die Forscher postulieren anhaltende, selektive verbale Gedächtnisdefizite und eine dauerhafte Beeinträchtigung exekutiver Funktionen durch den MDMA Konsum. Leider teilen uns die Autoren nichts über die konsumierten MDMA Gesamtmengen der Gruppen mit, so daß eine Einstufung im Verhältnis zu anderen Befunden nicht möglich ist. Allerdings handelt es sich um relativ „reine" MDMA Konsumenten mit einem sehr geringen Beikonsum.

Croft et al. (2001b) untersuchten eine Stichprobe von kombinierten MDMA und Cannabis- und 18 Cannabis Konsumenten sowie Kontrollen mit einer größeren neuropsychologischen Testbatterie. Die Cannabis- und die MDMA/Cannabis-Gruppe unterschieden sich in keiner der neuropsychologischen Tests, wohingegen die zusammengefasste Gruppe der Drogennutzer signifikant schlechtere Leistungen in Gedächtnis- und Lernaufgaben, Wortflüssigkeitstests und in einer manuellen Geschicklichkeitsaufgabe erbrachte. Die Varianz der signifikant gewordenen Leistungsmarker wurden in einer ANCOVA eher durch Cannabis- als durch MDMA Konsum erklärt. Die Autoren machen daher eher den Cannabis- als den MDMA Konsum für die neuropsychologischen Defizite auch bei MDMA Nutzern verantwortlich. Kritisch anzumerken ist, daß es sich bei der Stichprobe der MDMA/Cannabis Konsumenten eher um sehr starke Cannabis-Konsumenten mit gelegentlichem MDMA Beikonsum handelt. Selbst die Cannabisgruppe hatte fast um ein Drittel geringeren Konsum als die MDMA/Cannabis Konsumenten. Ein weiterer Schwachpunkt ist die mangelhafte Dokumentation der letzten Drogeneinnahmen. Da Cannabiskonsumenten in der Regel einen mehrfachen Konsum wöchentlich oder sogar täglich zeigen und ein Drogentest nicht unternommen wurde, ist nicht gesichert, daß die Effekte nicht durch eine akute Cannabiswirkung zustandegekommen sind. Trotzdem zeigt diese Studie die Bedeutung der Beachtung des konfundierenden Cannabiskonsums bei der Erforschung von kognitiven Defiziten bei MDMA Konsumenten.

Fox et al. (2001a) gingen der Frage nach, inwieweit kognitive Defizite mit dem Bewußtsein eines problematischen Drogenkonsumverhaltens einhergehen, da die zum Teil enorme interindividuelle Varianz dieser Defizite in vorangegangen Studien bislang nicht erklärt werden konnte. Sie verglichen daher MDMA Konsumenten, welche MDMA induzierte Probleme berichteten, mit MDMA Konsumenten, die keine Probleme angaben in ihren Leistungen in Gedächtnis- (*Prose Recall Task, Matched Verbal Recall/Recognition Task*) und Arbeitsgedächtnisaufgaben (*Spatial Working Memory*), in Tests für exekutive Funktionen (*TOL, Wisconsin Card Sorting Task* (WCST) sowie in ihrer Reaktionszeit. Zusätzlich wurde eine Kontrollgruppe von polyvalenten Drogennutzern ohne MDMA Erfahrung untersucht. Beide MDMA Gruppen waren signifikant schlechter im TOL (Planungszeit) und in der räumlichen Arbeitsgedächtnisaufgabe als die Kontrollen. Die beiden MDMA Gruppen unterschieden sich selbst in keiner Aufgabe. Die Defizite der zentralen exekutiven Funktionen waren in beiden Gruppen mit hohem MDMA Konsum assoziiert. Somit konnte die Hypothese der Autoren, daß MDMA Konsumenten mit mehr wahrgenommenen mit dem Konsum assoziierten Problemen, sensitiver für neurokognitive Beeinträchtigungen seien, nicht bestätigt werden. Da die Konsumenten nur unspezifisch nach dem MDMA Konsum verknüpften ‚Problemen' gefragt wurden, ist unklar, welcher Natur diese waren und welchen Einfluß evtl. spezifische Problemarten (Abhängigkeitsgefühle, kognitive oder psychologische Probleme) auf die Leistungen haben. Auch in dieser Studie wurden Defizite der exekutiven Funktionen, jedoch keine Gedächtnisdefizite an MDMA Konsumenten gegenüber polyvalenten Drogennutzern gefunden.

Bei einer weiteren Studie von Fox et al. (2001b) wurde der RAVLT bei Kurzzeit- und Langzeit-MDMA Konsumenten sowie polyvalenten Drogennutzern als Kontrollgruppe eingesetzt. Beide MDMA Gruppen reproduzierten in den ersten drei Durchgängen des direkten Abrufs sowie im verzögerten Abruf signifikant weniger Worte und zeigten mehr Konfabulationen als die Kontrollen. Langzeit-Konsumenten zeigten im ersten Durchgang und in der Interferenzbedingung mehr Konfabulationen als Kurzzeit Konsumenten. In den Durchgängen 4 und 5 des direkten Abrufs waren die Leistungen der MDMA Konsumenten vergleichbar mit denen der Kontrollen. Die Autoren schließen daher eher auf ein Speicher und/oder Abrufproblem, als auf eine eingeschränkte Kapazität bei MDMA Konsumenten. Die hohe Anzahl der Intrusionsfehler bei Langzeitkonsumenten interpretieren sie als eine selektive Störung des Arbeitsgedächtnisses. Zusätzlich korrelierten die Gedächtnisleistungen mit verschiedenen Maßen des MDMA Konsums. Cannabis zeigte sich in dieser Studie als keine signifikante Kovariate. Diese Studie ist in ihrer Durchführung und Auswertung kaum zu kritisieren und ihren Ergebnissen kommt daher besonderes Gewicht zu.

In einer interessanten Studie von Heffernan et al. (2001a) wurde erforscht, ob MDMA Konsumenten auch im Alltag vergeßlicher sind. In zwei Studien wurden MDMA Konsumenten und Kontrollen mit dem *Prospective Memory Questionnaire* (PMQ) untersucht. Dieser Selbstrating-Fragebogen mißt die Häufigkeit alltäglicher Vergeßlichkeiten wie z.B. „Ich habe vergessen, was ich sagen wollte" oder „Ich habe vergessen, an jemandem eine Nachricht weiterzugeben". MDMA Konsumenten zeigten konsistent eine erhöhte Vergeßlichkeit, d.h. ein schlechteres prospektives Gedächtnis als die Kontrollen. Darüber hinaus zeigten die MDMA Konsumenten signifikant schlechtere Leistungen in verbaler und semantischer Flüssigkeit. In einer dritten Studie wurde ein Fragebogen zur Häufigkeit verschiedener kognitiver Beeinträchtigungen im Alltag an MDMA Konsumenten und Kontrollen erhoben (*Cognitive Failures Questionnaire* (CFQ). In diesem Instrument unterschieden sich die Gruppen jedoch nicht. Die Autoren interpretierten daraufhin, daß MDMA Konsumenten nur ein selektives Defizit im prospektiven Gedächtnis aufweisen und daß dieser Befund nicht durch eine besondere Neigung der MDMA Konsumenten, kognitive Schwierigkeiten zu berichten, erklärt werden kann. Da das prospektive Gedächtnis mit exekutiven Funktionen in Verbindung gebracht wird und da die MDMA Konsumenten auch in Wortflüssigkeitsaufgaben schlechter abschnitten, postulieren die Autoren gestörte exekutive Funktionen bei MDMA Konsumenten. Problematisch an dieser Art der Befragung ist natürlich, daß akute und langfristige Effekte des MDMA Konsums nicht getrennt werden können. Leider berichten die Autoren in dieser Studie keine MDMA Gesamtmengen. In einer weiteren Studie mit einem vergleichbaren Design (Heffernan et al., 2001b) sowie in einer web-basierten Studie mit 488 Teilnehmern (Rodgers et al., 2001) bestätigen die Autoren ihre früheren Ergebnisse.

Verkes et al. (2001) konnten in der schon im Rahmen neuroendokriner Untersuchungen beschriebenen Studie bei moderaten als auch bei sehr schweren MDMA Konsumenten gegenüber Kontrollprobanden ohne Drogenerfahrungen zwar signifikante, aber klinisch nur leichte Beeinträchtigungen der Gedächtnisspanne (*Corsi-Block Tapping*

Test), des visuellen und verbalen Arbeitsgedächtnisses (Sternberg-Paradigma) und Re-
aktionszeitverlängerungen beobachten. Die Leistung in der verbalen Arbeitsgedächtnisaufgabe war nur bei den schweren Konsumenten beeinträchtigt. Hier zeigten die schweren Konsumenten auch signifikant stärkere Beeinträchtigungen als die moderaten. Die
schweren Konsumenten wiesen in allen weiteren Tests schlechtere Leistungen als die
moderaten auf diese Unterschiede wurden aber in keiner weiteren Aufgabe signifikant.
In dieser Studie konnten zwar die hinlänglich bekannten Gedächtnisdefizite nicht jedoch
ein Defizit exekutiver Funktionen repliziert werden. Die MDMA Konsumenten zeigten
zudem in einem neuroendokrinen Belastungstest eine verminderte Responsibilität, die
als eine Einschränkung der serotonergen Funktion interpretiert wird (s.o.). Die auf den
Belastungstest gemessen Hormonantworten korrelierten jedoch nur schwach mit einigen
der Gedächtnismaße.

   Zakzanis und Young (2001a) publizierten die erste longitudinale Studie zu Gedächtnisdefiziten bei MDMA Konsumenten. Sie untersuchten allerdings nur 15 MDMA
Konsumenten zur Baseline und nach Ablauf eines Jahres. Zur Anwendung kamen verschiedene Subtests des RBMT. Die Leistungen im RBMT Gesamtscore sowie in der
direkten und verzögerten Reproduktion einer Kurzgeschichte verschlechterten sich innerhalb einen Jahres signifikant. Die Autoren interpretierten dies als einen auf den fort-
gesetzten MDMA Konsum zurückzuführenden Effekt. Da keine genauen Angaben zum
Beikonsum und dessen Entwicklung gemacht wurden, geschweige denn in der statistischen Auswertung Berücksichtigung fanden, und da kein Vergleich mit einer Kontrollgruppe oder mit einer über den gesamten Untersuchungszeitraum abstinenten Gruppe
von MDMA Konsumenten erfolgte, lassen sich diese Ergebnisse nur schwer einordnen.

   Aus dem selben Jahr stammt eine Arbeit von Zakzanis und Young (2001b), die sich
mit den exekutiven Funktionen von MDMA Konsumenten befaßte: Hier verglichen sie
die Leistung von MDMA Konsumenten und Kontrollen im *Behavioral Assessment of
the Dysexecutive Syndrome* (BADS) miteinander. MDMA Konsumenten zeigten in
zwei Subtests (*Temporal Judgement, Modified Six Elements*) sowie im Gesamtscore
signifikant schlechtere Leistungen als die Kontrollen. Diese Subtests bzw. der Gesamtscore sowie weitere Testleistungen waren signifikant mit verschiedenen Markern
des MDMA Konsums korreliert. Die Autoren schließen aus ihren Ergebnissen auf eine
mögliche Störung exekutiver Funktionen bei MDMA Konsumenten. Sie versäumten
allerdings auch in dieser Studie eine adäquate Anamnese und statistische Einbeziehung
des Drogen-Cokonsums.

   Eine weitere Studie aus dieser Arbeitsgruppe untersuchte mögliche Beeinträchtigungen der Aufmerksamkeit von MDMA Konsumenten (Zakzanis et al., 2002). Es
wurde mit MDMA Konsumenten und Kontrollen der *Test of Everyday Attention* (TEA)
durchgeführt. Bis auf einen von acht Subtests war die Leistung der beiden Gruppen ver-

gleichbar, so daß die Autoren davon ausgehen, daß Aufmerksamkeitsprozesse bei MDMA Konsumenten weitgehend intakt sind. Bemerkenswert sind die Eckdaten des MDMA Konsums: Im Mittel waren 22,3 Einnahmen über fast 15 Jahre zu verzeichnen, und es ist in Ansehung tierexperimenteller Daten mehr als zweifelhaft, daß dieses Konsummuster eine neurotoxikologische Wirksamkeit besitzen könnte, die sich zudem noch in kognitiven Leistungsunterschieden niederschlagen würde.

Fox et al. (2002) untersuchten wieder MDMA Konsumenten und Kontrollen mittels der *Cambridge Neuropsychological Test Automated Battery* (CANTAB) sowie Wortflüssigkeitstests im Paper-Pencil Verfahren. MDMA Konsumenten waren signifikant in einer Rekognitionsaufgabe für komplexe visuelle Muster (*Pattern Recognition*) und im räumlichen Arbeitsgedächtnis (*Spatial Working Memory*) beeinträchtigt. Die Ergebnisse blieben signifikant, auch nachdem der Konsum anderer Substanzen als Kovariable mit in die Analyse aufgenommen wurden. Zusätzlich zeigten die MDMA Konsumenten einen Trend, schlechter in Teilen des Paradigmas zum Paarassoziationslernen zu sein. Die Konsumenten wiesen allerdings - bis auf die Buchstabenbedingung der Wortflüssigkeitsaufgaben - keinerlei Beeinträchtigungen in den mit den exekutiven - oder wie es die Autoren nennen - „präfrontalen" Funktionen assoziierten Tests auf. Die Forscher vermuten aufgrund des vorgefundenen neuropsychologischen Profils, daß es sich bei den kognitiven Defiziten der MDMA Konsumenten um eine mehr temporal angesiedelte Dysfunktion handele.

Morgan et al. (2002) erhoben an aktuellen und ehemaligen MDMA Konsumenten, politoxikomanen Drogennutzern ohne MDMA Erfahrung sowie Kontrollen neben psychopathologischen und Persönlichkeits-Skalen (s.u.) auch einige neuropsychologische Testverfahren. Beide MDMA Gruppen zeigten dabei schlechtere Leistungen des Arbeits- (Fehler in *Serial Seven* und *Trail Making Test B* (TMT-B)) und des verbal deklarativen Gedächtnisses (*immediate* und *delayed Story Recall,* RBMT) als die drogenunerfahrenen Kontrollen und zum Teil auch gegenüber den polyvalenten Drogenkonsumenten. In Tests, die exekutive Funktionen messen sollen (Wortflüssigkeit, *Digit Cancellation* und Stroop Test), wurden dagegen keine Unterschiede zwischen den Gruppen gefunden. In Regressionsanalysen zeigte sich, daß die kognitiven Einschränkungen der MDMA Konsumenten hauptsächlich durch ihren MDMA Konsum vorhergesagt wurden, wohingegen die vermehrt auftretenden psychopathologischen Symptome (s.u.) eher durch den Cannabis Konsum erklärt wurden. Diese Studie liefert überzeugende Hinweise dafür, daß auch ein längerer Zeitraum der Abstinenz (im Mittel mehr als 2 Jahre) bei ehemaligen MDMA Konsumenten nicht zu einer Verbesserung der bekannten Gedächtnisbeeinträchtigungen führt.

In einer australischen Studie von Simon und Mattick (2002) wurden MDMA und Cannabis Konsumenten mit der WMS-III untersucht. Beide Gruppen unterschieden sich

in keinem Subtest der WMS-III signifikant. Eine Regressionsanalyse konnte keine Assoziation von MDMA Konsum und Gedächtnisleistung vorhersagen. Jedoch stellte sich
die geschätzte verbale Intelligenz als bester Prediktor für die Gedächtnisleistung heraus.
Cannabiskonsum hatte nur einen sehr moderaten Einfluß auf den direkten und verzögerten Abruf in einer visuellen Gedächtnisaufgabe. Beide Gruppen hatten einen im
Mittel vergleichbaren Cannabis Konsum, wobei nur etwa 63 % der MDMA Konsumenten auch Cannabiskonsum angaben. Der Vergleich mit einer Kontrollgruppe wäre
hier hilfreich gewesen, um eine mögliche Beeinträchtigung beider Konsumentengruppen zu überprüfen. Die Autoren weisen aufgrund ihrer Ergebnisse nochmals auf die
Wichtigkeit von Cannabis als konfundierenden Faktor hin.

Thomasius et al. (2003) untersuchten ehemalige MDMA Konsumenten und politoxikomane Drogennutzer ohne MDMA Erfahrung sowie Kontrollen mit psychopathologischen Skalen (s.u.) und einer großen neurokognitiven Testbatterie, welche die Bereiche Aufmerksamkeit, exekutive Funktionen, Psychomotorische Geschwindigkeit sowie
Lernen und Gedächtnis abdeckte. Allein die ehemaligen MDMA Konsumenten zeigten
signifikante Unterschiede im direkten und verzögerten Abruf einer Kurzgeschichte
(RBMT) und der Wortlisten (RAVLT). Verschiedene Gedächtnismaße wurden wenig
konsistent entweder durch MDMA, Cannabis oder Kokain zuverlässig vorhergesagt.
Thomasius et al. spekulieren, daß die längere Abstinenz der ehemaligen MDMA Konsumenten möglicherweise die Gedächtnisdefizite von Konsumenten noch verschlimmern könnten, ohne jedoch eine plausible Erklärung dafür anzubieten. Da diese Arbeitsgruppe in dieser Population von MDMA Konsumenten mit einer Methode der Li-
ganden-Bildgebung eine Erholung des serotonergen Systems bei ehemaligen MDMA
Konsumenten fanden (Buchert et al., 2003; s.o.), könnte ein dysfunktional restituiertes
serotonerges System dafür die Ursache bilden (Fischer et al., 1995).

Curran und Verheyden (2003) publizierten jüngst eine interessante Studie, in der sie
ehemalige und aktuelle MDMA Konsumenten sowie polyvalenten Drogenkonsumenten
als Kontrollgruppe entweder unter Tryptophandepletion (Tryp-) oder unter Trypto-
phanaugmentation (Tryp+) auf Arbeitsgedächtnis-, Gedächtnis- und Aufmerksamkeitsleistung sowie exekutive Funktionen testeten. Sie postulierten, daß eine Tryp- bei einer
vorliegenden Schädigung des serotonergen Systems der MDMA Konsumenten in dieser
Gruppe geringere Reaktionen hervorrufen müsse. Eine veränderte Reaktion auf die
Tryp+ hingegen sollte auf eine Modulation des Tryptophanstoffwechsels hindeuten. Bei
den ehemaligen MDMA Konsumenten fielen die Tryptophan-Plasmaspiegel in Reaktion auf die Tryp+ signifikant höher aus als in den anderen Gruppen. Nur ehemalige
MDMA Konsumenten zeigten hierbei gegenüber aktuellen Nutzern des Amphetamide-
rivats und den klinischen Kontrollen schlechtere Leistungen in Lern- (*Buschke Selective
Reminding Task*), Arbeitsgedächtnis- und Aufmerksamkeitsaufgaben (*Serial Sevens,*

Rapid Visual Information Processing) vor dem pharmakologischen Belastungstest. An-dere Baseline-Unterschiede in den kognitiven Leistungen zwischen den Gruppen wur-den nicht signifikant. Der verzögerte Abruf einer Kurzgeschichte (*Prose Recall*) verbes-serte sich in der Gruppe der ehemaligen Konsumenten unter Tryp+ und verschlechterte sich unter Tryp- jeweils signifikant gegenüber den anderen Gruppen. In der Gruppe der ehemaligen Konsumenten war die direkte und verzögerte verbale Abrufleistung (*Prose Recall*) zur Baseline mit den Veränderungen im freien Tryptophan-Plasmaspiegel nach Challenge hoch korreliert (r=-0,90); der verzögerte Abruf in dieser Aufgabe war mit der Veränderung im gesamten Tryptophan-Plasmaspiegel ebenfalls hoch korreliert. Der gesamte Tryptophan-Plasmaspiegel zur Baseline war über beide MDMA Gruppen mit der den Jahren des MDMA Konsums korreliert. Tryp- bewirkte keine entscheidenden Unterschiede in Kognition oder Tryptophan-Plasmaspiegel über die Gruppe. Aus die-sem Ergebnismuster schlossen Curran und Verheyden, daß längere MDMA Abstinenz mit einem veränderten Tryptophanmetabolismus einherginge, der als Zeichen für verän-derte serotonerge Funktionen interpretiert werden könne. Die ungenügende Fähigkeit Tryptophan zu metabolisieren stand mit der schlechten Gedächtnisleistung der ehemali-ge Konsumenten in einem direkten Zusammenhang. Es bleibt jedoch unklar, ob es sich um eine prämorbide oder durch den MDMA Konsum erworbene Störung des serotoner-gen Systems handele. Diese Studie fand kognitive und serotonerge Defizite nur bei län-ger abstinenten MDMA Konsumenten. Leider wird auch hier der Gesamtkonsum an MDMA nicht berichtet. Warum auch in dieser - im Gegensatz zu vorangegangenen Stu-dien - nur ehemalige MDMA Konsumenten Defizit aufwiesen, könnte jedoch an mögli-chen Unterschieden im Konsummuster begründet liegen. Auch die ursprüngliche Hy-pothese, daß Unterschiede, die während der Tryp- gefunden werden sollten, als Hinweis auf eine Schädigung des serotonergen Systems interpretiert werden dürfen, fand nach dem negativen Befund in der Diskussion leider keine weitergehende Betrachtung, son-dern der positive Befund aus der Tryp+ wurde entsprechend umgedeutet.

Die Veröffentlichungen zu kognitiven Defiziten bei MDMA Konsumenten sind mittlerweile recht zahlreich geworden. In der Zusammenfassung (siehe Tabelle 1.2) scheint sich ein spezifisches Schädigungsmuster der MDMA Nutzer heraus zu kristalli-sieren: Während in der Mehrzahl der Arbeiten die Aufmerksamkeitsprozesse nicht be-einträchtigt waren, konnte der überwiegenden Anteil der Studien Defizite im verbal deklarativen Gedächtnis wie auch im Arbeitsgedächtnis bei diesen Konsumenten nach-weisen. Widersprüchliche Befunde zu kognitiven Beeinträchtigungen existieren jedoch in den Bereichen des visuellen Gedächtnisses und der exekutiven Funktionen. Hier werden weitere Untersuchungen nötig sein, um das neuropsychologische Profil von MDMA Konsumenten weiter aufzuklären. Das Gros der Studien stimmt darüber überein, daß diese neuropsychologischen Defizite wahrscheinlich auf eine Schädigung des serotonergen Systems infolge des MDMA Konsums zurückzuführen seien. Einige Autoren ziehen aber auch die Möglichkeit in Betracht, daß es sich eher um einen Effekt des häufig zu findenden Cannabisbeikonsums handeln könne. Tatsächlich bestehen widersprüchliche Befunde bezüglich der gefunden Dosis-Wirkungs-Beziehung als Voraussetzung für den Nachweis einer toxischen Substanzwirkung: In vielen, jedoch nicht in allen Untersuchungen wurden Korrelationen zwischen MDMA Konsum und kognitiver Leistung gefunden. Einige Forscher fanden aber auch hohe Korrelationen zum Cannabis Konsum. Dennoch, auch in Studien mit relativ reinen MDMA Konsumenten zeigten sich die bekannten kognitive Beeinträchtigungen, die auch hier mit dem Ausmaß des MDMA Konsums korreliert waren. Die Hinweise verdichten sich also, daß die gefundenen Gedächtnisdefizite der MDMA Konsumenten nicht schon vor dem Konsum bestanden, sondern erst durch ihn erworben wurden. Zu einer weiteren Untermauerung dieser These wäre die Durchführung longitudinaler Studien wünschenswert.

Auch bezüglich der Reversibilität dieser Defizite bestehen divergierende Befunde: Während einige Studien davon ausgehen, daß eine längere MDMA Abstinenz wieder zu einer Verbesserung der Leistung führt, behaupten andere Autoren hingegen, daß die funktionellen Schädigungen erst nach einer längeren Abstinenz auftreten. Diese Frage ist mit den heute verfügbaren Daten nicht zu beantworten.

	Aufmerk-samkeit	*Arbeits-gedächnis*	*verbales Gedächtnis*	*visuelles Gedächtnis*	*exekutive Funktionen*
bestätigt	4	9	16	6	6
nicht bestätigt	8	2	4	5	9
Quotient b./n.b.	0,5	4,5	4,0	1,2	0,7

Tabelle 1.2 Verhältnis von Studien, welche in verschiedenen kognitiven Domänen Defizite bei MDMA Konsumenten nachweisen oder nicht bestätigen konnten.

In der räumlichen Lokalisation der funktionellen Schädigung wurde eine Dysfunktion des temporalen Kortex vorgeschlagen. Da aber in einigen Studien auch Defizite insbesondere in mit dem präfrontalen Kortex assoziierten Testverfahren gefunden wurden, besteht auch die Möglichkeit einer Dysfunktion präfrontaler Areale infolge des MDMA Konsums. Analysen der Struktur der Gedächtnisdefizite deuten darauf hin, daß es sich eher um ein Speicher- oder Abrufproblem und weniger um ein Problem der Gesamtkapazität handelt. Diese Interpretationen stellen aber bislang noch Einzelbefunde dar, die in weiteren Untersuchungen abgesichert werden müssen.

Weiterhin ist unklar, ob diesen Defiziten die Störung einer zentralen kognitiven Funktion zugrunde liegt, oder ob mehrere voneinander unabhängige Funktionen gleichzeitig betroffen sind. Kandidaten für einzelne gestörte zentrale kognitive Funktionen sind Beeinträchtigungen kortikaler inhibitorischer Prozesse der Informationsverarbeitung (siehe auch Befunde zur Impulsivität) oder eine Störung der zentralen exekutiven Funktion des Arbeitsgedächtnisses (Gouzoulis-Mayfrank et al., 2002a).

Funktionelle Bildgebung kognitiver Prozesse
Die Kombination von neuropsychologischer Untersuchung und Bildgebung stellt eine vorteilhafte Möglichkeit dar, um die Verknüpfung zwischen neuronalen Schädigungen und kognitiven Leistungsbeeinträchtigungen am Menschen *in vivo* zu untersuchen. Hierbei lassen sich zwei unterschiedlichen Ansätze erkennen: 1.) Die klassische funktionelle Bildgebung, bei der die direkte Veränderung des BOLD-Signals (funktionelle Magnetresonanztomografie, fMRI), des Glukoseumsatzes (PET) oder des rCBFs (SPECT) während der Bewältigung einer kognitiven Aufgabe oder einer emotionalen Stimulation gemessen werden und so Aktivierungen bzw. Deaktivierungen von Hirnarealen mit zerebralen Funktionen in Verbindung gebracht werden können; 2.) Korrelative Untersuchungen zwischen strukturellen Bildgebungsdaten, wie z.B. Glukoseumsatz (PET) oder rCBF (fMRI, SPECT) in Ruhe oder über Radioliganden gemessene Rezeptor- oder Transporterdichten, und außerhalb des Scanners erhobenen kognitiven Leisungsdaten, psychopathologischen Ratings oder Persönlichkeitsdiagnostika aber auch biologischen Markern, wie Hormonkonzentrationen etc., können Zusammenhänge zwischen hirnstrukturellen und behavioralen Maßen entdecken helfen (Frackowiak et al., 1997).

Bislang existieren nur zwei Studien an MDMA Konsumenten, bei denen kognitive Fähigkeiten in einem klassischen Bildgebungsparadigma untersucht wurden:
Gamma et al. (2001) untersuchte an MDMA Konsumenten und Kontrollen die Aufmerksamkeitsleistung mittels des *Continuous Performance Tests* (CPT, A-X Version) während eines [$H_2^{15}O$]-PET -Scans. Sowohl in ihrer Leistung im CPT alleine, als auch in der voxel-weisen Auswertung ihres rCBFs im PET unterschieden sich beide Gruppen jedoch nicht. Die Autoren wählten allerdings mit der Vigilanz ein kognitives Maß, welches bei allen Untersuchungen zur Neuropsychologie an MDMA Konsumenten konsistent unbeeinträchtigt war, so daß dieser Befund nur als ein weiterer Hinweis auf nicht gestörte Aufmerksamkeitsprozesse bei MDMA Konsumenten zu werten ist.
In einer Untersuchung von Daumann und Mitarbeitern (2003) wurden schwere und moderate MDMA Konsumenten sowie Kontrollen in einem fMRI-Arbeitsgedächtnisparadigma (*n-Back Task*) untersucht. MDMA Konsumenten und

Kontrollen unterschieden sich in diesem Paradigma weder in der Reaktionszeit noch in der Anzahl der korrekten Reaktionen. Es zeigten sich in der voxel-basierten Auswertung in beiden Gruppen, die für diese Aufgabe zu erwartenden hämodynamischen Veränderungen in präfrontalen, parietalen, occipitalen und cingulären Hirnregionen in Reaktion auf die geforderte Aufgabe. Auf einem konservativen Signifikanzniveau ($p < 0,05$, corrected) unterschieden sich MDMA Konsumenten und Kontrollen nicht in ihren hämodynamischen Reaktionen auf die verschiedenen Schwierigkeitsgrade der Aufgabe (*0-3-Back Task*). Ein liberaleres Signifikanzniveau ($p < 0,01$, uncorrected) zeigte bei den MDMA Konsumenten eine stärkere Aktivierung im rechten parietalen Kortex sowie nur bei den stärkeren Konsumenten eine schwächere hämodynamische Reaktion in frontalen und temporalen Arealen. Angesichts der ungestörten kognitiven Leistung der MDMA Konsumenten und dem sehr liberalen Signifikanzniveau in der statistischen Auswertung der hämodynamischen Antworten sind diese Ergebnisse nur schwierig zu interpretieren.

Reneman und ihre Mitarbeiter (2000b) setzten die 5-HT$_{2A}$-Rezeptordichte gemessen mit [^{123}I]-5-R91150-SPECT (s.o.) und die Gedächtnisleistung in einer verbal deklarativen Gedächtnisaufgabe (RAVLT) von MDMA Konsumenten und Kontrollen korrelativ in Beziehung. Die globale kortikale 5-HT$_{2A}$-Rezeptordichte und der verzögerte Abruf waren positiv nur bei den MDMA Konsumenten korreliert. Die Autoren interpretierten die allerdings nur occipital signifikante Up-Regulation der 5-HT$_{2A}$-Rezeptoren als mögliche Ursache für die Gedächtnisdefizite von MDMA Konsumenten.

In einer weiteren Radioliganden-Studie von Reneman et al. (2001a) konnte jedoch keine korrelative Beziehung zwischen SERT-Dichte (s.o.) und Gedächtnisleistung, gemessen mit dem RAVLT, weder bei den aktuellen noch bei den ehemaligen MDMA Konsumenten hergestellt werden.

In einer dritten Studie untersuchten Reneman und ihre Mitarbeiter (2001e) ein Kollektiv mit sehr starkem MDMA Gebrauch und Kontrollen mittels ^{1}H-MRS und einem Test für das verbal deklarative Gedächtnis (RAVLT). Die MDMA Konsumenten zeigten eine signifikant schlechtere Gedächtnisleistung im verzögerten und eine tendenziell schlechtere Leistung im direkten Abruf verbal deklarativer Lerninhalte. Der verzögerte Abruf war dabei nur innerhalb der MDMA Gruppe hoch mit der präfrontalen NAA/Creatin-Ratio ($R^2 = .76$) nicht aber mit anderen Hirnregionen positiv korreliert, d.h. daß eine schlechte Lernleistung mit niedrigen NAA/Creatin-Konzentrationen einherging. Der direkte Abruf war nicht mit den ^{1}H-MRS Messungen korreliert. Aussagen über Konzentrationsunterschiede der gemessenen Metaboliten werden in dieser Publikation leider nicht getroffen. Reneman et al. schließen daraus, daß neuronale Dysfunktionen des präfrontalen Kortex für die Gedächtnisbeeinträchtigungen von MDMA Konsumenten verantwortlich sein könnten.

Die geringe Anzahl der publizierten Studien zur funktionellen Bildgebung bei MDMA Konsumenten überrascht, und die wenigen verfügbaren Daten überzeugen wenig, da sie entweder keine kognitiven Leistungseinbußen in den zur Hirnaktivation eingesetzten Maßen nachweisen konnten, die Stichprobengrößen sehr klein ausfielen oder keinerlei Beziehungen von immerhin beeinträchtigter kognitiver Leistung und Hirnaktivität bzw. strukturellen zerebralen Integritätsmaßen herzustellen war. Demnach gelang es bislang auch nicht, das zerebrale Korrelat zu den beeinträchtigten Gedächtnisleistungen zu finden. In Zukunft müssen Untersuchungen an MDMA Konsumenten mit klar abgrenzbaren kognitiven Defiziten in größeren Stichproben mit den Methoden der funktionellen Bildgebung untersucht werden, um zuverlässigere Aussagen zu den neuronalen Grundlagen der konsistent zu findenden kognitiven Beeinträchtigungen zu ermöglichen.

Psychopathologie

Das serotonerge System spielt eine entscheidende Rolle in der Pathogenese von depressiven Störungen sowie Angst- und Zwangserkrankungen (Benkert et al., 1993; Graeff et al., 1996). Geht man nun davon aus, daß chronische MDMA Konsumenten ein beschädigtes serotonerges System aufweisen, so liegt der Schluß nahe, daß bei ihnen ein erhöhtes Risiko für psychiatrische Erkrankungen, die mit diesem Transmittersystem assoziiert sind, vorliegen sollte.

Bereits McCann und Ricaurte (1991) vermuteten anhand zweier Fallbeispiele, daß schon eine einmalige oder die chronische MDMA Einnahme die Entstehung psychiatrisch relevanter Erkrankungen begünstigen könne. Doch es stellt sich auch hier die Frage, in welchem Zusammenhang psychiatrische Erkrankung und Drogenkonsum stehen: Sind die zu findenden psychopathologischen Symptome Folge des Konsums, bestand eine Prädisposition für eine Erkrankung, die durch den Konsum nur zur Exazerbation gebracht wurde, oder stellt möglicherweise der Gebrauch illegaler Substanzen eine Art „Selbstmedikation" einer bereits vorliegenden psychischen Störung dar (Soar et al., 2001)? Ein weiteres Problem in der Beurteilung, ob MDMA Gebrauch neuropsychiatrischen Folgen nach sich zieht, besteht in den polytoxikomanen Verhaltensweisen vieler MDMA Konsumenten und es ist schwer, einer der konsumierten psychotropen Substanzen die Verantwortung zuzurechnen.

In einer Zusammenfassung von 38 publizierten Fallstudien mit einer Entwicklung einer anhaltenden psychiatrischen Störung im Zusammenhang mit MDMA aus einem Zeitraum von 10 Jahren (1991-2000) berichten Soar et al. (2001), daß in 29% der Fälle psychotische Symptome, in 26% Angst- und Panikstörungen, in 26% Wahnsymptome, Halluzinationen oder visuelle illusionäre Verkennungen und in weiteren 16% Depressionen auftraten. Die geringe Häufigkeit von Depressionen erstaunt, da depressive Symptome zu den häufigsten (21%) subakuten Wirkungen von MDMA gehören (Peroutka et al., 1988). Soar et al. (2001) berichten außerdem, daß in 24% der Fälle bereits vor der MDMA Einnahme eine psychiatrische Erkrankung vorlag und bei 34% der Patienten eine psychiatrische Erkrankung bei erstgradigen Verwandten existierte. In einer Zusammenfassung von 13 psychiatrischen Fallbeispielen nach MDMA Konsum von McGuire et al. (1994) wurde mit 50% allerdings noch ein wesentlich höherer Anteil von Fällen mit der familiären Belastung einer psychiatrischen Erkrankung berichtet. Soar et al. (2001) kommen aufgrund ihrer eigenen Ergebnisse zusammengenommen mit den Daten aus weiteren Zusammenfassungen von *Case Reports* und einer großen klinischen Studie (s.u.) zu dem Schluß, daß der hohe Anteil an psychiatrisch erkrankten MDMA Konsumenten, die keine vorbestehende psychiatrische Erkrankung und keine familiäre Belastung aufwiesen, sowie der zeitliche Zusammenhang mit der MDMA Einnahme bzw. dem Wiederauftreten von Symptomen nach erneutem Konsum für eine Ursache-Wirkungs-Beziehung von MDMA und psychiatrischer Erkrankung spricht.

Ein besonderer Befund hierzu stammt von Schifano und Magni (1994). Sie berichteten 7 Fälle, in denen MDMA Konsumenten an psychiatrischen Erkrankungen infolge des MDMA Konsums litten. Neben depressiven und psychotischen Symptomen berichteten alle Fälle ein *Craving* nach Schokolade. Die Autoren spekulieren, daß die in der Schokolade enthaltenen Noradrenalin- und Dopaminprekursoren Phenylalanin und Tyrosin sowie die amphetaminähnliche Substanz Phenylethylamin eine Art Selbstmedikation darstellen könnten. Diese Hypothese darf allerdings durchaus als gewagt angesehen werden.

Durch den anekdotischen Charakter von Fallstudien ist es nicht möglich, eine Erkrankungswahrscheinlichkeit infolge des MDMA Konsums abzuleiten. Auch erscheint die oftmals ungenügende Nachvollziehbarkeit subjektiver Aussagen zum Drogenkonsum sowie eine mangelnde Dokumentation des selben ungeeignet, um klare Bezüge zu einzelnen Substanzen herzustellen. Diese Möglichkeit eröffnen nur möglichst longitudinale klinische Studien.

Eine erste systematische Untersuchung psychologischer Beeinträchtigungen bei MDMA Konsumenten stammt aus dem Rahmen der Schlafforschung: Allen et al. (1993) verglichen das Schlaf-EEG von MDMA Konsumenten mit dem von gesunden Kontrollen ohne Drogenerfahrung und stellten eine Verringerung des Gesamtschlafes sowie des non-REM-Schlafes fest. Dieses Schlafdefizit war hauptsächlich durch ein im

Schnitt um 37 min verringerten Stufe 2 Schlaf erklärbar. Die Stufen 1, 3 und 4 zeigten keine signifikanten Unterschiede.

Schifano et al. (1998) untersuchten in einem Zeitraum von 5 Jahren 150 MDMA Konsumenten, die aus unterschiedlichen Gründen eine öffentlichen Drogenhilfestelle (Padova, Italien) aufsuchten. Neben MDMA gaben die meisten Personen (95%) auch noch den Konsum anderer illegaler Substanzen an (z.B. Opiate: 58%, Kokain: 59%, Cannabis: 71%). Bei 53% dieser Stichprobe wurde die Diagnose einer oder mehrerer psychiatrischer Erkrankungen gestellt (Depression: 32%, psychotische Störung: 28%, Kognitive Beeinträchtigungen: 27%, Bulimie: 24%, Impulskontrollstörung: 14%, Panikstörung: 12%). Keine dieser Patienten hatten nach eigener Aussage psychiatrische Erkrankungen in der Vorgeschichte. Die Autoren teilten die Stichprobe nach Personen mit und ohne psychiatrische Erkrankung ein und verglichen die MDMA Konsummuster. Dabei zeigte sich, daß die Konsumenten mit einer psychiatrischen Erkrankung früher mit dem MDMA Konsum angefangen hatten und deutlich mehr konsumierten. Eine Regressionsanalyse zeigte drei Haupteffekte: 1.) je höher der MDMA Konsum, desto höher war das Risiko für eine psychiatrische Erkrankung, 2.) Personen mit MDMA und Alkoholkonsum hatten ein 2,5faches Risiko, an einer psychiatrischen Störung zu erkranken, als alkoholabstinente MDMA Konsumenten und 3.) kombinierte Opiat- und MDMA Konsumenten zeigten ein geringeres Risiko für psychiatrischen Störungen als MDMA Konsumenten ohne Opiatbeikonsum. Geschlecht, Alter und der Gebrauch anderer illegaler Substanzen hatten keinen signifikanten Effekt auf das Erkrankungsrisiko. Auffällig an der Stichprobe dieser Studie sind vor allem die relativ geringen konsumierten MDMA Mengen und der erhebliche Anteil an Personen mit einem polytoxikomanen Drogengebrauch. Darüber hinaus führt die Vorselektion durch die Art der Stichprobengewinnung über ein Drogenhilfeprogramm zu einer nicht zu bestimmenden Überschätzung des Risikos, infolge chronischen MDMA Gebrauchs an einer psychiatrischen Störung zu erkranken. Daß keine der 79 erkrankten Personen vor der ersten MDMA Einnahme an einer psychiatrisch relevanten Störung erkrankt gewesen sein soll, erscheint äußerst fragwürdig eingedenk der Prävalenz häufiger psychiatrischer Störungen, wie Depression oder Angsterkrankungen. Der aufgezeigte Zusammenhang von konsumierter MDMA Menge und Erkrankungswahrscheinlichkeit deutet allerdings daraufhin, daß MDMA Konsum das Risiko einer psychiatrischen Erkrankung erhöht. Vorstellbar wäre aber auch hier, daß Personen mit der Prädisposition einer psychiatrischen Erkrankung auch intensivere Drogenkonsummuster aufweisen.

Parrott und seine Mitarbeitern (2000) setzten mit der Symptomchecklist SCL-90 und dem Impulsivitätsfragebogen IVE (*Impulsiveness, Venturesomeness and Empathy*) zwei Selbstrating-Fragebögen ein, um psychobiologische Probleme von nicht klinisch auffälligen MDMA Konsumenten gegenüber Kontrollen zu untersuchen. MDMA Konsumenten mit ausgeprägtem Konsum (*heavy user*) zeigten in 7 von 9 Faktoren (Paranoides Denken, Psychotizismus, Somatisierung, Zwanghaftigkeit, Ängstlichkeit, Aggressivität/Feindseligkeit, Phobische Angst) und in den - keinen Faktoren zugeordneten - Items *schlechter Appetit* und *unruhiger Schlaf* des SCL-90 sowie in der mit dem IVE gemessenen Impulsivität signifikant höhere Werte als gesunde Kontrollen. MDMA Konsumenten mit nur geringem Konsum (*light user*) lagen mit ihren Werten in den meisten Faktoren zwischen den *heavy usern* und den Kontrollen, wiesen aber nur in den Faktoren Psychotizismus und Paranoides Denken signifikant höhere Scores als die Kontrollen auf. In den Faktoren Ängstlichkeit und Appetit zeigten *light user* signifikant niedrigere Scores als die *heavy user*. In dieser Studie scheint die Differenzierung zwischen „*heavy*" und „*light user*" allerdings recht unglücklich gewählt, da die untere Grenze von 30 Gelegenheiten der MDMA Einnahme bei den „*heavy usern*" sehr gering erscheint. Obwohl in der Kontrollgruppe auch Personen mit Drogenerfahrungen waren (bis auf MDMA) unterschieden sich die Gruppen der Kontrollen und der MDMA Konsumenten in der Anzahl der Personen mit Erfahrungen mit Amphetamin, LSD und Kokain. Leider werden keinerlei Mengenangaben zu den illegalen Substanzen neben MDMA gemacht. Durch die polytoxikomanen Verhaltensmuster der hier untersuchten MDMA Konsumenten fällt es auch hier schwer, die beobachtete erhöhte psychiatrische Symptomhäufigkeit auf den MDMA Konsum zurückzuführen.

In einer Folgestudie mit insgesamt 768 Teilnehmern wurden in vier europäischen Großstädten 150 drogenunerfahrene Kontrollen, 185 reine Alkohol- und Tabak-, 97 Cannabis-Konsumenten, 102 polytoxikomane Nutzer ohne MDMA Erfahrung, 115 leichte und 119 schwere MDMA Konsumenten mit dem SCL-90 untersucht (Parrott et al., 2001). Auch in dieser sehr großen Stichprobe zeigte sich, daß schwere MDMA Konsumenten signifikant höhere Ausprägungen in den Faktoren Psychotizismus, Somatisierung, Zwanghaftigkeit, Ängstlichkeit, Phobische Angst aufwiesen als drogenunerfahrene Kontrollen. Da aber auch bei den anderen Konsum-Gruppen signifikant höhere Werte in vielen dieser und weiterer Faktoren auftraten, ließen sich keine MDMA spezifischen psychiatrischen Folgen extrahieren. Die Aussagekraft dieser Studie beschränkt sich also auf die doch recht triviale Feststellung, daß Menschen, die regelmäßig illegale Drogen konsumieren, auch mehr psychiatrische Symptome aufweisen. Auffällig ist außerdem an beiden Studien von Parrott et al. (2000, 2001), daß depressive Symptome bei MDMA Konsumenten nicht signifikant häufiger auftreten.

Eine weitere Studie, die neben Persönlichkeitsfragebögen (s.u.) den SCL-90 zur Untersuchung des psychopathologischen Profiles bei MDMA Konsumenten und Kontrollen einsetzte, wurde von Dughiero et al. (2001) durchgeführt: Auch hier zeigten die MDMA Konsumenten signifikant erhöhte Werte in den Subskalen Zwanghaftigkeit, Phobische Angst, Psychotizismus und Schlafstörungen. Hierbei war nur der Wert in der

Psychotizismus-Skala von einer klinisch relevanten Ausprägung. Unklar bleibt, inwieweit diese Ergebnisse durch die ungleiche Geschlechtsverteilung der Experimentalgruppen zustande gekommen sind, da das Geschlecht signifikant mit verschiedenen SCL-90 Subskalen assoziiert war und die statistischen Tests trotzdem nicht für das Geschlecht kontrolliert wurden.

MacInnes et al. (2001) untersuchten MDMA Konsumenten und Kontrollprobanden in bezug auf subjektiv geäußerte depressive Symptome mittels der *Hamilton Depression Scale* (HAMD). MDMA Konsumenten wiesen dabei einen nur leicht, aber signifikant erhöhten HAMD-Score auf. Allerdings war innerhalb der MDMA Gruppe dauerhafter leichter Stress (*Daily Hassles*) der beste Prädiktor für erhöhte HAMD-Scores, so daß hier als Ursache für erhöhte Depressionswerte Lebensumstände wahrscheinlicher erscheinen als der MDMA Konsum.

Daumann et al. (2001) untersuchten kombinierte MDMA und Cannabis-Konsumenten sowie zwei Gruppen von reinen Cannabis-Konsumenten und drogenunerfahrenen Kontrollen mit dem SCL-90-R und mehreren Persönlichkeitsinventaren. Auch hier zeigten die MDMA Konsumenten in mehreren Subskalen des SCL-90-R höhere Werte als die Kontrollen. Diese Unterschiede verschwanden aber wieder, wenn man das Ausmaß des Cannabiskonsums in einer ANCOVA als Kovariate mit einbezog. Die erhobenen Depressionswerte (*Depression Scale* von v. Zerssen) unterschieden sich zwischen den Gruppen von vornherein nicht.

Morgan et al. (2002) untersuchten in einer umfassenden Studie aktuelle und ehemalige MDMA Konsumenten (s.o.), politoxikomane Drogennutzer ohne MDMA Erfahrung sowie Kontrollen mittels General Health Questionaire (GHQ), IVE und SCL-90 und einer kognitiven Testbatterie (s.o.). Kontrollen und MDMA Nutzer unterschieden sich in den Skalen des GHQ und IVE nicht. Aktuelle MDMA Konsumenten wiesen zwar in allen und ehemalige MDMA Konsumenten in 5 von 9 SCL-90 Subskalen signifikant höhere Ausprägungen auf. Es zeigte sich aber in einer Regressionsanalyse auch hier, daß das Ausmaß des Cannabiskonsums der beste Prädiktor für diese Veränderungen war. Kontrollierte man in der statistischen Analyse für Cannabiskonsum und andere Drogen, zeigten sich keine signifikanten Unterschiede mehr zwischen MDMA Konsumenten und Kontrollen. In dieser methodisch sehr sauberen Studie konnte demnach keine Beziehung von psychopathologischen Symptomen und MDMA Konsum nachgewiesen werden. Es bleibt jedoch zu bemerken, daß hier die Stichprobengröße nicht sehr groß war.

Eine sehr ähnliche Studie der Hamburger Arbeitsgruppe um Thomasius und seine Mitarbeiter (2003) kommt zu anderen Ergebnissen. Die Autoren untersuchten aktuelle (s.u.) und ehemalige MDMA Konsumenten, politoxikomane Drogennutzer ohne MDMA Erfahrung sowie Kontrollen mit dem SCL-90-R. Hier waren es die ehemaligen

MDMA Konsumenten, die in allen, und die aktuellen MDMA Konsumenten, die in 3 von 9 SCL-90-R Subskalen signifikant höhere Ausprägungen gegenüber den Kontrollen aufwiesen. Politoxikomane Drogennutzer und MDMA Konsumenten unterschieden sich in keiner der Subskalen. Die Ausprägung in den Subskalen Somatisierung, Depression, Ängstlichkeit und Paranoides Denken wurden in dieser Studie jedoch ausschließlich durch die typischerweise eingenommene MDMA Menge vorhergesagt, während Cannabiskonsum nur in Verbindung mit dem MDMA Konsum die Werte der Skalen Zwanghaftigkeit, Phobische Angst und Psychotizismus sowie den Gesamt-Score vorherzusagen vermochte. Die wesentlichen Unterschiede zwischen der Studie von Morgan et al. (2002) und Thomasius et al. (2003) liegen in der größeren Stichprobe und im intensiveren MDMA Konsum der Probanden der deutschen Untersuchung. Dies könnte eine Erklärung für die differierenden Ergebnisse sein.

In einer berechtigten Kritik von Cole et al. (2002a) wird neben weiteren methodischen Problemen in der Studie von Parrott et al. (2001) generell die mangelnde Validität und Reliabilität des SCL-90 angemerkt und das Instrument als „*psychometrically flawed measure*"(S. 217) bezeichnet, so daß sich die Frage stellt, ob den zahlreichen Studien, welche den SCL-90 verwendeten, überhaupt noch ein Aussagewert zugesprochen werden kann.

Die beste Möglichkeit, um den Einfluß eines exogenen Faktors auf ein psychiatrisches Erkrankungsrisiko zu untersuchen, stellen longitudinale Untersuchungen dar. Diesen Ansatz verfolgten Lieb et al. (2002) in ihrer prospektiv epidemiologisch angelegten Studie, bei der insgesamt 2462 14-24jährige in München und Umgebung über einen Zeitraum von vier Jahren beobachtet wurden. Alle Personen wurden zu Beginn nach ca. zwei und nach vier Jahren zu ihrem Drogenkonsum befragt und anhand des DSM-IV psychiatrisch diagnostiziert. In dieser Stichprobe gaben 211 Personen (8,9%) an, MDMA (6,6%) oder andere Amphetaminderivate (2,3%) konsumiert zu haben. Alle Personen wurden zu Beginn ca. nach zwei und nach vier Jahren zu ihrem Drogenkonsum befragt und anhand des DSM-IV psychiatrisch untersucht. MDMA Konsumenten hatten gegenüber drogenunerfahrenen Personen ein höheres Risiko für alle Arten von *Störungen im Zusammenhang mit psychotropen Substanzen* und gegenüber Konsumenten anderer Drogen ein höheres Risiko für *Störungen durch Alkoholkonsum.* MDMA Konsumenten zeigten in nahezu allen psychiatrischen Krankheitsgruppen nach DSM-IV ein erhöhtes Risiko gegenüber drogenunerfahrenen und drogenerfahrenen (ohne MDMA) Personen. Die Häufigkeit psychotischer Störungen wurde nicht berichtet. Bei der Analyse zeigt sich jedoch, daß in der Mehrzahl der Fälle die psychiatrische Erkrankung dem ersten MDMA Konsum vorausging, so daß eher davon auszugehen ist, daß eine psychiatrische Erkrankung einen Risikofaktor für späteren MDMA Konsum darstellt, aber nicht umgekehrt. Nur bei der Major Depression war die Verteilung der Fälle, bei denen der Erkrankungsbeginn vor oder nach dem ersten MDMA Konsum lag, etwa gleich. In dieser Studie werden leider keine Angaben zur Häufigkeit und Menge des MDMA Konsums gemacht. Der Zeitraum, in der das recht junge Klientel beobachtet wurde, ist mit vier Jahren auch relativ kurz. In dieser Studie gelang es also ebenso nicht, MDMA als Ursache für eine spätere psychiatrische Erkrankung zu identifizieren.

Es fehlt also weiterhin an überzeugenden Belegen dafür, daß MDMA Konsum unabhängig von einer vorbestehenden Disposition die Entstehung psychiatrischer Störungen begünstigt. Tatsächlich scheint es eher der Cannabisbeikonsum zu sein, der bei MDMA Konsumenten zu einem erhöhten Ausmaß an psychiatrischen Symptomen beiträgt. Hier wären prospektiv-longitudinale Studien mit einem langen Beobachtungszeitraum wünschenswert, um zu einer besseren Dekomposition der unterschiedlichen Substanzeffekte wie auch der Ursache-und-Wirkungs-Beziehung zu kommen.

Persönlichkeit
Auch im Bereich der Persönlichkeitsforschung stellt sich die Frage, ob MDMA Konsum in der Lage ist, stabile Wesenszüge (*Traits*) einer Person zu verändern. Das größte Problem dieses Forschungszweiges ist aber auch hier wieder die Unterscheidung von Ursache und Wirkung: Haben MDMA Konsumenten spezifische Charaktereigenschaften, die den Konsum begünstigen, oder entwickeln sie diese Eigenschaften erst durch den Konsum? Im Zentrum dieser Fragestellung steht vor allem eine Eigenschaft, die eng mit dem serotonergen System in Verbindung gebracht wird: Impulsivität. Daher soll diesem Teilbereich der Persönlichkeit im Zusammenhang mit MDMA Konsum in der Folge ein eigener Abschnitt gewidmet sein.

In einer frühen Studie von McCann et al. (1994) wurden neben Messungen von Monoaminmetaboliten und der Prolaktin-Response auf L-Tryptophan-Gabe (s.o.) der *Multidimensional Personality Questionnaire* von Tellegen (MPQ), das *Buss Durkee Hostility Inventory* (BDHI) und der *Eysenck Personality Questionaire* (EPQ) angewendet. MDMA Konsumenten zeigten im MPQ einen signifikant höheren Score in der Skala *Control* (s.u.) und eine starke Tendenz zu höheren Werten in der Skala *Harm Avoidance* als die Kontrollgruppe. Im BDHI wiesen die MDMA Konsumenten einen signifikant niedrigeren Wert in der Skala *Indirect Hostility* und damit ein geringeres - zumindest verbalisiertes - Aggressionspotential auf. Im EPQ waren keine Unterschiede zur Kontrollgruppe beobachtbar.

In den drei separaten Studien von Gerra et al. (1998, 2000, 2002), in denen primär die Funktion des serotonergen Systems bzw. in letzterer die Funktion des dopaminergen Systems von MDMA Konsumenten mittels neuroendokriner Belastungstests untersucht wurden (s.o.), setzten die Forscher den *Minnesota Multiphasic Personality Inventory* (MMPI), das BDHI und den *Tridimensional Personality Questionnaire* (TPQ) von

Cloninger ein. In allen drei Studien zeigten MDMA Konsumenten gegenüber den Kontrollen konsistent erhöhte Werte in der Depressions-Skala des MMPI, in den BDHI Subskalen *direct aggressiveness* und *guilt* und in der TPQ-Skala *Novelty Seeking*. In der Studie aus dem Jahr 2000 wurden nach 12 monatiger Abstinenz erneut die entsprechenden Instrumente von den MDMA Konsumenten ausgefüllt. Hier zeigten sich nur die Werte der Depressions-Skala des MMPI und der TPQ Skala *Novelty Seeking* stabil erhöht. Die BDHI Skalen unterschieden sich nicht mehr von den Kontrollen. In keiner der Studien wurde der Beikonsum anderer Drogen dokumentiert.

Aus der italienischen Arbeitsgruppe um Gilberto Gerra stammt ein weiterer interessanter Befund zur Aggressivität von MDMA Konsumenten (Gerra et al., 2001): Sie untersuchten männliche MDMA Konsumenten und männliche Kontrollen mit dem BDHI und dem *Point Subtraction Aggression Paradigm* (PSAP). Darüber hinaus wurden die Plasmaspiegel von ACTH, Cortisol, Noradrenalin und Adrenalin vor und während der experimentellen aggressionsauslösenden Situation gemessen. MDMA Konsumenten wiesen im BDHI signifikant höhere Scores in den Subskalen *Direct Aggressiveness* und *Irritability* auf und zeigten signifikant mehr aggressive Reaktionen im PSAP. Zur Baseline waren bei den MDMA Nutzern nur die ACTH- und Cortisol- Plasmaspiegel erhöht. Während der Aggressionsinduktion verminderte sich bei ihnen der ACTH Spiegel und die Noradrenalin- und Adrenalin-Spiegel stiegen gegenüber den Kontrollen signifikant an. Obwohl eine signifikante Verminderung des ACTH Spiegel bei den MDMA Konsumenten vorlag, war der Anstieg des in der HPA-Achse Hormonkaskade folgenden Hormons Cortisol zwischen den Gruppen gleich. Die aggressiven Reaktionen im PSAP waren in beiden Gruppen positiv korreliert mit den Katecholamin- und Cortisol-Veränderungen sowie mit den BDHI *Direct Aggressiveness* und *Irritability* Subskala. Des weiteren waren die aggressiven Reaktionen im PSAP mit dem Ausmaß des MDMA Konsums korreliert. Die Autoren schließen daraus, daß MDMA Konsumenten eine erhöhte Aggressivität aufweisen und schreiben diesen Effekt aufgrund der Dosis-Wirkungs-Beziehung dem MDMA Konsum zu. Eine erhöhte prämorbide psychobiologische Anfälligkeit gegenüber aggressiven Verhaltensweisen können die Autoren jedoch auch nicht ausschließen. Die Befunde dieses Experiments sind in sich sehr stimmig. Um so mehr ist es bedauerlich, daß weder der bestehende Beikonsum hinreichend dokumentiert wurde, noch die Ergebnisse für den Gebrauch anderer Substanzen kontrolliert wurden.

In der schon oben erwähnten Studie von Daumann et al. (2001) kamen auch der BDHI und das *Freiburger Persönlichkeitsinventar* (FPI-R) zur Anwendung. MDMA Konsumente zeigten gegenüber den drogenunerfahrenen Kontrollen nur in der Skala *Körperliche Beschwerden* erhöhte Werte. Dieser Unterschied verschwand jedoch, wenn in der Statistik das Ausmaß des Cannabiskonsums kontrolliert wurde.

In der Untersuchung von Dughiero et al. (2001) zeigten MDMA Konsumenten im TPQ ebenfalls einen signifikant erhöhten *Novelty Seeking* Score gegenüber einer Kontrollgruppe, in der drogenunerfahrene Probanden, Cannabiskonsumenten und Nutzer anderer illegaler Drogen zusammengefaßt waren. Bei einem Vergleich von MDMA *experimenters* und *abusers* zeigten letztere einen signifikant erniedrigten Wert in der Skala *Harm Avoidance*. Die Autoren sehen in dem erhöhten *Novelty Seeking* Score der MDMA Gruppe einen prädisponierenden Faktor für den MDMA Konsum.

In der Studie von Verkes et al. (2001) zur kognitiven Leistungsfähigkeit und serotonergen Funktion bei MDMA Konsumenten kamen auch die Kurzform des TPQ - das *Temperament and Character Inventory* (TCI) - und der BDHI zur Anwendung. MDMA Konsumenten zeigten hier nur einen tendenziell erhöhten Wert für *Novelty Seeking*.

In einer großen spanischen Studie von Bobes et al. (2002) wurden über 5 Jahre insgesamt 3634 männliche Rekruten bei Eintritt in den Wehrdienst zu ihrem Drogenkonsum befragt und aufgefordert, den EPQ-A sowie die *Sensation Seeking Scale* von Zukkerman (SSS) auszufüllen. Die 284 MDMA Konsumenten wiesen gegenüber den 885 drogenerfahrenen (jedoch ohne MDMA Erfahrung) und den 2465 drogenunerfahrenen Rekruten signifikant erhöhte Werte in den EPQ-Skalen Neurotizismus und Psychotizismus sowie im Gesamtwert und allen Subskalen der SSS auf. Allerdings konsumierten MDMA Nutzer auch signifikant mehr weitere illegale Substanzen verglichen mit den drogenerfahrenen Rekruten (in der MDMA Gruppe hatten nur ca. 5% im letzten Jahr keine anderen illegalen Substanzen konsumiert), so daß auch hier durch dieses vorherrschende polytoxikomane Verhaltensmuster die Rückführbarkeit der Ergebnisse auf den MDMA Konsum schwierig erscheint.

MDMA Konsumenten zeigen in mehreren Studien konsistent erhöhte Werte für *Novelty Seeking*. Die meisten Autoren stimmen darin überein, daß es sich dabei um einen prädisponierenden Faktor handelt, der MDMA Konsum begünstigt. Personen mit einem hohen Maß an Erlebnishunger neigen eher dazu Drogen auszuprobieren und vielleicht auch an der nicht gerade reizarmen Umgebung der Techno- und Danceszene gefallen zu finden, so daß dieser Befund nicht sehr verwundert. Darüber hinaus zeigen MDMA Nutzer offenbar eine erhöhtes Maß aggressiver Verhaltensweisen, und die Befunde deuten darauf hin, daß dieses Verhalten durch MDMA verursacht worden sein könnte. Unklar ist in diesen Studien bislang der Einfluß des bestehenden Cannabisbeikonsums. Letztlich ist aber auch bei diesem Befund nicht auszuschließen, daß eine veränderte Aggressivität schon vor dem MDMA Konsum bestand. Hier könnten ebenfalls prospektive Langzeitstudien, welche die Entwicklung von Persönlichkeitseigenschaften von MDMA Nutzern und drogenunerfahrenen Personen erfassen, weiteren Aufschluß darüber geben.

Impulsivität

Soubrie (1986) postulierte in einer Übersicht, daß dem serotonergen System eine zentrale Rolle in der Inhibition von Verhalten zukomme. Er stellte dabei tierexperimentelle und klinische Daten aus Humanstudien nebeneinander: Ratten mit einer selektiven Schädigung des serotonergen Systems reagieren impulsiver, sind weniger sensitiv für Bestrafung und zeigen eine inadäquate Hyperaktivität in neuen Umgebungen. Am Menschen waren erniedrigte 5-HIAA Spiegel in der CSF mit impulsiven, gewalttätigen und kriminellen Verhaltensweisen assoziiert.

Bei Ratten führte eine mehrfache, neurotoxische MDMA Applikation zu einer Erhöhung von mit Impulsivität assoziierten Verhaltensweisen (Taylor und Jentsch, 2001). Wenn also MDMA beim Menschen auch selektiv das serotonerge System schädigt, könnte dies ebenfalls einen funktionellen Einfluß auf meßbare Impulsivitätsparameter haben. Dabei bestehen zwei Möglichkeiten Impulsivität zu messen, denen jeweils unterschiedliche Definitionen dieses Konstruktes zugrunde liegen: Zum einen über Selbstratings und Persönlichkeitsfragebögen, welche i.d.R. auf faktorenanalytisch begründeten Persönlichkeitskonzepten basieren, und zum anderen über Leistungstests, bei denen das Verhältnis von Reaktionszeit und Fehleranzahl als Impulsivitätsmaß herangezogen wird und somit eher mit einem kognitiven Persönlichkeitskonstrukt - im Sinne eines kognitiven Stils - assoziiert sind (Amelang und Bartussek, 2001).

Der erste Befund zu einer veränderten Impulsivität bei MDMA Konsumenten stammt aus der schon mehrfach erwähnten Studie von McCann et al. (1994): MDMA Konsumenten zeigten gegenüber den Kontrollen, entgegen den Erwartungen der Autoren, höhere Werte in der MPQ Subskala *Control*, was auf eine geringere Impulsivität der MDMA Nutzer hindeutet.

Morgan (1998) folgte einem kognitiv orientierten Impulsivitätskonstrukt, als er mit einer Mustervergleichsaufgabe, dem *Matching Familiar Figures 20* von Kagan (MFF20), die Inhibitionsfähigkeit von MDMA Konsumenten maß. Zusätzlich setzte er den Impulsivitätsfragebogen IVE von Eysenck ein. In der Zusammenfassung von zwei separaten Experimenten zeigten die MDMA Konsumenten gegenüber einer Gruppe polytoxikomaner Drogennutzer und einer Gruppe drogenunerfahrenen Kontrollen eine signifikant erhöhte Fehlerrate im MFF20 sowie einen signifikant erhöhten Impulsivitäts-Score (I-Score), welcher sich aus Fehlerrate und Reaktionszeit zusammensetzt. Im IVE zeigten die MDMA Konsumenten ebenfalls signifikant erhöhte Werte auf der *Impulsiveness* Subskala gegenüber beiden Kontrollgruppen. Interessanterweise waren IVE Subskalen und MFF20 Parameter nicht miteinander korreliert. Ebenso fehlte ein Dosiseffekt in Bezug auf den I-Score, wohingegen MDMA Konsumenten mit mehr als 30 Einnahmen signifikant erhöhte *Impulsiveness* Werte gegenüber Konsumenten mit einem geringeren Konsum aufwiesen. Die gezeigten Effekte fallen, angesichts des nicht sehr ausgeprägten MDMA Konsums, schon recht deutlich aus. Die fehlende Korrelation der unterschiedlichen Impulsivitätsmaße deutet darauf hin, daß auch tatsächlich unterschiedliche Entitäten gemessen wurden und sich die Konstrukte doch maßgeblich unterscheiden. Die Struktur des IVEs folgt tatsächlich auch einem *Trait*-Konzept der Impulsivität (Eysenck und Eysenck, 1991), wohingegen der MFF20 möglicherweise einen Impulsivitäts-*State* - also einen veränderlichen Wesenszug - erfaßt, welcher durch pharmakogene Einflüsse auch eher veränderbar erscheint.

Auch in den beiden Studien von Parrott et al. (2000) und Morgan et al. (2002) wurde der IVE eingesetzt (s.o.). Erstere fanden einen signifikant erhöhten *Impulsiveness* Score, letzere ermittelten für diese Skala nur einen Trend in Richtung einer Erhöhung bei MDMA Konsumenten. Morgan et al. (2002) setzten auch wieder den MFF20 in ihrer Studie ein und konnten ihre früheren Ergebnisse (Morgan, 1998) replizieren: Aktuelle wie auch ehemalige MDMA Konsumenten zeigten eine höhere Impulsivität als politoxikomane und drogenunerfahrene Kontrollen. Im Gegensatz zu den psychopathologischen Skalen (s.o.), waren die MFF20 Werte nicht durch den Cannabiscokonsum, sondern allein durch verschiedene Maße des MDMA Konsums regressionsanalytisch vorhersagbar. Auch in dieser Studie waren *Impulsiveness* (IVE) und MFF20 Parameter nicht korreliert. Durch die für die MDMA Konsumenten spezifischen Veränderungen liefern diese Ergebnisse einen starken Hinweis auf eine Steigerung der Impulsivität - definiert als Reaktionszeit/Fehler-Verhältnis - infolge des MDMA Konsums. Diese Veränderungen persistierten auch nach längerer Abstinenz.

Die Aachener Arbeitsgruppe um Euphrosyne Gouzoulis-Mayfrank (Tuchtenhagen et al., 2000; Daumann et al., 2001) untersuchte MDMA und Cannabis Konsumenten sowie Kontrollen unter anderem mit der SSS und der *Barratt Impulsiveness Scale* (BIS). MDMA Konsumenten zeigten hier zwar gegenüber beiden Vergleichsgruppen signifikant erhöhte Werte in der Subskala *Non-planning Impulsiveness* der BIS, die Unterschiede verschwanden jedoch - ebenso wie bei den psychopathologischen Skalen (s.o.) - bei der Kontrolle für das Ausmaß des Cannabis-Konsums. In der Skala *Disinhibition* der SSS konnten keine Unterschiede festgestellt werden. Auch in der Studie von Verkes et al. (2001) unterschieden sich MDMA Konsumenten und Kontrollen nicht in den Skalen des BIS.

In der bereits ebenfalls oben besprochen Studie zu Persönlichkeit und Drogenkonsum bei spanischen Rekruten (Bobes et al., 2002) zeigten MDMA Konsumenten signifikant erhöhte Werte in der *Disinhibition* Subskala der SSS gegenüber mit anderen illegalen Substanzen erfahrenen Drogenkonsumenten und drogenunerfahrenen Rekruten. Durch das vorwiegend polytoxikomane Gebrauchsmuster der MDMA Konsumenten ist es allerdings schwierig, die Effekte der verschiedenen Substanzen zu trennen.

Curran und Verheyden (2003) berichten, daß seit im Schnitt 2,4 Jahren abstinente und aktuelle MDMA Konsumenten eine höhere Impulsivität gemessen mit der BIS aufwiesen als polyvalente Drogenkonsumenten (s.o.).

Die Ergebnisse zur Impulsivität von MDMA Konsumenten sind divergent. Während die Befunde zur Impulsivität von MDMA Nutzern, die mit Inventaren erhoben wurden, uneinheitlich und zum Teil widersprüchlich sind, haben zwei Studien - wenn auch aus der selben Arbeitsgruppe - konsistent eine gesteigerte Impulsivität im Sinne eines veränderten kognitiven Stiles anhand einer Leistungsaufgabe bei MDMA Konsumenten nachweisen können. Da in keiner Studie eine Korrelation zwischen dem kognitiv orientierten Konzept und den zumeist faktorenanalytisch gewonnenen Impulsivitätskonstrukten gefunden werden konnte, handelt es sich wohl um unterschiedliche Phänomene. Möglicherweise sind aber auch Inventare gegenüber relativ späten Veränderungen nur wenig sensitiv, da die Personen Handlungsweisen aus zurückliegenden Erinnerungen heraus beschreiben, die in der Gegenwart oder zukünftig so gar nicht mehr gezeigt werden. Eine Leistungsaufgabe hingegen ruft nur das aktuell bestehende Potential ab und ist somit besser geeignet, auch kurzfristige Veränderungen abzubilden. Inwieweit nun die gesteigerte Impulsivität - im Sinne eines verschlechterten Reaktionszeit/Fehler-Verhältnisses - von MDMA Konsumenten durch den Konsum verursacht ist oder schon vorher bestand, läßt nach wie vor nicht sicher beantworten. Die gefundenen Dosis-Wirkungsbeziehungen, die Unabhängigkeit der Ergebnisse vom Cannabiscokonsum und die auch im Vergleich zu polytoxikomanen Kontrollen erhöhte Impulsivität, deuten jedoch auf eine durch den MDMA Konsum erworbene Beeinträchtigung hin.

Verarbeitung sensorischer Informationen

Eine Option, um indirekt Hinweise für eine zentrale serotonerge Dysfunktion zu sammeln, besteht in einer besonderen elektrophysiologischen Methode: Hierbei soll sich der zentrale serotonerge Innervationstonus in der Intensitätsabhängigkeit früher kortikaler Komponenten sensorisch evozierter Potentiale im EEG widerspiegeln, wobei eine starke Intensitätsabhängigkeit für einen niedrigen serotonergen Innervationstonus spricht und umgekehrt (Hegerl und Juckel, 1993; Hegerl et al., 1996).

Tuchtenhagen et al. (2000) untersuchten mit dieser Methode MDMA Konsumenten sowie zwei Gruppen von reinen Cannabis-Konsumenten und drogenunerfahrenen Kontrollen. MDMA Konsumenten zeigten dabei einen signifikant stärkeren Anstieg in der Amplitude in der tangentialen N1/P2 Quellenaktivität bei höheren akustischen Stimulusintensitäten als beide Kontrollgruppen. Die Intensitätsabhängigkeit der akustisch evozierten Potentiale fiel bei den MDMA Konsumenten also stärker aus, was auf eine verringerte zentrale Aktivität des serotonergen Systems in dieser Gruppe hindeutet.

Croft et al. (2001a) wandten daßelbe Paradigma an MDMA, reinen Cannabis-Konsumenten und drogenunerfahrenen Kontrollen an und kamen zu dem selben Ergebnis wie Tuchtenhagen et al. (2000). Zusätzlich konnten Croft et al. zeigen, daß die N1/P2 Quellenaktivität in ihrer Studie mit der konsumierten MDMA Gesamtmenge positiv korreliert war, d.h. eine größere konsumierte MDMA Menge ging mit einer höheren Intensitätsabhängigkeit einher.

Diese beiden Studien der voneinander unabhängigen Arbeitsgruppen liefern starke Hinweise auf eine gestörte Funktion des serotonergen Systems bei MDMA Konsumenten. Auch deutet die in der späteren Untersuchung gefundene Dosis-Wirkungsbeziehung auf ein durch den Konsum erworbenes Phänomen hin. Auch hier wären längsschnittliche Studien wünschenswert, um diese Annahme zu stützen. Besonders interessant für weitere Studien wären eventuelle Zusammenhänge der Intensitätsabhängigkeit akustisch evozierter Potentiale und kognitiver Parameter, die Aufschluß über die Beteiligung des serotonergen Systems an spezifischen kognitiven Funktionen geben könnten.

1.3.8 Methodische Probleme in der Humanforschung

Um die Frage zu beantworten, ob die im Tierversuch gut belegte Neurotoxizität von MDMA auch infolge eines MDMA Mißbrauchs beim Menschen auftritt, müssen einige methodische Probleme überwunden werden (zur Übersicht, Curran, 2000). Doppelblinde, Plazebo-kontrollierte Versuchsreihen zu dieser Fragestellung, in denen die mehrfache Verabreichung hoher Dosen notwendig wäre, sind offensichtlich aus ethischen Gründen nicht durchführbar (Parrott, 2001). Allerdings entstehen durch die Eigenselektion der zu untersuchenden Gruppe von MDMA Konsumenten eine Reihe von methodischen und interpretativen Komplexitäten in Bezug zu den gefundenen Beeinträchtigungen: Da MDMA Konsumenten selten nur MDMA sondern überwiegend auch Cannabis und häufig andere Amphetamine, Kokain oder Halluzinogene zu sich nehmen, gestaltet sich allein die Wahl der Kontrollgruppe schwierig: Auf der einen Seite will man den Einfluß des Beikonsums, eventueller Perönlichkeitsdispositionen, die Drogenmißbrauch begünstigen, oder des Lebenswandels der MDMA Konsumenten berücksichtigen und kontrollieren. Dies führte in vielen Studien zu der Erhebung klinischer Kontrollgruppen mit meist polyvalentem Substanzmißbrauch. Auf der anderen Seite lassen sich aber zum einen selten alle diese Einflußfaktoren matchen bzw. gar nicht erst operationalisieren und zum anderen ist es oft schwierig, den Einfluß anderer Substanzen auf z.B. Kognition oder die Entwicklung psychiatrisch relevanter Symptome sauber von der MDMA Wirkung zu trennen. Der Gebrauch von zwei Kontrollgruppen - eine bestehend aus gesunden drogenunerfahrenen Probanden, die andere aus polyvalenten Drogennutzern -, wie in einigen Studien war ein erster Schritt, um diesem Problem zu begegnen, auch wenn ein genaues Matching der Substanzgebrauchsmuster kaum möglich erscheint. Eine sehr zeitaufwendige und damit teure Methode wäre die Suche nach nahezu reinen MDMA Konsumenten. Aber auch hier ist bei fast allen zu findenden Veränderungen gegenüber einer gesunden Kontrollgruppe durch die Eigenselektion fraglich, inwieweit diese durch den Konsum verursacht sind oder vorbestanden. Um diesem Problem wirksam zu begegnen, wären große längsschnittliche Studien notwendig, die am besten schon vor dem Beginn eines regelmäßigen Ecstasykonsums ansetzten und die Probanden über einen Zeitraum von 5-10 Jahren beobachten. Diese sehr aufwendige Vorgehensweise wäre jedoch außerordentlich kostenintensiv. Ein anderer Indikator, um die durch den Substanzkonsum erworbenen Beeinträchtigungen von vorbestehenden Eigenschaften abzugrenzen, besteht in der Extraktion von Dosis-Wirkungs-Beziehungen, die einen klaren Zusammenhang zwischen der konsumierten MDMA Menge und der vorliegenden Beeinträchtigung herzustellen vermögen.

Da MDMA Konsumenten meistens aus der Techno-Szene stammen und sie damit einen Lebenswandel zeigen, der durch eine Störung cirkadianer Rhythmen und damit verbundenem Schlafmangel aber auch oft durch eine schlechte Versorgung mit Nährstoffen gekennzeichnet ist, sind dies ebenfalls denkbare Faktoren, die neurodegenerative Effekte ausüben könnten und die es zu kontrollieren gilt. Auch hier fanden Forscher einen Weg dies zu umgehen, indem sie Personen als Kontrollen rekrutierten, die sich in den selben Clubs wie die MDMA Konsumenten aufhielten, ohne selber jedoch MDMA einzunehmen.

Als ein weiteres Problem wurde in der Vergangenheit die Reinheit und der Wirkstoffgehalt der illegal verkauften MDMA Tabletten dargestellt. Wie in der Begriffsbestimmung dieser Arbeit bereits gezeigt wurde, enthalten aber die in Deutschland beschlagnahmten Ecstasy Tabletten tatsächlich zu einem sehr hohen Prozentsatz reines MDMA. Auch in England enthielten alle beschlagnahmten MDMA Tabletten MDMA in einem für illegale Verhältnisse sehr reinen Grad (Cole et al., 2002b). Problematischer hingegen ist die Frage des Wirkstoffgehaltes. Der MDMA Gehalt der Tabletten schwankt sehr stark (im Jahr 2000 in Deutschland von 1-316 mg, Rauschgiftjahresbericht BRD 2000; im Jahr 2001 in England von 20-109 mg, Cole et al., 2002b). Da davon auszugehen ist, daß Personen mit einem intensiven Konsum sich langfristig dem bekannten Mittelwert der über mehrere Jahre beschlagnahmten MDMA Pillen nähern, läßt sich die kumulativ eingenommene MDMA Menge bei diesen Konsumenten recht gut schätzen. Was dabei aber nicht zu kontrollieren ist, sind unbemerkte Hochdosiseinnahmen einzelner Probanden mit einer zu erwartenden stark ausgeprägten Neurotoxizität. Personen mit eher geringem MDMA Konsum sind aber aufgrund der naturgemäß größeren Varianz in den Wirkstoffgehalten der konsumierten Tabletten auch schwieriger in ihrer kumulativ aufgenommenen Dosis zu schätzen. Die Schätzungen werden also genauer, je intensiver der Konsum ist.

Doch wie genau sind Konsumenten überhaupt in der Lage ihren eigenen Konsum einzuschätzen und dem Forscher zu berichten? Die Reliabilität von subjektiven Drogenberichten stellt potentiell eine große Fehlerquelle dar, zumal die Motivationen der Konsumenten, bewußt oder unbewußt ihren Drogenkonsum in beide Richtungen verzerrt darzustellen, im Rahmen normaler klinischer Untersuchungen kaum aufzuschlüsseln sind. Tatsächlich fanden Stuerenburg et al. (2002) eine mit 91,3 % sehr hohe Übereinstimmung zwischen den subjektiven Angaben und den Konzentrationen illegaler Substanzen in Haarproben von Ecstasy Konsumenten.

Eine weitere Schwierigkeit stellt die Abgrenzung akuter, postakuter und langfristiger Wirkungen des MDMA dar. Hier können nur genaue Drogenanamnesen, die Auswahl der Probanden und Analysen von Urin-, Blut- oder Haarproben ausreichend Sicherheit geben, daß die gemessenen Veränderungen tatsächlich langfristiger Natur sind und nicht auf akute oder postakute Effekte des MDMA oder irgendeiner anderen psychotropen Substanz zurückzuführen sind. Auch hier haben Wissenschaftler damit begonnen, Gruppen von MDMA Konsumenten mit unterschiedlich langen Abstinenzzeiträumen zu untersuchen, wobei es zur Zeit vollständig unbekannt ist, wann eine direkte oder eine postakute Wirkung des MDMA endet, ab wann eine indirekt neurotoxische und langfristige Wirkung meßbar wird und ab wann auch wieder neuroplastische Erholungseffekte eine Rolle spielen. Diese Frage ließe sich im Querschnitt durch eine Vielzahl von nach Abstinenzzeit abgestuften Einzelgruppen mit ausreichender Gruppenstärke oder durch längsschnittliche Untersuchungen mit engmaschigen Untersuchungsterminen beantworten.

Zusammenfassend läßt sich sagen, daß bei der Erforschung der potentiellen neurotoxischen Folgen des MDMA Konsums spezifische Hindernisse zu überwinden sind. Insbesondere longitudinale Untersuchungen, eine adäquate Erhebung des Drogenkonsummusters mit einer genauen Dokumentation der letzten Einnahmen von MDMA und anderen Substanzen sowie der Vergleich mit jeweils gematchten, drogenerfahrenen und auch gesunden Kontrollgruppen sollten aber diese Hindernisse überwinden helfen, um zu einer genauen Einschätzung der Folgen des MDMA Konsums zu kommen.

1.3.9 Zusammenfassung

MDMA ist eine besonders bei jungen Leuten weitverbreitete synthetische Droge. Im Tierversuch konnte an verschiedenen Spezies überzeugend eine selektiv für das serotonerge System neurotoxische Wirkung hoher MDMA Dosen nachgewiesen werden. Die durch MDMA hervorgerufenen Veränderungen des serotonergen Systems scheinen nur teilweise reversibel zu sein. Nicht geklärt ist jedoch, ob eine strukturelle Erholung dieses Systems eine vergleichbare Funktionsfähigkeit besitzt wie vor der Schädigung. Die funktionellen Konsequenzen der durch MDMA verursachten Läsionen des serotonergen Systems sind im Tierversuch bislang wenig erforscht, und die wenigen existierenden Ergebnisse sind widersprüchlich. Die im Tierversuch belegte neurotoxische Wirkung des MDMA, hat eine Vielzahl von Wissenschaftlern angeregt, sich der Erforschung der Neurotoxizität dieser Substanz am Menschen mit den unterschiedlichsten Methoden zu nähern. Die Beurteilung der serotonergen Neurotoxizität anhand peripherer Marker, wie z.b. die Konzentration von Abbauprodukten des Serotonins in der CSF oder im Blutplasma, ist dabei methodisch problematisch, und die Befunde in diesem Bereich lassen bislang keinen sicheren Schluß auf eine neurotoxische Wirkung zu. Eine einzige postmortem Studie an einer einzigen Person, welche einen selektiven toxischen Effekt für das zentrale serotonerge System postuliert, reicht sicher als Beweis nicht aus. Hier wären weitere kontrollierte postmortem Untersuchungen in größeren Stichproben notwendig, um diese Hypothese zu untermauern. Bildgebungsstudien, die mit Hilfe serotonerger Liganden den Status des serotonergen Systems bei MDMA Konsumenten untersuchten, liefern mittlerweile - trotz methodischer Probleme - ernstzunehmende Hinweise dafür, daß das serotonerge System dieser Drogennutzer beeinträchtigt wird. Aber auch hier gibt es Anzeichen für eine Erholung des Systems nach einer längeren Phase der Abstinenz. Einzelne abgrenzbare geschädigte Hirnareale lassen sich aus den bisherigen Studien aufgrund einer mangelnden Übereinstimmung der Befunde nicht extrahieren. Ähnliches gilt auch für rein morphologische Bildgebungsstudien, die zwar in der Mehrzahl Veränderungen bei MDMA Konsumenten gefunden haben, bei denen aber Überschneidungen der Ergebnisse bislang kaum auszumachen sind. Die Erforschung funktioneller Konsequenzen des MDMA Konsums am Menschen erbrachte im Rahmen neuroendokriner Funktionsprüfungen, bei der elekrophysiologischen Messung während der Verarbeitung sensorischer Informationen sowie bei einer Untersuchung mit Trypthophandepletion und -augmentation ebenfalls starke Hinweise für ein verändertes Serotonin-System bei MDMA Konsumenten. Gut belegt sind mittlerweile auch Defizite des verbalen deklarativen Gedächtnisses und des Arbeitsgedächtnisse bei MDMA Konsumenten, und es verdichten sich die Hinweise dafür, daß tatsächlich der MDMA Konsum dafür die Ursache darstellt. Eine erhöhte Impulsivität - im

Sinne eines veränderten kognitiven Stiles - bei MDMA Konsumenten kann ebenfalls als nachgewiesen gelten. Auch hier deuten die gezeigten Dosis-Wirkungsbeziehungen darauf hin, daß MDMA die Ursache dieser gemessenen Abweichungen darstellt. Es gelang bis jetzt jedoch nicht, anhand von funktionellen Bildgebungsstudien überzeugend ein zerebrales Korrelat dieser Defizite zu identifizieren. Inwieweit MDMA die Entwicklung psychiatrischer Störungen beeinflußt, ist bislang nicht geklärt. Anfängliche Befunde für ein erhöhtes Risiko von MDMA Konsumenten, verschiedene psychiatrische Erkrankungen zu entwickeln, ließen sich nicht bestätigen, und die erhöhte Inzidenz für psychiatrische Erkrankungen bei MDMA Konsumenten konnten entweder auf prädispositionelle Faktoren oder den Konsum von Cannabis zurückgeführt werden. Eine weitere ungeklärte Frage ist, inwieweit die gefundenen strukturellen wie auch die funktionellen Beeinträchtigungen der MDMA Konsumenten reversibel sind. Hier sind die Befunde recht widersprüchlich. Während es Hinweise dafür gibt, daß sich zwar serotonerge Strukturen wieder erholen, scheinen die funktionellen Defizite zu persistieren oder sich sogar mit längerer Abstinenz noch zu verschlimmern. Dies stände im Einklang mit tierexperimentellen Befunden, die vermuten lassen, daß es zwar nach einer Schädigung des serotonergen Transmittersystems zu einer Restitution desselben kommt, daß aber diese neugebildeten Strukturen dysfunktional sind und möglicherweise selbst beeinträchtigend wirken. Um die vielen noch offenen Fragen zu beantworten, wäre die Durchführung prospektiver longitudinaler Untersuchungen, welche die Entwicklung und den Verlauf von kognitiven, psychischen und psychiatrischen Beeinträchtigungen von MDMA Konsumenten verfolgen könnten, notwendig. Es steht zu befürchten, daß die gefundenen funktionellen Störungen wenig reversibel sind und sich im Alter verschlimmern, bzw. die Anfälligkeit für weitere neurodegenerative Erkrankungen durch die Vorschädigung erhöht ist. Die Erforschung der möglicherweise weitreichenden Folgen des MDMA Konsums und deren Behandlungsmöglichkeiten ist daher dringend geboten, da durch die große Zahl regelmäßiger MDMA Konsumenten uns in wenigen Jahrzehnten ein volkswirtschaftliches und versorgungstechnisches Desaster erwarten könnte, dem es frühzeitig zu begegnen gilt.

In einer in *Neuropsychobiology* publizierten Diskussion zu der Frage „*Is MDMA a human neurotoxin?*" schließen Turner und Parrott (2000, S.48) - in Anlehnung an Ketys (1974) berühmt gewordenes Zitat zur Genetik der Schizophrenie: „*If schizophrenia is a myth, it is a myth with a heavy genetic component*" - mit den Worten: „*If MDMA neurotoxicity is a myth, it is a myth with a heavy serotonergic component*".

1.4 Psychologische Theorien kognitiver Phänomene

1.4.1 Gedächtnis

Eine grundlegende Annahme bei der Untersuchung der neurobiologischen Grundlagen von Gedächtnisprozessen ist, daß sich die Formierung von Gedächtnisinhalten in zeitlich, inhaltlich und räumlich voneinander abgrenzbaren Gedächtnissystemen vollzieht (Daum und Schugens, 2002). Eine frühe, auf William James (1890) zurückgehende und bis heute gebräuchliche Unterscheidung zwischen solchen Systemen bezieht sich auf Gedächtnisinhalte, die sich in einem Aufmerksamkeitsfokus befinden, dem Kurzzeitgedächtnis, sowie ein System, welches Ereignisse und Fakten abgespeichert hat, die aktuell nicht bearbeitet werden, dem Langzeitgedächtnis. Eine Weiterentwicklung des Konzepts des Kurzzeitgedächtnisses stellt das Arbeitsgedächtnismodell von Baddeley und Hitch (1974) dar: Das Modell sieht gegenüber der alten Vorstellung eines einheitlichen und passiven Speichers mehrere Speichereinheiten mit limitierter Kapazität vor, welche einer temporären Aufrechterhaltung und Bearbeitung neuer Informationen dienen. Das Arbeitsgedächtnis besteht zum einen aus zwei Subsystemen, der phonologischen Schleife zur Speicherung verbal/akustisch kodierter Informationen und dem visuell-räumlichen Notizblock zur Speicherung bildlich und räumlich kodierter Informationen, und zum anderen aus einer zentralen Exekutive, welche die Informationsverarbeitung in den Subsystemen kontrolliert und die Interaktion mit dem Langzeitgedächtnis und anderen kognitiven Modulen steuert.

Man unterteilt heute auch unterschiedliche Speichersysteme innerhalb des Langzeitgedächtnisses. Ein wichtiges Konzept unterscheidet ein episodisches Gedächtnis, das nach zeitlichen und räumlichen Merkmalen geordnete autobiographische Informationen umfaßt, und ein semantisches Gedächtnis, welches allgemeines Faktenwissen ohne raumzeitlichen oder autobiographischen Bezug speichert (Tulving, 1985). Ein weiteres elementares Modell ist die Unterscheidung eines expliziten oder deklarativen und eines impliziten oder non-deklarativen Gedächtnissystems (Squire, 1987; Schacter, 1987). Das deklarative Gedächtnis schließt willentlich und gezielt abrufbare semantische wie auch episodische Inhalte ein. Das non-deklarative Gedächtnis umfaßt erlernte Fertigkeiten, Priming-Mechanismen, klassische Konditionierung und nicht-assoziatives Lernen und damit alle Erfahrungen, die dem willentlichen Zugriff entzogen sind, welche aber dennoch nachhaltig unser Verhalten beeinflussen, ohne daß wir uns der Vorerfahrungen bewußt werden können. Darüber hinaus besteht weiterhin die Vorstellung, daß trennbare und funktionell unterschiedliche Systeme an der Enkodierung, der Konsolidierung und dem Abruf deklarativer oder non-deklarativer Gedächtnisinhalte beteiligt sind (Daum und Schugens, 2002). Da wir uns im Rahmen dieser Arbeit vornehmlich mit den semantisch deklarativen Gedächtnisdefiziten und deren neurobiologischen Grundlagen von MDMA Konsumenten beschäftigen, soll im Folgenden auch nur noch den daran beteiligten Gedächtnissystemen Beachtung geschenkt werden.

Mit den Verfahren der funktionellen Bildgebung wurden in Arbeitsgedächtnis-Aufgaben übereinstimmend Aktivierungen präfrontaler und parietaler Regionen gefunden (Cabeza und Nyberg, 2000). So wird z.B. bei der Verarbeitung von sprachlichem Material die kurzzeitige Speicherung in der phonologischen Schleife im linken inferioren Parietallappen (Gyrus supramarginalis, Brodmann Areal 40) der Prozeß artikulatorischen *Rehearsals* hingegen in den sprachgebundenen Arealen des linken Frontokortex (Broca-Areal, prämotorischer Kortex) lokalisiert (Paulescu et al., 1993; Vallar et al., 1997). Das nicht-sprachliche Arbeitsgedächtnis teilt sich auf in einen Kurzzeitspeicher für visuell-räumliche Informationen, welcher in Aktivierungsstudien im rechten posterioren Parietokortex und im rechten Okzipitallappen lokalisiert wurde, und in einen Kurzzeitspeicher für die visuelle Form und objektbezogene Attribute, der im links inferior-temporalen und links posterioren parietalen Kortex angesiedelt wurde (Smith und Jonides, 1997). Hinzu kommen auch bei räumlich-visuellen Arbeitsgedächtnisaufgaben Aktivierungen des Frontokortex, die vermutlich den dem artikulatorischen *Rehearsal* ähnlichen Prozeß des Aufrechterhaltens bzw. der Auffrischung von Informationen widerspiegeln (Smith und Jonides, 1997).

Darüber hinaus scheint der laterale präfrontale Kortex eine wichtige Rolle bei allen Arbeitsgedächtnisprozessen zu spielen, die eine stetige Integration aktueller Wahrnehmungsinhalte und gespeicherter Informationen erforderlich machen (Goldman-Rakic, 1996). Ob ein neurales Korrelat zu Baddeleys und Hitchs (1974) Konzept der zentralen Exekutive existiert, ist bislang noch umstritten (Daum und Schugens, 2002); jedoch wurden in neueren Studien bei der Verarbeitung verschiedener Reizmodalitäten, unabhängig von der Art des zu speichernden Materials, Aktivierungen des linken präfrontalen Kortex und des Gyrus cinguli beschrieben (Smith und Jonides, 1997, 1999).

Der Abruf deklarativer semantischer Gedächtnisinhalte aus dem Langzeitgedächtnis geht mit der Aktivierung linker präfrontaler und temporaler Areale einher (Cabeza und Nyberg, 2000). In die langfristige Speicherung neuer Gedächtnisinhalte sind nach Squire und Zola (1996) primär der Hippocamus, der entorhinale, der perihinale sowie der parahippocampale Kortex involviert (medio-temporales Gedächtnissystem). Bei der Enkodierung integriert dieses medio-temporale Gedächtnissystem die im Neokortex in unterschiedlichen Regionen repräsentierten Teilinformationen über einen im Aufmerksamkeitsfokus befindlichen Reiz. Die neokortikalen Einflüsse werden nach der integrativen Verarbeitung zur Langzeitspeicherung in den Neokortex zurückprojiziert (Squire, 1992). Durch die initialen Prozesse der Neugedächtnisbildung erfolgt eine graduelle

Umorganisation kortikaler Repräsentationen, die mit zunehmender Zeit die Bedeutung des Hippocampus beim Erinnern und Behalten reduziert (Squire, 1992).

Da der mediale Temporallappen enge anatomische Verbindung zu dienzephalen Strukturen aufweist, kommt diesen in der Gedächtnisverarbeitung offenbar eine ähnliche Bedeutung zu. So treten nach abgrenzbaren Schädigungen des Fornix, der Mammilarkörper und thalamischer Kerne ebenfalls Gedächtnisstörungen auf, die Defiziten nach Hippocampusläsionen ähneln (Daum und Schugens, 2002). Aggleton und Brown (1999) interpretieren daher die Verbindung dienzephaler Strukturen mit der hippocampalen Formation als eine funktionelle Erweiterung des Hippocampus. Die Autoren postulieren aber neben einem hippocampalen Schaltkreis noch einen funktionell unabhängigen perihinalen Schaltkreis, der ebenfalls dienzephale Strukturen mit einbezieht. Dabei soll der hippocampale Schaltkreis das Erinnern spezifischer Episoden (*recollection*), der perihinale Schaltkreis den Eindruck von Vertrautheit (*familiarity*) oder Bekanntheit (*perceptual fluency*) ermöglichen (Aggleton und Brown, 1999). Die anatomische Trennung dieser Funktionen wird jedoch kontrovers diskutiert und andere Forscher weisen dem Hippocampus die alleinige Verantwortung für diese Funktionen zu (Daum und Schugens, 2002; Zola und Squire, 1999).

Die Amygdala scheint selbst an Gedächtnisprozessen nur insoweit beteiligt zu sein, als daß diese Struktur die emotionale Valenz einer Gedächtnisspur beeinflußt, nicht aber an der Enkodierung oder Konsolidierung von mnestischen Inhalten direkt beteiligt ist (Daum und Schugens, 2002).

Alle gegenwärtigen neurobiologischen Gedächtnismodelle gehen einmütig davon aus, daß die konsolidierten Inhalte des Langzeitgedächtnisses im Neokortex gespeichert werden. Dabei werden Gedächtnisinhalte in Netzwerken gespeichert, die in unterschiedlichen Arealen modulartig die einzelnen Merkmale einer komplexen Information repräsentieren (Daum und Schugens, 2002). Die Beteiligung spezifischer kortikaler Regionen an einer solchen Repräsentation hängt von den intrinsischen perzeptiven Merkmalen und deren Gewichtung und der Assoziation mit motorischen Komponenten zusammen (Gabrieli, 1998). Jede Gedächtnisrepräsentation weist daher ein spezifisches Muster an Konnektivität innerhalb eines Netzwerkes auf, und jeder interne oder externe Reiz, der irgendwo als Teil eines solchen Netzwerkes vertreten ist, reaktiviert die gesamte Repräsentation (Fuster, 1997a).

Insbesondere Studien mit funktioneller Bildgebung konnten in den letzten Jahren die Rolle des präfrontalen Kortex an der Enkodierung und dem Abruf von mnestischen Inhalten erhellen (Buckner et al., 1999; Fletcher und Henson, 2001). Bei der Enkodierung neuen Materials kommt es - unabhängig von der Art der Inhalte - zu Aktivierungen des linken, beim Abruf hingegen zu Aktivierungen des rechten präfrontalen Kortex. Die Bedeutung dieser Aktivierungen ist noch weitgehend unklar, möglicherweise sind aber bei der Enkodierung die Anwendungen von Strategien und beim Abruf Suchprozesse, intentionale Prozesse und Abruferfolge dafür verantwortlich (Daum und Schugens, 2002).

1.4.2 Impulsivität

Zu den Begriffen der Impulsivität und der Impulskontrolle existieren eine ganze Reihe recht unterschiedlicher psychologischer Konstrukte: „*The definition of impulsivity varies across studies, including the failure to evaluate a situation as risky or dangerous, acting without thinking, the inability to plan ahead, the tendency to respond quickly to stimuli rather than inhibiting responses, and the failure to withhold a response that will lead to punishment*" (Helmers, 2000, S.238). Diese diversen Konstrukte lassen sich größtenteils drei großen Clustern zuordnen (Evenden, 1999a): Impulsivität und Impulskontrolle werden entweder

1.) als stabile Merkmale der Persönlichkeit, welche anhand von faktorenanalytisch gewonnenen Fragebögen zu erfassen sind,
2.) oder als stabile Tendenz, in einer bestimmten Art und Weise in kognitiven Leistungstests zu reagieren („kognitiver Stil"),
3.) oder in der Psychiatrie als Symptome oder Beschreibungen dysfunktionaler Verhaltensweisen definiert.

Viele Konstrukte bedienen sich selbstverständlich der Eigenschaften mehrerer Cluster, so daß es schwer fällt, sie nur einem einzelnen Cluster zuzuschreiben. In der Folge werden aufgrund ihrer Relevanz für diese Arbeit jedoch nur die ersten beiden Operationalisierungen von Impulsivität und Impulskontrolle diskutiert.

Die psychologische Konzeptionalisierung der Impulsivität vollzieht sich häufig im Rahmen sogenannter dimensionaler Modelle der Persönlichkeit als eine von mehreren Facetten basaler Persönlichkeitsdimensionen. Eine frühes Konzept aus dieser Perspektive stammt von Eysenck, der sein ursprüngliches 2-Faktorenmodell der Persönlichkeit mit den Dimensionen *Extraversion* und *Neurotizismus* (1956) später um die Dimension *Psychotizismus* auf 3 Faktoren (Eysenck und Eysenck, 1968) erweiterte. Der Dimension *Extraversion* weisen Eysenck und Eysenck (1977) später einen dualen Charakter zu, da diese faktorenanalytisch noch weiter in die Subdimensionen *Sociability* und *Impulsiveness* teilbar sei. Impulsivität weist in ihrem Modell vier Submerkmale auf: Handeln ohne an die Konsequenzen zu denken, Gefahren riskieren, nicht planen und Lebendigkeit. Dieser Konzeption folgend entstand auch ein mittlerweile klinisch weit verbreitetes

Meßinstrument zur Messung der Impulsivität, die *Impulsiveness, Venturesomeness and Empathy Scale* (IVE, Eysenck und Eysenck, 1991). Das auf den Eysenckschen Dimensionen aufbauende 5-Faktoren Modell von Costa und McCrae (1985) implementiert Impulsivität als eigenen Faktor auf der Dimension *Gewissenhaftigkeit-Aggressivität*, in der Frustrationstoleranz und die Fähigkeit zur Kontrolle von Handlungsimpulsen abgebildet werden soll.

Das von Siever und Davis (1991) bzw. Coccaro und Siever (1995) entwickelte psychobiologische Modell von Persönlichkeitsstörungen erfaßt Impulsivität neben affektiver Instabilität, kognitiver Desorganisation und Angst als eine von 4 grundlegenden Störungsdimensionen, die unterschiedlichen Transmitterdysbalancen zugeordnet werden. Aufgrund von Befunden zu erniedrigten Serotoninspiegeln bei aggressiven und suizidalen Personen ordnen die Autoren Impulsivität, die in diesem Modell als Schwäche der Verhaltenshemmung verstanden wird, dem serotonergen System zu.

Barratt (1985) beschreibt Impulsivität als Disposition zu schnellen Reaktionen, Risikofreude, Handeln ohne zu denken und Unfähigkeit zu planen und operationalisierte sein Modell in einem Selbstbeurteilungsinstrument, der Barratt-Impulsiveness-Scale (BIS). Die BIS differenziert in drei Skalen zwischen 1. *motorischer Impulsivität* (Handeln ohne nachzudenken und Konsequenzen abzuwägen), 2. *kognitiver Impulsivität* (hohes kognitives Tempo und schnelle Entscheidungsbereitschaft) und 3. *nichtplanender Impulsivität* (Mangel an zukunftsorientierter Problemlösungskompetenz). Mittlerweile wurde in der 11. Version der BIS die Itemzugehörigkeit zu zwei der Faktoren neu geordnet und der Faktor *kognitive Impulsivität* durch den Faktor *Aufmerksamkeit* ersetzt (Patton et al., 1995).

Ein mehr kognitives Konstrukt von Impulsivität geht auf Kagan (1966) zurück. Er postulierte einen sogenannten kognitiven Stil, der auf der Dimension Reflexivität vs. Impulsivität abgebildet wird, wobei sich letzteres als die Tendenz zu einer raschen, jedoch unpräzisen Informationsnutzung bei Wahrnehmungs- und Denkaufgaben äußert. Kagan konstruierte auf der Basis dieses Konstrukts den *Matching-Familiar-Figures* Test (MFF), der Impulsivität als Reaktionszeit-Fehler-Verhältnis erfaßt. Impulsivere Personen zeichnen sich in diesem *paper-pencil* Verfahren durch schnelle Reaktionszeiten bei einer hohen Fehlerquote aus, die zu einem Impulsivitäts-Index (I-Index) zusammengefaßt werden können.

Gray et al. (1983) unterscheiden in ihrer Motivationstheorie zwei biologisch begründete Verhaltenssysteme: Das *behavioral inhibition system*, welches Verhalten hemmt und Reflexionen in Situationen drohender Versagen und Bestrafung ermöglicht, sowie das *behavioral activation system*, das Verhalten bei Belohnungsreizen oder zur Abwendung von Bestrafung fördert. Auf der Basis dieser Theorie schlugen die Autoren vor, daß impulsive Individuen insensitiv für Strafreize und möglicherweise übersensibel für Belohnung seien, wodurch sie in Aufgaben zum passiven Vermeidungslernen defizitär sein müßten. Passives Vermeidungslernen drückt sich also durch die Fähigkeit aus, eine Reaktion zu hemmen, auf die eine Bestrafung folgen würde. Impulsive Personen sollten daher einer größere Anzahl von Fehlreaktionen (*comission-errors*) in einer Aufgabe zum passiven Vermeidungslernen z.b. in einer *Go/No-Go Task* aufweisen als weniger impulsive Personen. Newman (1987) bestätigte diese Vorhersage mit dem Befund, daß man anhand der Rate der Fehlreaktionen nicht jedoch aufgrund der Rate der Auslassungsfehler (*omission-errors*) in einer *Go/No-Go Task* impulsive und nichtimpulsive Personen diskriminieren kann.

Swann et al. (2002) unterscheiden zwei kognitive Modelle der Impulsivität: Das *rapid-response model*, welches z.b. mit der *Immediate Memory-Delayed Memory Task* Form des *Continuous Performance Test* (CPT-IMT/DMT) oder in Mustervergleichsaufgaben wie dem MFF operationalisiert ist, beschreibt Impulsivität als die Tendenz, auf Reize ohne adäquate Einbeziehung des Kontextes zu reagieren. Im *reward-discounting model* wird Impulsivität als die mangelnde Fähigkeit zum Belohnungsaufschub definiert und wurde z.b. im *Two-Choice Test* oder im *Single Key Impulsivity Paradigm* (SKIP) operationalisiert. Aufgrund fehlender Korrelationen zwischen den verschiedenen Paradigmen und da gleichzeitig Paradigmen beider Modelle mit den BIS-Scores korreliert waren, schlossen die Autoren, daß die beiden Modelle unterschiedliche Aspekte der Impulsivität abbilden. Studien zur Impulsivität an Ratten, die diesen unterschiedlichen Modellen folgten, konnten einen klaren Zusammenhang zwischen verminderter serotonerger Neurotransmission und erhöhter Impulsivität aufzeigen (Puumala und Sirviö, 1998; Evenden, 1999b). Moeller et al. (2001) beschreiben noch ein drittes Impulsivitätsmodell, das in *punishment and/or exstinction* Paradigmen umgesetzt ist. In diesem Rahmen wird Impulsivität als Perseveration eines Antwortmusters trotz negativer Verstärkung oder Nicht-Belohnung verstanden. Hierzu dürften auch die *Go/No-Go* Paradigmen und andere Aufgaben zum passiven Vermeidungslernen zählen.

Dickman (1990, 2000) betont, daß eine erhöhte Impulsivität nicht ausschließlich negative Konsequenzen haben müsse und unterscheidet daher *dysfunktionale* von *funktionaler* Impulsivität. Letztere erweise sich als vorteilhaft in Situationen, die z.B. schnelles Handeln erfordern, wohingegen dysfunktionale Impulsivität durch mangelnde Voraussicht leistungsmindernd wirken könne. Diesen Annahmen liegt Dickmans (2000) *attentional-fixity* Theorie der Impulsivität zugrunde, nach der sich hoch- und niedrig impulsive Personen durch die Fähigkeit unterscheiden, die Aufmerksamkeit auf eine augenblickliche Reizquelle zu fixieren. Hochimpulsive können sich also leicht wieder von einem Reiz im Zentrum der Aufmerksamkeit lösen, sind aber in Aufgaben, die Voraussicht und lange Aufmerksamkeit erfordern, schlechter. Niedrigimpulsive hingegen neigen zur Perseveration auf einen Reiz, können dafür aber planerisch und vorausschauend denken. Auf der Basis dieser Theorie entwickelte Dickman (1985) bereits früh ebenfalls eine Mustervergleichsaufgabe, die auch als computerisierte Form vorliegt und in der ebenfalls das Reaktionszeit-Fehler-Verhältnis (*Speed-Accuracy-Tradeoff*) als Maß der Impulsivität etabliert ist.

In einem eher klinisch orientierten Modell schlagen Herperz und Saß (1997) vor, Impulsivität als „*zwei in ständiger, unauflösbarer Wechselbeziehung stehende Dimensionen, den impulsiven Antrieb und die Impulskontrolle*" (S.178*f*) aufzufassen. Erstere Dimension stellt ein eng mit dem Temperament eines Individuums verbundenes, stabiles Ausmaß inneren Antriebes dar, die permanent mit einer als Impulskontrolle bezeichneten Instanz aus emotional/kognitiven Hemmungs- und Kontrollmechanismen interagiert.

Bereits der, oft als Vater der Neuropsychologie bezeichnete, russische Neurologe Aleksandr R. Lurija (1993) beschrieb, daß Patienten mit Frontalhirnläsionen zu impulsiveren Verhaltensweisen neigen würden. Auch Miller (1985; 1992; Miller und Milner, 1985) beschrieb in einer Serie von Experimenten mit Patienten nach einer frontalen Lobektomie zwei hervorstechende abweichende Verhaltensweisen dieser Patienten: *risktaking* und *impulsivity*. Heute erachtet man den Frontokortex als maßgeblich an der Regulation der Impulskontrolle beteiligt, obwohl die Frage nach der Spezifität bislang nicht ausreichend beantwortet ist (Evenden, 1999c). Zusätzliche Evidenz hierfür kommt aus neueren Studien mit funktioneller Bildgebung. So zeigten Probanden während der Bewältigung einer *Go/No-Go* Aufgabe Aktivierungen im bilateralen, dorsolateralen und ventrolateralen präfrontalen Kortex (Liddle et al., 2001). Lee et al. (2001) konnten im fMRI ebenfalls bilaterale Aktivierungen des präfrontalen Kortex sowie des anterioren Cingulums in einer *response inhibition* Aufgabe erzeugen. Rubia et al. (2001) wiesen aufgrund ihrer Ergebnisse mit *Go/No-Go* und *Stop-Signal Tasks* im fMRI nur dem linken dorsolateralen präfrontalen Kortex und zusätzlich medialen und parietalen Arealen eine Rolle bei der inhibitorischen Kontrolle zu, während Garavan et al. (2002) nur Aktivierungen im rechten präfrontalen und parietalen Kortex sowie im Cingulum in der No-Go Bedingung fanden. In der Studie von Watanabe et al. (2002) zeigten sich während der No-Go Bedingung im fMRI schließlich weitläufigere Aktivierungen im bilateralen mittleren präfrontalen Kortex, im linken dorsalen prämotorischen Areal sowie im linken posterioren intraparietalen und rechten occipitotemporalen Kortex. Trotz der unterschiedlichen Ergebnismuster waren jedoch in allen Studien während der Hemmung von Verhaltensweisen Aktivierungen im präfrontalen Kortex feststellbar.

Nach Meinung vieler Forscher sind insbesondere die Fähigkeiten zum planerischen Denken und zur behavioralen Inhibition ebenso Bestandteil der exekutiven Funktionen (Monterosso und Ainslie, 1999; Barkley, 2001; Funahashi, 2001; Godefroy, 2003), denen wir uns nun im folgenden Abschnitt zuwenden wollen. Impulsivität und exekutive

Funktionen sind demnach eng miteinander verwoben und teilen möglicherweise auch die selbe neurale Basis.

1.4.3 Exekutive Funktionen

Anders als bei anderen kognitiven Domänen - wie z.b. Gedächtnis oder Aufmerksamkeit - haben wir kein intuitives Konzept für das, was exekutive Funktionen ausmachen. Der Terminus „*exekutive Funktionen*" ist vielleicht auch aus diesem Grund mittlerweile mehr ein Sammelbecken als ein Oberbegriff für verschiedene komplexe bzw. höhere kognitive Prozesse und Subprozesse, die zumeist mit den Funktionen des präfrontalen Kortex in Verbindung gebracht werden (Elliottt, 2003). Obwohl bislang kein Konsens über eine Taxonomie exekutiver Prozesse besteht, sehen Smith und Jonides (1999) zwischen den unterschiedlichen Konstrukten dennoch eine Reihe von inhaltlichen Übereinstimmungen in Bezug auf das, was diese komplexe kognitive Domäne umfassen soll:

1.) Fokussierung der Aufmerksamkeit auf relevante und Inhibition irrelevanter Informationen (*attention* und *inhibition*).
2.) Zeitliche Organisation komplexer Aufgaben, welche ein Umschalten der gerichteten Aufmerksamkeit zwischen verschiedenen Teilaufgaben erfordert (*task management*).
3.) Planung einer Sequenz von Teilaufgaben, um ein langfristig gesetztes Ziel zu erreichen (*planning*).
4.) Aktualisierung und Überprüfung von Inhalten im Arbeitsgedächtnis zur Bestimmung des nächsten Arbeitsschrittes in sequentiellen Aufgaben (*monitoring*).
5.) Kodierung von Repräsentationen nach zeitlichem und räumlichem Auftreten im Arbeitsgedächtnis (*coding*).

Wie man sieht, geht diese Zusammenfassung von Funktionen weit über die Aufgaben hinaus, die Baddeley und Hitch (1974) ursprünglich ihrem Entwurf einer zentralen Exekutive in ihrem Arbeitsgedächtnismodell zuwiesen (s.o.).

Funahashi (2001) faßt exekutive Funktionen als „*a product of the coordinated operation of various processes to accomplish a particular goal in a flexible manner*" (S.147) zusammen und subsumiert „*adequate planning, judgement, decision-making, anticipation or reasoning, and monitoring external as well as internal states*" (S.148) unter diesem Begriff. Da Patienten mit Läsionen des präfrontalen Kortex besonders in diesen höheren kognitiven Funktionen Beeinträchtigungen aufweisen (Stuss und Benson, 1986; Fuster, 1997b; Godefroy, 2003), wurden die ursprünglich eigens dafür ge-schaffenen Begriffe „exekutive Funktionen" und „Frontalhirn-Funktionen" in der Ver-gangenheit oftmals synonym angewandt. Da aber heute z.b. aus Untersuchungen an Patienten mit Parkinsonscher Erkrankung (Taylor et al., 1986; Owen et al., 1992) oder Chorea Huntington (Robbins et al., 1994; Lawrence et al., 1996) bekannt ist, daß auch subkortikale Strukturen an der Ausführung exekutiver Funktionen beteiligt sind, wäre eine isolierte Betrachtung des Frontokortex in Bezug auf die exekutiven Funktionen zu simplifizierend (Elliott, 2003).

Das bis heute recht vage Konstrukt der exekutiven Funktionen wurde häufig als theoretisch substanzlos und willkürlich kritisiert (Barkley, 2001), und bereits Torgesen (1994) bemängelte das Fehlen eines theorieübergreifenden und integrativen Konzeptes, welches neuropsychologische Befunde und Erkenntnisse aus kognitionspsychologi-schen Informationsverarbeitungs-Paradigmen vereinen könne. Bis heute hat sich aber kein einheitliches Konstrukt hierzu durchgesetzt, das diesem Anspruch gerecht werden könnte.

Das Konzept der exekutiven Funktionen gründet schon historisch auf die Funktio-nalität des präfrontalen Kortex. Nun handelt es sich bei den exekutiven Funktionen we-der um ein einheitliches Konstrukt, noch läßt sich der präfrontale Kortex als eine homo-gene neuroanatomische Struktur auffassen, so daß auch in diesem Bereich eine große Anzahl von Untersuchungen mit funktioneller Bildgebung die Beteiligung unterschied-licher präfrontaler Areale sowie posteriorer und subkortikaler Regionen an verschiede-nen Aspekten exekutiver Funktionen erforscht hat: Eine einflußreiche Hypothese schreibt dem dorsolateralen (DLPFC) und dem ventrolateralen präfrontalen Kortex (VLPFC) im Rahmen eines hierarchischen 2-Stufen Modells zum präfrontalen Anteil des Arbeitsgedächtnisses unterschiedliche Aufgaben zu (Owen et al., 1996; Owen, 1997). Der VLPFC soll hierbei für die Kontrolle beim Abruf von Repräsentationen aus den posterioren Assoziationscortizes und - zumindest teilweise (D'Esposito et al., 1998) – auch für deren Zwischenspeicherung verantwortlich sein, während dem DLPFC die Überwachung und Manipulation von im VLPFC gehaltenen Repräsentationen zu-kommt. Weitere Unterstützung erhält diese Hypothese durch die fMRI Studien von Rowe et al. (2000) und Wagner et al. (2001). Jedoch nicht alle Bildgebungsbefunde sprechen für diese Sichtweise (Postle et al, 1999; Petrides, 2000). Elliott (2003) kommt in ihrer Zusammenfassung zu dem Schluß: „*It thus appears that DLPFC may play some role in maintenance in working memory, al least at high loads. The debate continues, with some authors arguing that the effects of increasing load in DLPFC actually reflect increased monitoring when stimuli are encoded, while others are content to allow for a limited role of DLPFC in maintenance per se*" (S.53).

In einer Meta-Analyse von Duncan und Owen (2000) untersuchten die Autoren die Aktivierungsmuster von einer breiten Palette kognitiver Aufgaben in funktionellen Bildgebungsstudien: In einer ersten Analyse schlossen sie Studien mit *auditory discrimination, divided visual attention, motor initiation, task-switching, planning* und *semantic processing* ein und fanden trotz der Diversiät der Aufgaben drei immer wieder auftretende Aktivierungscluster: Im dorsalen anterioren cingulären Kortex, im DLPFC sowie im VLPFC. In einer zweiten systematischeren Analyse untersuchten sie Studien, die mit *response conflict, task novelty, working memory load, delay* oder *perceptual difficulty* arbeiteten, und fanden wiederum die selben drei Cluster. Die Autoren schlossen daraufhin auf ein diese drei Regionen einschließendes gemeinsames Netzwerk, welches zur Bewältigung unterschiedlicher kognitiver Aufgaben herangezogen wird. Sie wiesen jedoch zugleich darauf hin, daß eine feinere Spezialisierung innerhalb dieses exekutiven Netzwerkes nicht auszuschließen, jedoch mit den Methoden der funktionellen Bildgebung zur Zeit wohl auch nicht zu untersuchen sei. Die selektive Aktivierung des DLPFC (und nicht des VLPFC oder des anterioren Cingulums) bei Arbeitsgedächtnisaufgaben, die eine Reorganisation eines gehaltenen Materials erfordern (*N-back* und *reverse span tasks*), könnte allerdings auf eine funktionelle Segregation innerhalb dieser drei Regionen hindeuten (Owen et al., 1996; D'Esposito et al., 1998; Elliott, 2003).

Smith und Jonides (1999) zeigten in ihrer Meta-Analyse, daß einerseits ein Anstieg des ‚N' in N-Back-Tasks - und damit ein Anstieg der Schwierigkeit und der damit verbundenen Zunahme exekutiver Prozesse - mit einer ansteigenden Aktivierung im DLPFC assoziiert war, wobei verbales Material eher zu Aktivierungen im linken DLPCF und räumlich-visuelles Material eher zu Aktivierungen im rechten DLPCF führten. Die Autoren sahen darin zum einen domänen- wie auch funktionsspezifische Modelle bestätigt, da sich die Domänenspezifität in der gefundenen Lateralisierung und die funktionelle Spezifität in der VLPFC/DLPFC Dissoziation widerspiegele.

Das die Ausführung exekutiver Funktionen jedoch nicht allein auf frontale Hirnareale begrenzt ist, betont ebenfalls die Übersichtsarbeit über funktionelle Bildgebungsstudien zur zentralen Exekutive von Collette und Van der Linden (2002): Aufgaben zum *manipulating* und *updating* von Informationen, zur *dual-task coordination*, zur Inhibition und zu shifting processes aktivieren nicht nur den anterioren Kortex sondern in vielen Studien überlappend auch parietale Areale.

Funahashi (2001) präsentiert in seiner Überblicksarbeit Daten von der Einzelzellableitung in Tierstudien bis hin zu Konnektivitätsanalysen in funktionellen Bildgebungsstudien und kommt zu dem Schluß: „ ... *the examination of dynamic and flexible modulation in neuronal interaction among prefrontal neurons as well as between the prefrontal cortex and other cortical and subcortical areas is important for explaining how the prefrontal cortex exerts executive control*" (S.147).

Decision-making

Da wir uns im Rahmen dieser Arbeit besonders mit einem Aspekt exekutiver Funktionen - dem *decision-making* - befassen wollen, soll im folgenden ein kurzer Überblick
zum Stand der Forschung in diesem Bereich gegeben werden:

> *„Decision making is required for behaviours ranging from simple movements to the
> complex considerations of multiple alternatives and reasoning about distant future con
> sequences"* (Krawczyk, 2002, S. 632). Diese komplexe Fähigkeit wird über sogenannte

Gambling Tasks operationalisiert, in denen man aufgefordert ist, über das Ziehen von
Karten aus verschiedenen vorteilhaften und unvorteilhaften Stapeln, deren Belohnungskontingenzen zunächst unbekannt sind, eben jene vorteilhaften Stapel zu identifizieren
und damit seinen Gewinn zu maximieren (Bechara et al., 1994, 1997, 1998, 2001; Rogers et al., 1999b, 1999c, 2003). Vorteilhafte Stapel beinhalten dabei Karten mit moderaten Gewinnen jedoch kleinen Verlusten, während unvorteilhafte Stapel aus Karten mit
hohen Gewinnen und sehr hohen Verlusten bestehen.

Untersuchungen an Patienten mit beidseitigen Läsionen des ventromedialen
präfrontalen Kortex zeigten schwere Defizite in heute dem *decision-making* zugerechneten Verhaltensweisen (Eslinger und Damasio, 1984; Grafman et al., 1990; Damasio et
al., 1991). Bechara et al. (1994) konnten in einer Untersuchung an Patienten mit Läsionen im anterioren ventromedialen oder rechten dorsolateralen/dorsomedialen präfrontalen Kortex eine anatomische wie kognitive doppelte Dissoziation zwischen *decision-
making*- und Arbeitsgedächtnis-Defiziten nachweisen. Patienten mit Läsionen des anterioren ventromedialen Kortex zeigten schwere Defizite in der *Iowa-Gambling Task* bei
erhaltener Arbeitsgedächtnisleistung, während Patienten mit Läsionen des rechten dorsolateralen/dorsomedialen präfrontalen Kortex schwere Defizite in einer Arbeitsgedächtnisaufgabe und normaler *decision-making* Leistungen offenbarten. Die Befunde
von Damasio und seinen Mitarbeitern (Eslinger und Damasio, 1984, 1985; Damasio et
al., 1991) zum *decision-making* bei frontalen Läsionen führten ihn zu seiner umstrittenen *„Somatic marker hypothesis"* (Damasio, 1994), welche eine generelle Interaktion
zwischen affektiven Zuständen und Informationsverarbeitungsprozessen bei der Initiation und Regulation von Verhalten postuliert. Da eine adäquate Darstellung des Diskurses zu dieser Theorie den Rahmen und das Thema dieser Arbeit sprengen würde, wollen
wir an dieser Stelle auf eine ausführlichere Erläuterung verzichten.

Aber auch Patienten mit Läsionen des bilateralen orbitofrontalen Kortex zeigten
decision-making-Defizite (Eslinger und Damasio 1985; Shallice und Burgess, 1991).
Rogers et al. (1999b) konnten hier zeigen, daß nur Patienten mit orbitofrontalen Schäden nicht aber Patienten mit Läsionen des dorsolateralen/dorsomedialen präfrontalen
Kortex schlechtere Leistungen in der von den Autoren selbst entwickelten *Decision-
Making Task* erbrachten.

In einer Studie von Manes et al. (2002) wurden Patienten mit diskreten orbitofrontalen, mit dorsolateralen, mit dorsomedialen präfrontalen sowie mit raumgreifenden frontalen Läsionen mittels der drei bekanntesten *Decision-Making Tasks* untersucht. Dabei zeigten die Probanden mit orbitofrontalen Läsionen keine Defizite in diesen Aufgaben. Dagegen waren es hier Patienten mit dorsolateralen und dorsomedialen präfrontalen Läsionen, die Defizite im *decision-making* aufwiesen, während die Gruppe mit schweren übergreifenden Frontalhirnschäden die stärksten Beeinträchtigungen in diesen Aufgaben zeigte.

In einer funktionellen Bildgebungsstudie der selben Arbeitsgruppe konnten mit $[H_2^{15}O]$-PET während des Lösens einer neu entwickelten *Risk-Taking Task*, Aktivierungen des rechten inferioren lateralen, des ventromedialen und des ventrolateralen präfrontalen Kortex der Aufgabe beobachtet werden (Rogers et al., 1999c). In einer ähnlichen Studie mit $[H_2^{15}O]$-PET von Ernst et al. (2002) wurden überwiegend rechtsseitige Areale im orbitofrontalen, dorsolateralen präfrontalen Kortex, im anterioren Cingulum, der Insula, des inferioren parietalen Kortex sowie des Thalamus und im linken Cerebellum gefunden.

Wie wir gesehen haben, wird zwar die Konzeptualisierung von *decision-making* - als Aspekt exekutiver Funktionen -, wohl auch durch sein konzeptionelles Gebundensein an die Gambling-Tasks, weniger kontrovers diskutiert, jedoch herrscht bislang weitgehende Uneinigkeit bezüglich der Beteiligung unterschiedlicher frontaler Hirnareale. Krawczyk (2002) faßt diese teilweise widersprüchlichen Ergebnisse sowie Befunde aus der Tierforschung zusammen und schlägt ein eigenes Modell zum Anteil drei entscheidender Regionen des präfrontalen Kortex an den verschiedenen Aspekten des *decision-making* vor:

1.) Orbitofrontale und ventromediale Areale sind beteiligt an Entscheidungen, die auf erwarteten Belohnungen basieren, und sie vermitteln affektive Informationen in Bezug auf Entscheidungsoptionen und -attribuierungen.
2.) Der dorsolaterale präfrontale Kortex ist ausschlaggebend bei Entscheidungen, die einen Zugriff auf multiple Informationssysteme erfordern. Zusätzlich könnte er in Abhängigkeit von der Güte und dem Umfang der Datenbasis, die noch offenen Entscheidungen zugrunde liegt, spezifische Hirnareale beteiligen.
3.) Der anteriore und ventrale cinguläre Kortex soll für die Sortierung konfligierender Optionen verantwortlich sein und ergebnisrelevante Informationen beitragen.

Personen mit Substanzmißbrauch bzw. -abhängigkeit zeigen ebenfalls defizitäre *decision-making* Leistungen in *Gambling Tasks* (Bechara et al., 2001; Bechara und Damasio, 2002; Ernst et al., 2003). So konnten bei Personen mit einem Mißbrauch von

Kokain (Grant et al., 2000; Monterosso et al., 2001; Bolla et al., 1999, 2000, 2003) Amphetamin (Rogers et al., 1999b) und Methamphetamin (Paulus et al., 2002), Opiaten (Petry et al., 1998) sowie Alkohol (Mazas et al., 2000) Beeinträchtigungen im *decision-making* gefunden werden. Uneins sind sich die verschiedenen Forschergruppen jedoch über die Wirkungsbeziehungen von Substanzmißbrauch und *decision-making*: Während das eine Lager annimmt, daß ein *decision-making* Defizit bei Personen mit Substanzmißbrauch vorbesteht und einen Vulnerabilitätsfaktor für die Entwicklung von Substanzmißbrauch darstellt (Bechara et al., 2001; Bechara und Damasio, 2002; Ernst et al., 2003), halten andere Forschen diese Defizite insbesondere bei Stimulanzien für eine Folge des Substanzmißbrauchs (Jentsch und Taylor, 1999; Rogers et al., 1999b; Paulus et al., 2002; Bolla et al., 2003), wodurch diese angenommenen neurotoxischen Effekte dann durchaus zu der Entwicklung bzw. Förderung einer Substanzabhängigkeit beitragen können (Bolla et al., 2003). Diese beiden Ansichten schließen sich jedoch nicht notwendigerweise aus. Illegale Substanzen, die Veränderungen am dopaminergen und serotonergen System verursachen können, wie z.B. Kokain, Amphetamin und Methamphetamin, scheinen tatsächlich über die nachhaltige Modulation dopaminerger und serotonerger Einflüsse auf fronto-limbische bzw. fronto-striatale Regelkreise Beeinträchtigungen im *decision-making* hervorzurufen (Jentsch und Taylor, 1999; Rogers et al., 1999; Paulus et al., 2002; Bolla et al., 2003). Eine prädispositionelle Aberration eben dieser Regelkreise, wie man sie bei Abhängigkeitserkrankungen mittlerweile annimmt (Volkow und Fowler, 2000), könnte aber ebenfalls dysfunktionales *decision-making* und damit auch Substanzmißbrauchsverhalten verursachen (Bechara et al., 2001; Bechara und Damasio, 2002; Ernst et al., 2003). Methamphetamin-abhängige Personen zeigten während einer *two-choice prediction task* geringere Aktivierungen des DLPFC und keine Aktivität im ventromedialen präfrontalen Kortex im fMRI im Vergleich zu gesunden Kontrollen (Paulus et al., 2002), was die Forscher als neurales Korrelat der ebenfalls gezeigten *decision-making* Defizite erachteten. In einer Studie mit $[H_2^{15}O]$-PET und der Iowa-Gambling-Task an Personen mit Kokainmißbrauch aktivierten diese während der Aufgabe den rechten orbitofrontalen Kortex stärker und den rechten DLPFC und linken medialen präfrontalen Kortex geringer als gesunde Kontrollen (Bolla et al., 2003). Das Ausmaß des Kokainkonsums war mit der Aktivierung im orbitofrontalen Kortex negativ korreliert. Ebenso ging ein besseres Abschneiden in der Aufgabe mit einer stärkeren orbitofrontalen Aktivierung einher. Diese Aktivierungsmuster interpretierten die Autoren als Folge dysfunktionaler frontaler neuraler Netzwerke, welche die *decision-making* Leistung beeinträchtige. Die Korrelation mit dem Konsum ist ein starker Hinweis dafür, daß sich diese Dysfunktionalität auf eine neurotoxische Wirkung des Kokains zurückführen läßt.

1.4.4 Aufmerksamkeit

Eine wesentliche Funktion von Aufmerksamkeit liegt in der Selektion von bestimmten Inhalten oder Informationen, welche zwangsläufig mit einer Deselektion von anderen Informationen einher geht. Ziel dieser Selektion ist es, ausgewählte Informationen dem Bewußtsein bzw. der Steuerung von Denken und Handeln zugänglich zu machen (*selective attention*) und die Informationen bereitzustellen, die zur Handlungssteuerung unmittelbar notwendig sind (*selection for action*) (Müller und Krummenacher, 2002).

Die zahlreich entworfenen, psychologischen Theorien zur Aufmerksamkeit lassen sich im Rahmen dieser Arbeit kaum erschöpfend darstellen. Es soll daher nur ein kurzer Abriß hauptsächlicher Strömungen gegeben werden, der seinen Fokus auch eher in einer neurobiologischen, denn allgemeinpsychologischen Sichtweise von Aufmerksamkeit findet.

Das Problem selektiver Aufmerksamkeit ist eines der ältesten der Psychologie überhaupt. William James (1890) schrieb Ende des 19. Jahrhunderts: *„Everyone knows what attention is. It is the taking possession of the mind, in clear and vivid form of one out of several simultaneous objects or trains of thought"* (S. 403). James unterschied dabei bereits zwischen sensorischer Aufmerksamkeit, welche unwillkürlich durch externe Stimuli angeregt wird, und willentlicher Aufmerksamkeit, die auf die externale Umwelt oder auf internale mentale Repräsentationen gerichtet werden kann.

Eine erste, empirisch begründete Theorie zur Aufmerksamkeit wurde von Broadbent (1958) auf der Basis von Experimenten zum dichotischen Hören entworfen. Diese einflußreiche Theorie verstand Aufmerksamkeit als einen Filter mit der Aufgabe, die Informationsmenge, welche die einzelnen strikt seriellen sensorischen Systeme passierte, für das nachgeschaltete, kapazitätslimitierte perzeptuelle System zu begrenzen. Da diese Theorie diesen physikalischen Filtermechanismus vor einer semantischen Informationsverarbeitung ansetzt, wird sie auch als ein Modell *früher Selektion* bezeichnet. Demnach sollte die frühe Selektion einer relevanten Information dazu führen, daß nichtselektierte Informationen für die bewußte Verarbeitung verloren gehen. Nachfolgende physiologische Studien zeigten, daß an der Auswahl relevanter sensorischer Kanäle ein thalamischer *Gating*-Mechanismus beteiligt ist, bei dem der reticulare Nucleus des Thalamus, welcher über präfrontale Areale kontrolliert wird, eine wichtige Rolle spielt (Skinner und Yingling, 1977). Diesem peripheren Gating-Mechanismen scheint vor allem bei niederen Säugern eine zentrale Bedeutung in der Informationsauswahl zuzukommen. Experimente zur Informationsverarbeitung am Menschen konnten nun in der Folge aber zeigen, daß Informationen, die nicht im Aufmerksamkeitsfokus standen, dennoch auf einem höheren Level verarbeitet werden können, da eine Nachricht, die nicht bewußt verarbeitet werden konnte, mit einer Nachricht, die bewußt verarbeitet wurde, interferierte (Posner, 1978). Diese Ergebnisse legten nahe, daß selektive Aufmerksamkeit auch Areale auf einer höheren kortikalen Ebene in Anspruch nimmt. Jüngste tierexperimentelle Studien weisen in diesem Zusammenhang auf eine gemeinsame Beteiligung thalamischer Mechanismen und sensorischer Assoziationskortizes an Aufmerksamkeitsprozessen hin (LaBerge, 2000). Befunde aus funktionellen Bildgebungsstudien zur selektiven Aufmerksamkeit am Menschen bestätigen die Beteiligung vor allem posteriorer Areale, von denen bekannt ist, daß sie an der Reizverarbeitung beteiligt sind (Cabeza und Nyberg, 2000).

Anfang der 70er Jahre begann die psychologische Forschung - achtzig Jahre nach William James - wieder zwischen automatischen und bewußt kontrollierten Aufmerksamkeitsprozessen zu unterscheiden. Es konnte gezeigt werden, daß visuell dargebotene Worte auch dann andere bedeutungsgleiche Worte aktivieren konnten (semantische Assoziation), wenn sie zuvor nicht bewußt wahrgenommen wurden (Posner, 1978). Diese Studien wiesen darauf hin, daß die parallele Organisation, wie man sie bis dahin mittlerweile für die Verarbeitung sensorischer Informationen annahm, sich ebenso auf die Verarbeitung semantischer Inhalte ausdehnte (Posner und DiGirolamo, 2000). Dennoch schien es so zu sein, daß die Selektion der Bedeutung eines Wortes die Verfügbarkeit der Bedeutung eines anderen Wortes unterdrückte. Diese Befunde führten dazu, daß Aufmerksamkeit weniger als ein früher sensorischer „Flaschenhals" gesehen wurde sondern vielmehr als ein System, welches Prioritäten auf motorische Handlungen, Bewußtsein und Gedächtnis verteilte (Allport, 1980). Diese höheren bzw. *späten* Aufmerksamkeitsmechanismen dienen somit auch der Koordination mehrerer kognitiver Prozesse, wobei hier hauptsächlich frontalen Arealen entscheidende Bedeutung zukommt (Chelazzi und Corbetta, 2000).

Seit Mitte der 70er Jahre verfolgten Neurobiologen einen anderen Ansatz, um selektive Aufmerksamkeit zu erforschen. Sie begannen mit der Untersuchung der Orientierungsreaktion (OR) anhand von, meist in Bereichen des gut untersuchten visuellen Systems, eingepflanzten Microelektroden am lebenden Affen (Wurtz et al., 1980). Mittels der Methode der Einzelzellableitung am lebenden Tier konnte eine relativ begrenzte Anzahl von Neuronen identifiziert werden, bei denen sich die Feuerungsrate selektiv erhöht, wenn ein darauf trainierter Affe seine Aufmerksamkeit einem Ort oder einem Objekt zuwendet (Motter, 1998; Chelazzi und Corbetta, 2000). Auf der Ebene des Colliculus superior konnten nur dann selektive Erhöhungen der Feuerungsrate erzielt werden, wenn Augenbewegungen an der OR beteiligt waren. Im Kontrast hierzu feuerten Neuronen im posterioren Parietallappen immer dann, wenn das Tier ein Objekt längere Zeit fixierte. Ein Teil des Thalamus, das laterale Pulvinar, zeigte ebenfalls erhöhte Feuerungsraten, wenn der Versuchsaffe aufmerksam war (Colby, 1991). Dies bestätigte die thalamische Beteiligung an der Aufmerksamkeit aus dem früheren Rattenmodel (Skinner und Yingling, 1977), jedoch weist man heute dem pulvinaren Anteil gegenüber dem, an der Ratte gefundenen, retikulären Anteil des Thalamus eher höhere Analysefunktionen zu (Posner und DiGirolamo, 2000).

Die allgemeinpsychologischen Ansätze, die Aufmerksamkeit im Rahmen von Theorien der Informationsverarbeitung betrachten, und neurobiologische Ansätze, die Aufmerksamkeitsmechanismen am Tier erforschen, standen lange Zeit relativ unverbunden nebeneinander. Erstere beschrieben Aufmerksamkeit entweder als „Flaschenhals", der ein zentrales System mit begrenzter Aufnahmekapazität vor Überlastung schützt, oder als Ressource, die unterschiedlichen Verarbeitungssystemen zugewiesen werden kann. Andererseits war der neurobiologische Blickwinkel auf die verschiedenen separierbaren neuralen Mechanismen begrenzt, welche in Orientierung und der Aufrechterhaltung von Aufmerksamkeit (*alertness*) involviert waren (Posner und DiGirolamo, 2000). Neuere Ansätze versuchen nun beide Sichtweisen zu integrieren (Näätänen, 1992; Posner und Peterson, 1990), welche aber aufgrund ihrer Komplexität hier nicht in extenso vorgestellt werden können. Der interessierte Leser sei daher an die Aufsätze von Müller und Krummenacher (2002); LaBerge (2000) oder Posner und DiGirolamo (2000) verwiesen. Als Übersicht über funktionelle Bildgebungsstudien zur Aufmerksamkeit und ihre theoretische Einbettung sei der Artikel von Pessoa et al. (2003) empfohlen.

Daueraufmerksamkeit

Im Rahmen neuropsychologischer Untersuchungen werden Aufmerksamkeitsprozesse in der Regel über Aufgaben zur Daueraufmerksamkeit bzw. Vigilanz gemessen (Sarter et al., 2001). Daueraufmerksamkeit wird dabei von den Autoren folgendermaßen definiert: „*The psychological construct 'sustained attention' describes a fundamental component of attention characterised by the subject's readiness to detect rarely and unpredictably occurring signals over prolonged periods of time*" (S.146). Daueraufmerksamkeit repräsentiert eine basale Aufmerksamkeitsfunktion, welche die Effizienz höherer Aufmerksamkeitsmechanismen (z.B. selektive und geteilte Aufmerksamkeit) wie auch die kognitive Gesamtkapazität per se bestimmt. Beeinträchtigungen der Fähigkeit, relevante Reize oder Assoziationen zu entdecken und auszuwählen, zeitigen - schon nach einem intuitiven Verständnis - vor allem Wirkung auf alltägliche Lebensanforderungen (z.B. Auto fahren), höhere kognitive Fähigkeiten (Lernen und Gedächtnis, soziale Kommunikation etc.) und möglicherweise auch auf Bewußtsein (Sarter et al., 2001). Studien mit funktioneller Bildgebung am Menschen zeigten unter Aufgaben, welche die Daueraufmerksamkeit beanspruchten, vornehmlich rechtsseitige Aktivierungen präfrontaler und parietaler Areale (Cabeza und Nyberg, 2000). Tierexperimentelle Studien untersuchten vor allem afferente kortikale Systeme, und es konnte gezeigt werden, daß insbesondere cholinerge Afferenzen, die ihren Ursprung im basalen Vorderhirn haben, eine entscheidende Rolle im neuronalen Netzwerk zur Vermittelung von Daueraufmerksamkeit zukommt (Sarter et al., 2001). Die Aktivierung dieses im basalen Vorderhirn lokalisierten, kortikopetalen cholinergen Systems wird als durch das ‚anteriore Aufmerksamkeitssystem' getriggerter „Top-down"-Prozeß konzeptualisiert, welcher der Vermittlung kenntnisgetriebener Detektion und Selektion von Reizen dient. Die aktivierten cholinergen Afferenzen erleichtern diese Prozesse durch die Steigerung kortikaler sensorischer und sensorisch-assoziativer Informationsverarbeitungsprozesse, die insbesondere für die Signal-Rausch-Filterung von Bedeutung sind (Sarter et al., 2001). Auch die bedeutsame Beteiligung des noradrenergen Systems wurde im Zusammenhang mit Aufmerksamkeitsprozessen diskutiert (Aston-Jones et al., 1996). Zur Rolle des noradrenergen Systems bemerken Sarter et al. (2001) in ihrer Übersicht: „ ... *attentional functions are triggered, but not mediated, by noradrenergic ascending activation, and ... sustained attention performance may not critically depend on variations in activity in ascending noradrenergic projections"* (S.157).

Die Fähigkeit, Aufmerksamkeit aufrecht zu erhalten oder sich zu konzentrieren, wird im neuropsychologischen Kontext häufig mit der *Continuous Performance Task* (CPT) gemessen (Cornblatt et al., 1988). Dieser Aufgabentyp (CPT-IP) zeigte in einer funktionellen Bildgebungsstudie mit ^{99m}Tc HMPAO-SPECT und einer allerdings sehr groben ROI-basierten Auswertung jeweils für die Nummern- und die Formen-Bedingung unterschiedliche Aktivierungsmuster (Keilp et al., 1997): Die Nummern-Aufgabe aktivierte linksseitig anteriore subkortikale Bereiche, die das anteriore Cingulum, die frontale weiße Substanz und große Teile der Basalganglien mit einschlossen, sowie ebenso linksseitig posteriore subkortikale Bereiche, die auch den Thalamus beinhalteten. Die Formen-Aufgabe hingegen aktivierte hauptsächlich bilaterale occipitale Regionen.

1.5 Messung des akustischen Schreckreflexes

Der Schreckreflex ist eine schnelle Reaktion, die auf das plötzliche und intensive Auftreten eines Reizes, wie z.B. eines lauten Geräusches, folgt und sich in einer Kontraktion der Sekelett- und Gesichtsmuskulatur ausdrückt. Dieser Reflex wird gewöhnlich als Defensivreaktion klassifiziert (Baltissen und Sartory, 1998). Der akustische Schreckreflex (ASR) wird bei Säugern über einen nur drei Synapsen umfassenden Neuronenkreis vermittelt, der im unteren Hirnstamm lokalisiert ist. Die im caudalen pontinen Nucleus reticularis befindlichen Neuronen bilden die Schlüsselelemente dieser primären Leitungsbahn des ASR (Davis et al., 1982; Koch, 1999). Als eine Komponente der ASR läßt sich die Blinzelreaktion über die elektromyographische Ableitung (EMG) des Orbicularis Oculi Gesichtsmuskels im Humanversuch quantifizieren (Hoffman und Searle, 1968). Der Schreckreflex zeigt verschiedene Formen behavioraler Plastizität, wie z.b. *Prepulse Inhibition* (PPI) und Habituation. Unter PPI versteht man das Phänomen, daß es zu einer maßgeblichen Reduktion in der Stärke der Schreckreaktion kommt, wenn ein distinkter Reiz, der selbst keine Schreckqualität besitzt, in einem Zeitfenster 30-500 msec vor einem Schreckreiz dargeboten wird. PPI wird als Operationalisierung für sensorimotorisches *Gating* verwendet, welches die Fähigkeit eines Organismus, sensorische Informationen geeignet zu inhibieren und damit zu filtern, widerspiegeln soll (Graham, 1975; Hoffman und Ison, 1980). Bei der Habituation handelt es sich um ein theoretisches Konstrukt, welches die Reduktion der Stärke der Schreckreaktion nach wiederholter Darbietung eines Schreckreizes beschreibt, die aber nicht auf Muskelermüdung oder auf eine Abnahme der Empfindlichkeit sensorischer Rezeptoren zurückzuführen ist (Groves & Thompson, 1970).

Die Stärke, die Habituation und die PPI der ASR sind gebräuchliche neurobiologische Maße, um Mechanismen des sensorimotorischen „Gatings" und der Informationsverarbeitung zu untersuchen. Ein besonderer Vorteil erwächst dabei aus der weitgehenden, über verschiedene Spezies hinweg reichenden Konsistenz dieser Phänomene (Braff et al., 1992; Geyer und Braff, 1987; Swerdlow et al., 1999b).

Verschiedene Neurotransmittersysteme, wie z.B. Dopamin, Acetylcholin, γ-Aminobuttersäure (GABA), Glutamat, Noradrenalin und Serotonin können über deszendierende Bahnen modulierend auf die diversen Bedingungen der ASR einwirken. Wie an Nagern und zum Teil auch am Menschen gezeigt werden konnte, führt eine pharmakologische Beeinflussung dieser Transmittersysteme, z.B. über vermehrte Ausschüttung, Depletion, Rezeptor-Agonisierung oder -Antagonisierung, zu spezifischen Veränderungen in Stärke, Habituation und PPI der ASR (Koch, 1999; Braff et al., 2001; Geyer et al., 2001). Aus diesem Grund wird der ASR als nichtinvasives Fenster in die Chemie des menschlichen Hirnes diskutiert und findet Anwendung in verschiedenen psychiatrischen und psychopharmakologischen Tiermodellen (Swerdlow et al., 2000; Braff et al., 2001; Geyer et al., 2001).

1.6 Positronen-Emissions-Tomographie (PET)

Bereits Anfang der 60er Jahre wurde ein diagnostisches Verfahren entwickelt, welches Strahlungsemissionen, die von radioaktiven Nukliden abgegeben werden, nutzte, um Bilder von unter der Körperoberfläche verborgenen Strukturen oder Vorgängen zu erzeugen (Kuhl und Edwards, 1963). Das Kernstück dieser nuklearmedizinischen Verfahren ist ein Szintillationsdetektor, bestehend aus einem Szintillations-Kristall und einem Photoverstärker. Radionuklide, gekoppelt an Moleküle, Proteine oder Zellen - sogenannten Radiodiagnostika oder auch *Tracer* -, die nun zu diagnostischen Zwecken per Injektion in den Körper eingebracht werden, folgen einer physiologischen Kinetik und emittieren Gamma-Strahlung am Ort ihrer Speicherung. Der emittierte Gamma-Quant überträgt durch den sogenannten Photoeffekt seine Energie auf das Szintillationsmaterial und induziert dort Lichtblitze. Die Lichtphotonen, die auf der Photokathode des Photoverstärkers auftreffen, werden dort in ein elektrisches Signal umgewandelt. Nach der Verstärkung dieses elektrischen Signals wird ein Spannungspuls generiert, der sich proportional zu der Zahl der Lichtphotonen verhält, die innerhalb des Szintillations-Kristalls produziert wurden und sich somit ebenso proportional zu der eintreffenden Energie der von den Radionukleiden emittierten Gamma-Strahlung verhält (Saper et al., 2000; Herzog, 2001). Nach diesem Prinzip funktionieren die *Single Photon Emission Computed Tomographie* (SPECT) und die *Positronen-Emissions-Tomographie* (PET). Beim PET ist das primäre Ergebnis des radioaktiven Zerfalls des eingesetzten Radionuklids ein Neutron, das stabil im Atomkern verbleibt, und ein Positron, daß sich mit Lichtgeschwindigkeit vom Atomkern entfernt. Abhängig von seiner Energie, die je nach verwendetem Radionuklid variieren kann, interagiert das Positron mit einem Elektron aus dem umgebenden organischen Material. Beide Teilchen annihilieren sich dabei und produzieren wiederum zwei Gammastrahlen (auch Photonen genannt), die sich in entgegengesetzter Richtung in einem Winkel von 180 Grad voneinander weg bewegen. Jedes dieser Photonen hat eine Energie von 511 keV, entsprechend der Ruheenergie eines Elektrons. Der Herkunftsort eines emittierten Photonenpaares kann mittels einer ringförmigen Anordnung mehrerer Detektoren und nach Bildrekonstruktions- und -korrektur-Verfahren rekonstruiert werden (Saper et al., 2000; Herzog, 2001). Die räumliche Auflösung liegt zwischen 3 und 8 mm, die zeitliche Auflösung bei etwa einer Minute.

Vor dem Hintergrund, daß das Gehirn etwa 90% seiner Energie durch die Oxidation von Glukose erhält, ist das Glukose-Analog [18]Fluor-Desoxy-Glukose (18-FDG) gut geeignet, um verschiedene funktionelle Zustände des Gehirns zu identifizieren (Phelps et al., 1979). Dabei wird 18-FDG zwar wie Glukose in ein Neuron aufgenommen, dort jedoch nicht vollständig metabolisiert. Der *Tracer* akkumuliert in der Zelle und wird durch Phosphorylierung über die Hexokinase abgebaut. Das Ausmaß der Akkumulation reflektiert jedoch die jeweilige Glukosemetabolismus-Rate. Es konnte gezeigt werden, daß der lokale Glukoseverbrauch im Gehirn, der über die 18-FDG Akkumulation gemessen wird, unter physiologischen Bedingungen ein reliables Maß für die lokale neuronale Aktivität darstellt. Die meiste Energie, die aus der Glukose gewonnen wird, dient der Wiederherstellung von Ionen-Gradienten entlang der Membranen von Neuronen, die gefeuert haben (über die Na^+-K^+-ATPase). Die aktivitätsabhängige Glukoseaufnahme ist daher auch eher an Synapsen gebunden, denn an die Zellkörper (Sokoloff, 1984). Bei Untersuchungen an Alzheimer Patienten wurde auch eine direkte Korrelation von Zellverlusten im Corpus callosum und im Hippocampus mit dem, mit 18-FDG-PET gemessenen, Glukosemetabolismus in diesen Regionen gefunden (Hampel et al., 2002). Dieser Befund legt nahe, daß mit 18-FDG-PET auch ein Indikator für die neuronale Vitalität bzw. Integrität und somit für die Lokalisation neurotoxischer Effekte zur Verfügung stehen könnte. Unter der Anwendung von $[H_2^{15}O]$ lassen sich mit der PET auch direkt Veränderungen im zerebralen Blutfluß messen, was insbesondere auch für funktionelle Fragestellungen von großer Bedeutung ist (Saper et al., 2000).

PET hat gegenüber SPECT unter anderem den Vorteil der besseren örtlichen Auflösung, einer höheren Sensitivität sowie Messungen in kürzeren Zeitfenstern vornehmen zu können (Herzog, 2000). Im Vergleich zum fMRT ist PET heute im Hinblick auf die Lokalisation kognitiver Leistungen zwar unterlegen, da beim fMRT-Verfahren eine bessere zeitliche und räumliche Auflösung erreicht wird und zudem kein radioaktives Material verwandt werden muß. Ein wichtiger Vorteil von PET gegenüber fMRT liegt allerdings darin, daß die erhaltenen Daten auch absolut quantifiziert werden können, z.B. im Vergleich zu einer Baseline-Bedingung sowie in einem besseren Signal-Rausch-Verhältnis (Saper et al., 2000). Ein weiterer Vorteil von PET ist die Verwendbarkeit von metallischen Hilfsmitteln, z.B. bei kognitiven Aufgaben. Ein wichtiges Forschungsfeld und eine Domäne nuklearmedizinischer Verfahren wie PET sind Rezeptorliganden-Studien, die für die Charakterisierung verschiedener Transmittersysteme im menschlichen Gehirn und in Gehirnen nicht-menschlicher Primaten von essentieller Bedeutung sind (z.B. Volkow et al., 1997; Boy et al. 1998).

2 Fragestellung

Verschiedene tierexperimentelle Studien haben gezeigt, daß MDMA selektiv serotonerge Präsynapsen schädigt (siehe Kapitel 1.3.1). Untersuchungen an MDMA Konsumenten lieferten darüber hinaus Hinweise für spezifisch serotonerge Neurotoxizität
auch am Menschen (siehe Kapitel 1.3.6). Es konnten ebenso verschieden funktionelle
Defizite bei MDMA Konsumenten aufgedeckt werden, die als Korrelat dieser serotonergen Schädigung postuliert wurden (siehe Kapitel 1.3.1). Defizite des Arbeits- und
des deklarativen Gedächtnisses sowie eine Steigerung der Impulsivität scheinen die
Folgen des MDMA Konsums zu sein. Weiterhin werden aber auch Defizite innerhalb
exekutiver Funktionen und gestörte Aufmerksamkeitsprozesse diskutiert. Weitgehend
unklar ist jedoch, ob ein hirnstrukturelles Substrat dieser Beeinträchtigungen - oberhalb
einer Schädigung auf neuronaler Ebene - existiert. Lassen sich also bei den MDMA
Konsumenten Hirnareale identifizieren, die gegenüber gesunden Kontrollprobanden
verändert sind, und die mit spezifischen kognitiven Funktionen in Beziehung gesetzt
werden können? Die Erforschung strukturell-anatomischer Veränderungen des Gehirns
von MDMA Konsumenten und die Assoziation möglicher hirnstruktureller Veränderungen mit kognitiven Leistungsdefiziten soll daher das Ziel dieser Arbeit sein.

Da die Beteiligung des häufigen Cannabisbeikonsums an den kognitiven Defiziten
von MDMA Konsumenten bislang nicht ausreichend geklärt ist und da nahezu alle regelmäßigen MDMA Konsumenten einen ebenso regelmäßigen Cannabisbeikonsum
aufweisen, sollen die Daten der MDMA Konsumenten nicht nur mit denen gesunder
drogenunerfahrener Kontrollprobanden, sondern darüber hinaus mit chronischen
Cannabis Konsumenten verglichen werden. Der Vergleich mit einer Gruppe von
Cannabis Konsumenten erlaubt es, den Einfluß des häufigen Cannabis Kokonsums bei
MDMA Nutzern zu kontrollieren, da dieser als einflußreiche Störvariable in der Erforschung der funktionellen Konsequenzen des MDMA Konsums identifiziert wurde
(Croft et al. 2001b; Daumann et al., 2001; Gouzoulis-Mayfrank et al., 2002b). Zudem
lassen sich anhand einer Vergleichsgruppe regelmäßiger Drogenkonsumenten mögliche
Einflüsse einer potentiellen „Drogennutzerpersönlichkeit" abschätzen.

Im Rahmen dieser Arbeit sollen zunächst die Befunde zu Gedächtnisdefiziten und
gesteigerter Impulsivität bei MDMA Konsumenten repliziert werden. Zusätzlich werden
die *decision-making cognition* - als Teilbereich exekutiver Funktionen - und die Daueraufmerksamkeit erfaßt. Desweiteren sollen mittels 18-FDG-Positronen-Emissions-
Tomografie (18-FDG-PET) in Ruhe regionale Veränderungen im zerebralen Glukosestoffwechsel untersucht werden. Die gestörten kognitiven Leistungsbereiche von

MDMA Konsumenten werden dann mit ihrem zerebralen Glukosemetabolismus korrelativ zueinander in Beziehung gesetzt, um so die Beteiligung spezifischer Hirnregionen an den zu erwartenden Leistungsveränderungen zu erforschen. Eine Messung verschiedener Modalitäten des akustischen Schreckreflexes (*Prepulse Inhibition, Habituation, Schreckreaktivität*) soll schließlich den Status des serotonergen Systems erfassen. Die Daten von MDMA Konsumenten werden mit einer Gruppe gesunder Kontrollprobanden ohne Drogenkonsum sowie mit einer weiteren Kontrollgruppe „reiner" Cannabis-Konsumenten verglichen. Alle Messungen finden nur einmal statt. Es handelt sich daher um ein querschnittliches 3-Gruppen-Design mit zwei Kontrollgruppen.

Aus mehreren Gründen entschlossen wir uns, die zu untersuchende Stichprobe nur auf Männer zu begrenzen:

1.) Bei mehreren in dieser Arbeit zur Anwendung gekommenen Methoden sind geschlechtsspezifische Effekte bekannt. So zeigen Männer und Frauen Unterschiede im zerebralen Glukosemetabolismus in Ruhe gemessen mit 18-FDG-PET (Kawachi et al., 2002). Messungen des akustischen Schreckreflexes unterliegen ebenso dem Einfluß des Geschlechtes (Swerdlow et al., 1999a; Kofler et al., 2001). Auch die Leistungen in der *Iowa-Gambling Task* scheinen sich stark zwischen Männern und Frauen zu unterscheiden (Karen I. Bolla, Johns Hopkins Hospital, Baltimore; Sabine Windmann, Ruhr-Universität Bochum, persönliche Mitteilungen).
2.) Männer zeigen in der Regel einen häufigeren und intensiveren illegalen Drogenkonsum als Frauen (Brady und Randall, 1999), so daß die Wahrscheinlichkeit von neurotoxischen Effekten in einer männlichen Population höher ausfallen sollte.
3.) Da auch eine nuklearmedizinische Untersuchung mit der Exposition radioaktiver Stoffe Bestandteil der geplanten Untersuchung war, wollten wir das Risiko von teratogenen Folgen bei unwissentlich schwangeren Frauen ausschließen.

In den folgenden Abschnitten werden die erwarteten Veränderungen der kognitiven Leistungsfähigkeit, des regionalen zerebralen Glukosestoffwechsels sowie des akustischen Schreckreflexes bei MDMA Konsumenten im Einzelnen formuliert.

2.1 Neuropsychologie

2.1.1 Gedächtnis

Wie in Kapitel 1.3.7 ausführlich dargestellt, liegen zahlreiche Befunde zu Defiziten im Arbeitsgedächtnis sowie im verbalen und visuell-räumlichen, deklarativen Gedächtnis bei MDMA Konsumenten vor (Parrott et al., 1998; Parrott und Lasky, 1998; McCann et al., 1999b; Morgan, 1999; Rodgers, 2000; Bhattachary und Powell, 2001; Fox et al., 2001b; Verkes et al., 2001; Fox et al., 2002; Morgan et al., 2002; Thomasius et al., 2003). Es ist bislang jedoch nur wenig darüber bekannt, ob ein anatomisches Korrelat - im Sinne von dysfunktionalen Hirnstrukturen - dieser Defizite existiert. Auch die wenigen Bildgebungsstudien konnten bislang kein Licht in diese Dunkel bringen (Reneman et al., 2000b, 2001a, 2001e; Gamma et al., 2001; Daumann et al., 2003). Aufgrund des neuropsychologischen Profils spekulierten Fox et al. (2001b) zum einen, daß es sich entweder um Defizite während des Enkodierens und/oder des Abrufens von Informationen handeln könne, daß aber die Gesamtkapazität unbeeinträchtigt sei. Zum andern spekulierten die Autoren in einer späteren Arbeit, daß Dysfunktionen des temporalen Kortex für die Gedächtnisprobleme verantwortlich sein könnten, da das gefundene neuropsychologische Profil von MDMA Konsumenten stark dem von Personen mit Temporallappenläsionen ähnele (Fox et al., 2002). Die Autoren spezifizieren hierbei aber nicht, ob eher temporale Assoziationskortizes oder das medio-temporale Gedächtnissystem dabei eine Rolle spielen könnten.

Im Rahmen dieser Arbeit soll die verbal deklarative Gedächtnisleistung von MDMA Konsumenten anhand des *Verbalen Lern und Merkfähigkeitstests* (VLMT; Müller et al., 1997; Helmstaedter et al., 2001), einer validierten deutschen Fassung des *Rey Auditory Verbal Learning Tests* (RAVLT; Rey, 1964; Lezak, 1983), überprüft werden. Nach den zahlreichen Vorbefunden werden starke Beeinträchtigungen der verbal deklarativen Gedächtnisleistung bei MDMA Konsumenten erwartet. Anhand des Musters der Gedächtnisleistung innerhalb dieses Tests lassen sich erst Rückschlüsse auf neuronale Mechanismen eventueller Defizite schließen (Helmstaedter et al., 2001). Die Korrelation von regionalem zerebralen Glukosestoffwechsel (gemessen mit PET) bzw. rCBF (gemessen mit PET oder SPECT) in Ruhe und kognitiver Leistung hat sich bei der Zuordnung von kognitiven Leistungsdefiziten zu einem anatomischen Substrat bei neurodegenerativen Erkrankungen wie der Alzheimerschen Erkrankung (Eberling et al., 1993; Collette et al., 1997) oder der Parkinsonschen Erkrankung (Wu et al., 2000) bewährt und soll auch hier zur Identifikation eines anatomischen Korrelats der bekannten Gedächtnisdefizite von MDMA Konsumenten zur Anwendung kommen.

2.1.2 Impulsivität

Auf der Basis von tierexperimentellen Befunden und den Ergebnissen aus Studien mit psychiatrischen Patienten wird heute dem serotonergen System eine entscheidende Rolle an der Impulskontrolle zugewiesen (Soubrié, 1986; Evenden, 1999c). MDMA Konsumenten zeigten in einer Mustervergleichsaufgabe konsistent ein signifikant schlechteres Reaktionszeit-Fehler-Verhältnis als gesunde oder polytoxikomane Kontrollen (Morgan, 1998; Morgan et al., 2002). Aufgrund der ebenfalls aufgezeigten positiven Korrelation von Impulsivität und MDMA Konsum, wurde dieser Befund als Hinweis für eine selektive neurotoxische Wirkung auf das serotonerge System von MDMA auch beim Menschen interpretiert (Morgan, 1998; Morgan et al., 2002). Befunde zur Impulsivität von MDMA Konsumenten, die mit Persönlichkeitsfragebögen erhoben wurden, sind jedoch widersprüchlich. Möglicherweise sind diese Instrumente aber Trait-abhängiger und damit für Messungen erworbener Beeinträchtigungen weniger geeignet (siehe auch Kapitel 1.3.7).

Diese Arbeit soll die Befunde zur gesteigerten Impulsivität bei MDMA Konsumenten replizieren und ihre Beziehung zu anderen kognitiven Leistungsbereichen wie Gedächtnis, Aufmerksamkeit und exekutive Funktionen untersuchen. Zur behavioralen Erfassung der Impulsivität wird zum einen der MFF-12 von Kagan (1966) verwendet und aus Reaktionszeit und Fehlerrate ein I-Index errechnet. Als ein weiterer Test zur Impulsivität wird die *Go/No-Go Task* nach Newman und Kosson (1986; Newman, 1987; Newman et al., 1990) zur Anwendung kommen. Desweiteren soll überprüft werden, ob der I-Index des MFF-12 oder die Anzahl der Fehlreaktionen in der *Go/No-Go Task* mit dem zerebralen Glukosemetabolismus (gemessen mit 18-FDG-PET) in präfrontalen Arealen korreliert ist.

2.1.3 Exekutive Funktionen

Studien zu exekutiven Funktionen bei MDMA Konsumenten zeigen ein uneinheitliches Bild (siehe ausführlich Kapitel 1.3.7). Summiert man die Befunde mit neuropsychologischen Aufgaben, an denen primär exekutive Funktionen beteiligt sein sollen, so zeigten mehr Arbeiten unbeeinträchtigte exekutive Funktionen (Morgan, 1998; Klug-

mann et al., 1999; Gouzoulis-Mayfrank et al., 2000; Verkes et al., 2001; Fox et al.,
2002; Morgan et al., 2002; Thomasius et al., 2003; Curran und Verheyden, 2003) als
Beeinträchtigungen bei MDMA Konsumenten in diesem Bereich (McCann et al.,
1999b; Wareing et al., 2000; Bhattachary und Powell, 2001; Fox et al., 2001a; Heffernan et al., 2001a; Zakzanis und Young, 2001b). Nach den Arbeiten von Rogers et al.
(1999a, 1999b, 2003), die darauf hindeuten, daß auch eine Erniedrigung der serotonergen Neurotransmission das Verhalten in einer *Decision-Making Task* beeinträchtigen
kann, würde man auch bei MDMA Konsumenten Defizite im *decision-making* erwarten. Die bislang einzige Untersuchung zum *decision-making* bei MDMA Konsumenten,
die mit der *Decision-Making Task* von Rogers et al. (1999a) unternommen wurde,
zeigte jedoch keine Beeinträchtigung dieses Teilbereiches exekutiver Funktionen (Fox
et al., 2002).

   In dieser Arbeit soll nun die Leistung von MDMA Konsumenten in einer deutschen
Fassung der *Iowa-Gambling-Task* nach Bechara et al. (1994, 1997) überprüft werden.
Mit diesem Instrument liegt bislang keine Untersuchung an MDMA Konsumenten vor.
Darüber hinaus soll untersucht werden, ob eine korrelative Beziehung zwischen der
Leistung in der *Iowa-Gambling-Task* und dem zerebralen Glukosemetabolismus (ge-
messen mit 18-FDG-PET) im orbitofrontalen bzw. ventromedialen und/oder dorsolate-
ralen präfrontalen Kortex besteht.

2.1.4 Aufmerksamkeit

   Die Mehrzahl der Studien zu kognitiven Beeinträchtigungen bei MDMA Konsumenten konnten keine Veränderungen der Aufmerksamkeitsleistungen feststellen (Parrott et al., 1998; Parrott und Lasky, 1998; Klugmann et al., 1999; Rodgers, 2000; Verkes et al., 2001; Zakzanis et al., 2002; Thomasius et al., 2003). Dies ist im Einklang mit
der derzeit vorherrschenden Meinung, daß Aufmerksamkeitsprozesse weitgehend unabhängig von serotonergen Einflüssen ablaufen (Sarter et al., 2001). Die Befunde von
Schmitt et al. (2000) deuten sogar darauf hin, daß eine serotonerge Depletion die Leistung in Daueraufmerksamkeitsaufgaben infolge wegfallender inhibitorischer Einflüsse
sogar verbessern kann. Wir entschlossen uns daher, den CPT-IP (Cornblatt et al., 1988)
als Maß für die Daueraufmerksamkeit bei MDMA Konsumenten zu erheben, um eine
kognitive Domäne zu untersuchen, die potentiell unbeeinflußt von der angenommenen
selektiven serotonergen Neurotoxizität sein sollte. Gamma et al. (2001) konnten bereits
mit der A-X-Version des CPT keinerlei Beeinträchtigungen in der Daueraufmerksamkeitsleistung von MDMA Konsumenten nachweisen.

2.2 Messung des akustischen Schreckreflexes

Es ist bekannt, daß MDMA serotonerge Präsynapsen schädigt und daß - zumindest am Tier - diese Schädigung auch zu einer langfristigen Verarmung des zentralen Serotonins führt. Ob aber auch bei MDMA Nutzern eine serotonerge Depletion vorliegt und ob diese für die zum Teil ja gut bestätigten funktionellen Konsequenzen des MDMA Konsums verantwortlich gemacht werden können, konnte bislang nicht hinreichend geklärt werden (Kish, 2002a). Denkbar wären tatsächlich neben reinen Konzentrationsveränderungen zumindest auch zahlreiche Veränderungen auf der Rezeptorebene im serotonergen System als Ursache für die kognitiven, behavioralen und potentiellen psychiatrischen Folgen des MDMA Konsums.

Eine Messung des ASR bietet nun einen nichtinvasiven Ansatz, um Rückschlüsse auf den funktionellen Status des zentralen serotonergen Systems von MDMA Konsumenten ziehen zu können. Stärke, Habituation und PPI des ASR sind sensitiv für Modulationen des serotonergen Systems und können daher als funktionelle Marker verwendet werden:

Experimente mit Ratten zeigten, daß die akute Gabe von 5-HT *Releasern* wie MDMA, α-Ethyltryptamin (AET) und MDEA die PPI des ASR weitgehend aufhob (Mansbach et al., 1989; Kehne et al., 1996; Martinez und Geyer, 1997; Vollenweider et al., 1999) und die Habituation reduzierte (Martinez und Geyer, 1997). Im Unterschied dazu kam es im Humanversuch nach einer akuten Applikation von MDMA zu einem Anstieg des PPI und zu keiner Veränderung der Habituation des ASR (Vollenweider et al., 1999; Liechti et al., 2001). MDMA und AET zeigten jedoch weder bei Ratten noch bei Menschen Auswirkungen auf die generelle Stärke der Schreckreaktion (mittlere Amplitude der ASR) (Martinez und Geyer, 1997; Vollenweider et al., 1999; Liechti et al., 2001).

Die akute Verabreichung des Serotonin *Depleters* p-Chlorophenylalanin (PCPA) verringerte die PPI bei Nagern (Fletcher et al., 2001; Prinssen et al., 2002). Und auch am Menschen führte eine diätische Tryptophan- und eine damit assoziierte Serotonin-Depletion zu einer Verminderung der PPI (Phillips et al., 2000). Die tierexperimentellen Effekte von Serotonin *Depletern* auf die Habituation waren weniger konsistent: An Ratten führte eine durch PCPA oder p-Chloroamphetamin herbeigeführte Depletion von 5-HT zu einer Verlangsamung der Habituation des akustischen Schreckreflexes (Conner et al., 1970; Carlton und Advokat, 1973). Spätere Studien konnten diesen Effekt jedoch nicht replizieren (Davis und Sheard, 1976; Overstreet, 1977), und eine Untersuchung zeigte mit einer beschleunigten Habituation des taktilen Schreckreflexes sogar einen gegenteiligen Effekt der serotonergen Depletion (Geyer und Tapson, 1988). Der Effekt

einer Serotonin- bzw. Tryptophan-Depletion auf die Habituation des ASR wurde im
Humanversuch bislang nicht untersucht. Eine serotonerge Depletion führte bei Ratten
(Conner et al., 1970; Carlton und Advokat, 1973) - jedoch nicht beim Menschen (Phillips et al., 2000) - zu einen Anstieg der Stärke des ASR. Es bleibt zu bemerken, daß die
soeben beschriebenen Effekte serotonerger Substanzen auf PPI und Habituation des
ASR ausschließlich in Studien mit akuter Administration beschrieben wurden. Die Effekte chronischer Verabreichungen von MDMA oder anderer serotonerger Substanzen
auf PPI und Habituation des ASR sind bislang nicht am Menschen und nur wenig am
Tier untersucht worden.

Darüber hinaus wurden PPI Defizite auch in psychiatrischen Erkrankungen identi-
fiziert, bei denen eine starke serotonerge Komponente vermutet wird, wie z.B. bei
Zwangserkrankungen (Swerdlow et al., 1993) und beim Gilles-de-la-Tourette Syndrom
(Castellanos et al., 1996; Swerdlow et al., 2001).

Ein Ziel der vorliegenden Studie besteht daher darin, den funktionellen Status des
serotonergen Systems von MDMA Konsumenten mittels einer Messung des ASR zu
untersuchen und die einzelnen Maße des ASR mit kognitiven Variablen und dem Ausmaß des MDMA Konsums zu korrelieren. Sollte auch bei den von uns untersuchten
MDMA Konsumenten eine zentrale serotonerge Depletion vorliegen, müßte sich dies in
einer verminderten PPI und Habituation wiederfinden lassen.

2.3 Positronen-Emissions-Tomographie (PET)

In einer Reihe von PET Untersuchungen mit MDMA Konsumenten kamen auch
Radioliganden zur Anwendung. Dabei wurden entweder die SERT (McCann et al,
1998; Semple et al., 1999; Reneman et al., 2001a, 2002b; Buchert et al., 2003) oder der
5-HT$_{2A}$ Rezeptor (Reneman et al., 2000a, 2000b, 2002a) markiert. Die Ergebnisse dieser Studien und ihre methodischen Problem wurden bereits ausführlich in Kapitel 1.3.6
besprochen. Alle diese Studien deuten zwar darauf hin, daß es infolge des MDMA Konsums zu Veränderungen des serotonergen Systems kommt, ein einheitliches und lokali-
sierbares Schädigungsmuster ließ sich aus diesen Studien in der Summe aber nicht extrahieren. Am häufigsten wurden jedoch serotonerge Veränderungen in Arealen des
frontalen und occipitalen Kortex lokalisiert.

Bislang existieren zwei Untersuchungen mit 18-FDG-PET in Ruhe an MDMA
Konsumenten (Obrocki et al., 1999; Buchert et al., 2001). In der ROI-basierten Aus-
wertung zeigten diese Studien übereinstimmend eine Verringerung des regionlanen
Glukosemetabolismus im Hippocampus, in der Amygdala und im cingulären Kortex

sowie eine Erhöhung in Brodmann Areal 10. Andere rein strukturelle Bildgebungsmethoden wie MRI und SPECT (Chang et al., 2000), Diffusions- und Perfusions-MRI (Reneman et al., 2001d), ^{1}H-MRS (Chang et al., 1999; Obergriesser et al., 2001; Reneman et al., 2002d) weisen in ihren zum Teil sehr widersprüchlichen Ergebnissen auch mit den PET Ergebnissen kaum Übereinstimmungen auf (siehe auch Kapitel 1.3.6).

In der hier vorliegenden Studie soll ein 18-FDG-PET in Ruhe Aufschluß darüber geben, inwieweit MDMA Konsumenten Veränderungen in ihrer regionalen zerebralen Glukosemetabolismusrate (rMRGlu) aufweisen. Einerseits wird eine Bestätigung der Befunde von Obrocki et al. (1999) und Buchert et al. (2001) erwartet. Andererseits sollten sich aber auch in den Arealen, die mit kognitiven Fähigkeiten in Verbindung gebracht wurden, welche bei den MDMA Konsumenten als gestört angesehen werden, ebenfalls Veränderungen finden lassen. Hierzu zählen insbesondere der frontale Kortex, der sowohl an Gedächtnisprozessen wie auch maßgeblich an der Ausführung exekutiver Funktionen und an der Verhaltenskontrolle (Impulsivität) beteiligt ist, als auch der medio-temporale Kortex mit der Hippocamus-Formation, dienzephale Stukturen sowie temporale und parietale Assoziationskortizes, die ebenfalls als an Gedächtnisprozessen beteiligt identifiziert wurden.

2.4 Neurotoxikologie

Es blieb bislang umstritten, inwieweit kognitive Leistungsdefizite von MDMA Konsumenten tatsächlich nur auf den Konsum von MDMA zurückzuführen seien (Kish, 2002a). Ein entscheidendes Prinzip zur Evaluation von Neurotoxizität anhand von biologischen oder behavioralen Markern liegt in der Aufdeckung einer Dosis-Wirkungsbeziehung (Paule, 1995; Rosenberg, 1995). In vielen, aber nicht allen Untersuchungen zu kognitiven Leistungsdefiziten wurden Korrelationen mit dem Ausmaß des MDMA Konsums gefunden. Um dieser Frage in dieser Arbeit nachzugehen, werden alle gemessenen kognitiven Leistungen mit den Indikatoren für die Intensität des MDMA Konsums wie auch des Konsums anderer Drogen korreliert, um eine mögliche Dosis-Wirkungs-Beziehung zu identifizieren.

2.5 Hypothesenzusammenfassung

Die Hypothesen wurden so aufgestellt, daß alle folgenden Aussagen immer in Relation zu beiden Kontrollgruppen (gesunde drogenunerfahrene Kontrollen und Cannabis Konsumenten) stehen:

I   MDMA Konsumenten weisen nur in den mit dem serotonergen System assoziierten kognitiven Funktionen Defizite auf.

I.I   MDMA Konsumenten zeigen schlechtere verbal deklarative Gedächtnisleistungen.

I.II   Die Impulsivität von MDMA Konsumenten ist gesteigert.

I.III   MDMA Konsumenten weisen eine defizitäre Risiko-Nutzen-Einschätzung auf.

I.IV.   Die Daueraufmerksamkeit ist bei MDMA Konsumenten unbeeinträchtigt.

II   MDMA Konsumenten zeigen Veränderungen im regionalen zerebralen Glukoseumsatz (rMRGlu).

II.I   MDMA Konsumenten zeigen eine Verringerung der rMRGlu im Hippocampus, in der Amygdala und im Cingulum und eine Steigerung in Brodmann Areal 10.

III   MDMA Konsumenten weisen eine Verringerung der PPI des akustischen Schreckreflexes auf.

IV   Die regionalen Veränderungen im zerebralen Glukosestoffwechsel von MDMA Konsumenten sind mit den spezifischen kognitiven Leistungsdefiziten assoziierbar.

IV.I   Die Gedächtnisleistung ist bei MDMA Konsumenten mit der rMRGlu in mit dem Gedächtnissystem assoziierten Regionen korreliert.

IV.II   Die Impulsivität ist bei MDMA Konsumenten mit dem zerebralen Glukosestoffwechsel in frontalen Arealen korreliert.

IV.III Das *decision-making* ist bei MDMA Konsumenten mit dem zerebralen Glukosestoffwechsel im orbitofrontalen bzw. ventromedialen und/oder dorsolateralen präfrontalen Kortex korreliert.

V   In der Gruppe der MDMA Konsumenten sind die defizitären kognitiven Leistungsbereiche mit dem Ausmaß des MDMA Konsums insoweit korreliert, daß ein stärkerer Konsum mit größeren Defiziten einhergeht.

3 Methoden

3.1 Stichprobe

Es wurden 20 männliche - zum Zeitpunkt der Untersuchung abstinente - chronische MDMA Konsumenten, 20 männliche - zum Zeitpunkt der Untersuchung abstinente - chronische Cannabis Konsumenten sowie 20 männliche - mit Ausnahme von Alkohol und Tabak - drogenunerfahrene Kontrollprobanden rekrutiert. Die drei Gruppen wurden nach Alter, Bildung und verbal IQ soweit wie möglich parallelisiert.

MDMA Konsumenten wurden über eine Anzeige in dem Musikmagazin *Raveline* und über Aushänge an den Universitäten Bonn und Köln angeworben. Die gesunden Kontrollprobanden sowie die Cannabis Konsumenten wurden ebenfalls über Aushänge an diesen Universitäten sowie in der Krankenpflegeschule des Universitätsklinikums Bonn rekrutiert.

Die Einschlußkriterien für die MDMA-Gruppe waren ein Mindestkonsum von 50 Ecstasypillen über die Lebensspanne sowie eine Konsumdauer von mindestens einem Jahr. Zudem sollte, bezogen auf den Konsum aller illegalen Substanzen, ein eindeutiges Übergewicht auf dem Konsum von MDMA liegen. Darüber hinaus sollten die Probanden für mindestens drei Tage keine illegalen Drogen konsumiert haben. Für den Einschluß in die Cannabis-Gruppe war ein regelmäßiger mindestens wöchentlicher Cannabis Konsum mit einer Dauer von mindestens einem Jahr notwendig. Auch in dieser Gruppe sollte die Abstinenzdauer von illegalen Drogen mindestens drei Tage betragen. Ein regelmäßiger und bedeutsamer Beikonsum von MDMA, Amphetaminen und Kokain führte zum Ausschluß (mehr als 5 Einnahmen im Jahr). Probanden, die in die drogenunerfahrene Kontrollgruppe eingeschlossen wurden, durften keine Erfahrungen mit illegalen psychotropen Substanzen mit Ausnahme von Alkohol und Tabak aufweisen. Zudem war ein negativer Drogenurintest vor Untersuchungsbeginn zum Einschluß nötig.

Weitere Ausschlußkriterien, die für alle Versuchsgruppen galten, waren das Vorliegen einer aktuellen oder zurückliegenden psychiatrischen oder neurologischen Erkrankung, relevante behandlungsbedürftige internistische Erkrankungen, regelmäßige Einnahme von nicht-psychotropen Medikamenten sowie eine aktuelle oder zurückliegende längere Einnahme von Psychopharmaka. Nach Abschluß der Datenaquisition mußte eine Person aus der MDMA-Gruppe aufgrund eines zu hohen Amphetaminkonsums, eine Person aus der Cannabis-Gruppe aufgrund von einem regelmäßigen Kokainbeikonsums sowie eine Person aus der gesunden Kontrollgruppe aufgrund des Auftretens eines Retinoblastoms von der weiteren Datenanalyse ausgeschlossen werden.

	Gesamt (n=57, ♂)	MDMA (n=19, ♂)	Cannabis (n=19, ♂)	Kontrollen (n=19, ♂)	Wert*	p*
Alter	24,35 (±4,81)	24,21 (±5,77)	25,42 (±4,26)	23,42 (±4,30)	F = 0,83	0,44
Raucher/ Nichtraucher[b]	31/26	15/4	11/8	5/14	χ^2 = 10,75	**0,005**
Verbal IQ[a]	105,3 (±12,09)	100,6 (±11,67)	109,7 (±9,47)	105,7 (±13,53)	F = 2,81	*0,07*
Bildungsjahre[a]	12,67 (±1,41)	12,32 (±1,70)	13,21 (±0,63)	12,47 (±1,54)	F = 2,29	*0,11*

Tabelle 3.1 Soziodemographische Daten (Mittelwerte und Standardabweichungen).
* ANOVA (über alle Gruppen) oder χ^2-Test (über alle Gruppen) bei Häufigkeitsdaten.
[a] T-Test (Cann. vs. MDMA) p < 0,05; [b] χ^2-Test (Kont. vs. MDMA) p < 0,001; (Kont. vs. Cann.) p < 0,05.

Die soziodemographischen Daten sind in Tabelle 3.1 dargestellt. Die Gruppen unterschieden sich nicht signifikant in Bezug auf das Alter. Hinsichtlich des geschätzten verbalen IQs sowie der Bildungsjahre lagen jedoch Trends für einen jeweiligen Gruppenunterschied vor. In der Einzelgruppenanalyse zeigte sich dann, daß sich die Cannabis- und die MDMA-Gruppe signifikant in diesen Maßen voneinander unterschieden [$t_{IQ}(36)$ = 2,59; p < 0,05; $t_{Bildung}(36)$ = 2,15; p < 0,05]. Jedoch waren weder die Cannabis- noch die MDMA-Grupppe in Bezug auf den verbal IQ oder die Bildungsjahre signifikant von den gesunden drogenunerfahrenen Kontrollen verschieden. Allerdings zeichnete sich ein starker Trend für einen Unterschied in den Bildungsjahren zwischen Cannabis- und gesunder Kontrollgruppe ab [$t_{Bildung}(36)$ = 1,93; p = 0,07]. Die Cannabisgruppe wies demnach eine höhere verbale Intelligenz und Bildung gegenüber der MDMA Gruppe auf.

Desweiteren befanden sich in der Kontrollgruppe signifikant weniger Raucher als in beiden Konsumentengruppen [$\chi^2_{MDMA}(1)$ = 10,56; p < 0,001; $\chi^2_{Cannabis}(1)$ = 6,76; p < 0,05], während sich die Cannabis- und die MDMA-Gruppe hierin nicht unterschieden [$\chi^2(1)$ = 0,54; p = 0,36]. Allerdings wurde bei der Nacherhebung für die Messung des akustischen Schreckreflexes auf ein besseres Matching in Bezug auf das Rauchen geachtet, so daß sich für diese Untersuchung keine Unterschiede mehr zwischen den Gruppen ergaben (siehe dort).

Die Art und das Ausmaß des Drogenkonsums aller Gruppen sind in Tabelle 3.2 aufgeführt. Nach den Ergebnissen des Drogeninterviews zeigten die rekrutierten MDMA Konsumenten ein moderates bis starkes Konsummuster in Bezug auf Ecstasy (Lebenszeitdosis: 52-1560 Tabl.) und zusätzlich einen leichten bis moderaten

Cannabiskonsum, einen leichten bis moderaten Amphetaminkonsum sowie einen gelegentlichen Konsum von halluzinogenen Substanzen wie LSD oder Psilocybin.

		MDMA (n=19, m)	Cannabis (n=19, m)	Kontrollen (n=19, m)
Alkohol	ml Reinethanol pro Woche	92,4 (±96,7)	149,3 (±98,3)	59,4 (±69,0)
Tabak	Zigaretten pro Woche	81,4 (±59,9)	59,2 (±63,9)	21,3 (±56,1)
	Konsumdauer in Jahren	4,79 (±3,33)	3,95 (±4,94)	0,97 (±2,28)
MDMA	Tabletten pro Woche	1,97 (±2,73)	0,01 (±0,05)	-
	Konsumdauer in Jahren	3,66 (±1,95)	0,11 (±0,46)	-
	Lebenszeitdosis (Tabl.)	457,9 (±433,9)	6,7 (±24,0)	-
	Letzter Konsum (Tagen)	17,4 (±14,6); *n=19*	504,7 (±810,4); *n=3*	-
	Höchste Einzeldosis (Tabl.)	6,1 (±4,7)	0,32 (±0,82)	-
Cannabis	Konsum pro Woche	1,63 (±1,62)	3,89 (±4,72)	-
	Konsumdauer in Jahren	3,95 (±3,11)	6,55 (±3,67)	-
	Lebenszeitdosis (Einheiten)	547,1 (±502,7)	1033,4 (±1348,6)	-
	Letzter Konsum (Tagen)	11,1 (±21,6); *n=16*	7,1 (±4,7); *n=19*	-
Amphetamine	Konsum pro Woche	0,82 (±1,31)	0,04 (±0,16)	-
	Konsumdauer in Jahren	3,37 (±2,05)	0,63 (±1,89)	-
	Lebenszeitdosis (Einheiten)	208,5 (±279,5)	14,5 (±59,6)	-
	Letzter Konsum (Tagen)	38,1 (±89,9); *n=17*	240,0 (±169,7); *n=2*	-
Kokain	Konsum pro Woche	0,04 (±0,10)	0,02 (±0,06)	-
	Konsumdauer in Jahren	0,66 (±1,70)	0,26 (±0,81)	-
	Lebenszeitdosis (Einheiten)	4,87 (±12,51)	2,49 (±9,04)	-
	Letzter Konsum (Tagen)	34,5 (±17,2); *n=4*	17,5 (±5,0); *n=2*	-
Halluzinogene	Lebenszeitdosis (Einheiten)	23,4 (±38,8)	1,95 (±4,24)	-
	Letzter Konsum (Monaten)	7,86 (±9,37); *n=14*	7,20 (±4,60); *n=5*	-

Tabelle 3.2 Art und Ausmaß des Drogenkonsums. Ergebnisse des Drogeninterviews (Mittelwerte und Standardabweichungen). Konsum pro Woche, Dauer des Konsums in Jahren und geschätzte Lebenszeitdosis wurden über die jeweilige Gesamtgruppe gemittelt. Der Zeitraum seit dem letzten Konsum wurde nur über die Personen gemittelt, welche die Substanz auch konsumiert hatten. In diesem Fall wird die Anzahl der jeweiligen Personen innerhalb der Gruppe angezeigt.

Cannabiskonsumenten zeigten ein breites Cannabis Gebrauchsmuster von einem leichten bis starken Konsum (Lebenszeitdosis: 50-4992 Einheiten). Der Gebrauch ande-

rer illegaler Substanzen war - bedingt durch die Vorauswahl - nur gering. Erwartungs-
gemäß war die Einnahme der verschiedenen Substanzen stark interkorreliert (siehe Tabelle 3.3). Auf eine statistische Überprüfung des Konsums illegaler Drogen soll hier
aufgrund der durch die Einschlußkriterien mitbedingten Unterschiede verzichtet werden.

n = 57	MDMA	MDMA (Einzeldosis)	Cannabis	Amphetamine	Kokain	Halluzinogene
MDMA	-					
MDMA (Einzeldosis)	,83	-				
Cannabis	,28	,67	-			
Amphetamine	,70	,82	,51	-		
Kokain	,33	,30			-	
Halluzinogene	,61	,37	,39	,44		-

Tabelle 3.3 Interkorrelation des Drogenkonsums am Beispiel der kumulativen Gesamtdosen (Pearsons
Produkt Moment Korrelation). Dargestellt sind alle Korrelationskoeffizienten (Pearsons Produkt Moment
Korrelation) die ein α-Niveaus von 5% unterschritten. Koeffizienten, die auf einem α-Niveaus von 1%
signifikant wurden, sind **fett** dargestellt.

Der Alkoholkonsum aller Gruppen von ca. 60-150 ml Reinethanol pro Woche entspricht etwa einem halben bis anderthalb Liter Wein bzw. einem bis drei Liter Bier.
Allerdings unterschieden sich die Gruppen in Bezug auf den Alkoholkonsum [$F(2;54)=$
4,96; p < 0,01]. Cannabis- und MDMA-Gruppe unterschieden sich im Alkoholkonsum
nur knapp nicht signifikant [$t(36)= 1,80$; p = 0,08]. Die Cannabiskonsumenten tranken
jedoch signifikant mehr Alkohol als die Kontrollen [$t(36)= 3,26$; p < 0,01], während
sich die MDMA-Gruppe und die gesunden Kontrollen nicht im Konsum alkoholischer
Getränke unterschieden [$t(36)= 1,21$; p = 0,24]. Der signifikante Unterschied bezüglich
der Verteilung von Rauchern und Nichtrauchern zwischen der gesunden Kontrollgruppe
und den Konsumentengruppen spiegelte sich auch in den einzelnen Gruppenvergleichen
des wöchentlichen Zigarettenkonsums wieder [$t_{MDMA}(36) = 3,16$; p < 0,01; $t_{Cannabis}(1) =$
1,94; p = 0,06], während sich MDMA und Cannabiskonsumenten hierin nicht unterschieden [$t(36)= 1,10$; p = 0,28].

3.2 Durchführung

Die Studie wurde vor Beginn von der Ethik-Kommission der medizinischen Fakultät der Universität Bonn sowie von der zuständigen Strahlenschutz-Kommission begutachtet und genehmigt. Die Studie wurde nach den in der Deklaration von Helsinki niedergelegten Leitlinien für Humanversuche durchgeführt.

Nach einem kurzen Telefoninterview, bei dem ein Großteil der Ausschlußkriterien sowie Art und Umfang eines etwaigen Drogenkonsums abgefragt wurden, wurden zwei Untersuchungstermine an aufeinanderfolgenden Tagen vereinbart.

Tag 1
Die Untersuchung begann in der Universitätsklinik für Psychiatrie in Bonn stets zwischen 8.30-9.30 Uhr mit der mündlichen und schriftlichen Aufklärung durch den Versuchsleiter. Nachdem die Probanden ihr schriftliches Einverständnis gegeben hatten, wurde zur Abklärung des Vorliegens psychiatrischer Erkrankungen ein *Strukturiertes Klinisches Interview (Achse I; SKID-I)* nach DSM-IV (Wittchen et al.,1997) sowie die Drogenanamnese anhand eines selbst entwickelten Interviews durchgeführt. Personen, die in die Gruppe der drogenunerfahrenen Kontrollprobanden eingeschlossen werden sollten, wurden aufgefordert, im Laufe der Untersuchung eine Urinprobe für ein Drogenscreening abzugeben. Anschließend wurde zum Zwecke der Parallelisierung der *Mehrfachwahl-Wortschatz-Intelligenztest* (MWT-B; Lehrl, 1999) von den Probanden ausgefüllt. Im Anschluß daran wurde die gesamte neuropsychologische Testbatterie durchgeführt. Die Messung des akustischen Schreckreflexes erfolgte nach der neuropsychologischen Untersuchung. Die genaue Folge der einzelnen Testverfahren ist in Tabelle 3.4 angegeben. Die Probanden konnten die Testung jederzeit unterbrechen, um eine Pause zu machen. Das Rauchen war weder vor der Testung noch in den Pausen untersagt.

Die Dauer der gesamten Untersuchung betrug zwischen 2 ½ und 4 Stunden, wobei die neuropsychologische Testbatterie etwa 1 ½ bis 2 Stunden beanspruchte. Alle Messungen wurden ausschließlich vom der Verfasser der vorliegenden Arbeit durchgeführt.

Tag 2
Die 18-FDG-PET Untersuchung wurde in einer Radiologischen Praxis (Dr. Reul und Prof. Ruhlmann) in Bonn-West durchgeführt. Die Untersuchung begann auch hier immer in einem Zeitfenster von 8.00-9.30 Uhr mit einer nochmaligen Aufklärung bezüg-

lich des Strahlenrisikos durch einen Facharzt für Radiologie. Die Untersuchung dauerte 1 bis 1 ½ Stunden.

1.)	Medizinische Untersuchung und Aufklärung. Einwilligung des Probanden.	(5 min)
2.)	Drogenanamnese	(10 min)
3.)	SKID I	(45 min)
4.)	Go/No-Go	(15 min)
5.)	MWT-B	(5 min)
6.)	OAT*	(10 min)
7.)	VLMT (Teil 1)	(12 min)
8.)	Iowa-Gambling Task	(25 min)
9.)	VLMT (Teil 2)	(3 min)
10.)	MFF-12	(20 min)
11.)	CPT-IP	(5 min)
12.)	Schreckreflex-Untersuchung	(30 min)

Geschätzte Dauer: 210 min bzw. 3 h 30 min
(Reine Testzeit: 180 min)

Tabelle 3.4 Ablauf der neuropsychologischen Untersuchung. *Die OAT (Object-Alternation Task) wurde aufgrund eines Programmfehlers nicht ausgewertet und findet daher in dieser Arbeit keine weitere Berücksichtigung.

3.3 Interview zum Konsummuster illegaler Drogen.

Der Beikonsum legaler und illegaler psychotroper Substanzen ist bei der Erforschung neuropsychiatrischer Konsequenzen einer einzelnen Substanz von eminenter Bedeutung. Da bislang kein adäquates standardisiertes Instrument zur detaillierten Erfassung des Drogenkonsums existierte, wurde zunächst ein vollstrukturiertes Interview zur Erfassung von Art und Umfang des Gebrauchs legaler und illegaler psychotroper Substanzen entworfen.

Dieses Interview fragt die Quantität, die Dauer und die Häufigkeit des aktuellen Konsums und früherer Konsumperioden aller bekannten psychotropen Substanzen ab. Desweiteren wird auch die erinnerliche Höchstdosis sowie die letzte Einnahme der konsumierten Substanzen erfragt. Die Menge des Drogenkonsums wird für MDMA in Tabletten, für andere illegale Substanzen jedoch in Konsumeinheiten bemessen, da die Einschätzung von exakteren Einzeldosen aufgrund der immensen Wirkstoffunterschiede bei Cannabis, wie auch bei Amphetamin oder Kokain in Pulverform kaum möglich und sinnvoll erscheint.

Auf der Basis des aktuellen und früheren Drogenkonsums wurde für die wichtigsten Substanzen eine kumulative Dosis bezogen auf die Lebensspanne geschätzt. Hierzu wurde die Häufigkeit des Konsums und die Dauer einzelner Konsumphasen einer Substanz multipliziert und anschließend die so errechnete Menge der aktuellen und zurückliegenden Konsumphasen aufsummiert. Es bleibt zu betonen, daß dieses Instrument ausschließlich den Selbstbericht der Probanden erfassen kann und daß somit gerade die Schätzung der kumulativen Lebenszeitdosis sehr vorsichtig zu beurteilen ist und daher auch eher von heuristischem Wert sein dürfte.

Darüber hinaus wurden alle Drogenkonsumenten gefragt, ob sich ihr Erleben seit dem regelmäßigen Konsum von Drogen im Vergleich zu vorher verändert habe. Auf einer drei-stufigen Skala (1= Verschlechterung bzw. häufigeres Auftreten, 2 = keine Veränderung, 3 = Verbesserung bzw. selteneres Auftreten) sollten die Probanden eine subjektive Einschätzung abgeben, ob sie in den Bereichen Ängstlichkeit, Häufigkeit depressiver Verstimmungen, Aggressionen, Häufigkeit von Stimmungsschwankungen, Appetit, Häufigkeit von Schlafproblemen, Konzentration, Gedächtnis und mentale Beweglichkeit Veränderungen bemerkt hätten. Über diese Fragen sollte erfaßt werden, inwieweit sich die Drogenkonsumenten eines möglichen Einflusses der konsumierten Substanzen auf Stimmung und Kognition bewußt waren.

3.4 Neuropsychologische Testverfahren

3.4.1 Verbal deklaratives Gedächtnis

Die Messung der verbal deklarativen Gedächtnisleistung erfolgte durch den *Verbalen Lern- und Merkfähigkeitstest* (VLMT) von Helmstaedter et al. (2001). Es handelt sich dabei um eine standardisierte deutschsprachige, validierte und normierte Version des etablierten *Rey Auditory Verbal Learning Tests* (RAVLT) von Rey (1964). Der Test prüft die unmittelbare Gedächtnisspanne, die Lernleistung über fünf Durchgänge, das längerfristige Behalten, den Gedächtnisverlust durch Interferenz sowie die Wiedererkennungsleistung für sprachliches Material.

Das Instrument besteht aus einer Wortliste A mit 15 Substantiven (Lernliste), einer zweiten Wortliste B mit gleichfalls 15 weiteren Substantiven (Interferenzliste) sowie einer dritten Liste C mit insgesamt 50 Substantiven, die sowohl alle Worte der Listen A und B, als auch semantisch oder phonetisch mit Worten der Listen A und B in Beziehung stehende neue Worte enthält (Wiedererkennungsliste).

Die Wortliste A wird vom Versuchsleiter insgesamt fünf mal langsam vorgelesen. Nach jedem dieser Durchgänge werden die Probanden aufgefordert, alle behaltenen Worte wiederzugeben. Direkt im Anschluß wird Wortliste B vorgelesen, und auch hiernach sollen die Worte dieser neuen Liste erinnert werden. Darauf folgend werden wiederum die Worte der Liste A abgerufen. Nach etwa einer halben Stunde werden erneut die Worte der Liste A abgefragt. Abschließend wird durch das einzelne Vorlesen der Worte aus Liste C über Ja/Nein-Antworten geprüft, welche Worte der Liste A der Proband wiedererkennt.

Die Datenerhebung war auf die Erfassung richtig wiedergegebener Worte beschränkt. Fehler beim direkten oder verzögerten Abruf - wie falsch positiv Worte, Perseverationen sowie Interferenzen (Worte die aus der jeweils anderen Liste fälschlicherweise genannt werden) - wurden nicht erhoben. Beim Wiedererkennen wurde jedoch die Anzahl der falsch positiv genannten Worte aufgezeichnet.

Folgende Leistungsscores wurden ausgewertet: die Supraspanne (Durchgang (Dg) 1), Lernleistung (Dg5), Gesamtlernleistung [Σ Dg1-5], Lernzuwachs bzw. Abrufkonsistenz in Prozent [$100/(\Sigma$ Dg1-4) * (Σ gemeinsame Nennungen aus $Dg_{1,2}$; $Dg_{2,3}$; $Dg_{3,4}$; $Dg_{4,5}$)] (nach Delis et al., 1987), Abrufleistung Interferenzliste (Liste B), Abrufleistung Lernliste nach Interferenz (Dg6), Abrufleistung Lernliste nach zeitlicher Verzögerung (Dg7), Verlust nach Interferenz bzw. retrograde Hemmung [Dg5 - Dg6], Verlust nach zeitlicher Verzögerung bzw. Konsolidierung [Dg5 - Dg7], Wiedererkennungsleistung bzw. *Recognition* und eine um die Anzahl der falsch positiv genannten Worte bereinigte Wiedererkennensleistung *p(A)* [$p(A)_{\text{Liste A}}$ = (Treffer$_A$/15 - (Falsch positive$_A$ + Falsch positive$_B$)/20 +1) * 0,5)] (nach Forrester und Geffen, 1991). *p(A)* läßt sich mit der Diskriminationsleistung in der Signal-Entdeckungstheorie vergleichen (Green und Swets, 1966).

3.4.2 Impulsivität

Zur behavioralen Erfassung der Impulsivität wurden zwei Meßverfahren genutzt, die nun kurz vorgestellt werden: Der *Matching Familiar Figures 12* (MFF-12) von Kagan (1966) und die *Go/No-Go Task* nach Newman und Kosson (1996; Newman, 1997; Newman et al., 1990).

MFF-12

Der MFF-12 von Kagan (1966; Kagan et al., 1964) ist eine typische Mustervergleichsaufgabe, die ursprünglich entwickelt wurde, um Impulsivität vs. Reflexivität - im Sinne eines kognitiven Stiles - bei Kindern im schulpflichtigen Alter zu untersuchen. Für die ursprüngliche, hier zur Anwendung gekommene, Paper-Pencil Version mit 12 Items bestehen Normen für Erwachsene aus dem anglo-amerikanischen Sprachraum, welche an College-Studenten erhoben wurden (Heckel et al., 1980, 1989) und britische Normen für Erwachsene (Van den Broek et al., 1987).

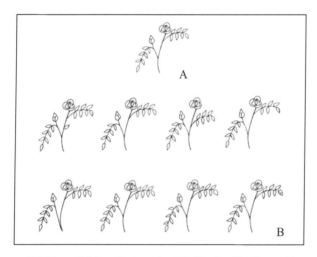

Abbildung 3.1 Item Nr. 2 aus dem Matching Familiar Figures 12. „A" ist die Standardfigur und aus „B" wählt die Versuchsperson unter Zeitdruck die übereinstimmende Figur aus.

Der Test besteht aus 2 Zeichnungen mit einer Standardfigur und jeweils sechs ähnlichen Figuren, die zur Übung dienen, und 12 weiteren Zeichnungen mit einer Standardfigur und jeweils acht ähnlichen Figuren, die zur Auswertung herangezogen werden. Pro Item sieht der Proband die Standardfigur oberhalb der doppelten Reihe von ähnlichen Figuren, von denen nur eine der Standardfigur entspricht (siehe Abbildung 3.1). Die Probanden werden aufgefordert, bei Erscheinen d.h. nach dem Umblättern, so schnell aber auch so genau wie möglich das der Standardfigur entsprechende exakte Gegenstück unter den ähnlichen Figuren durch Zeigen zu identifizieren. Gemessen wird hierbei per Handstopuhr die Zeit bis zur ersten Reaktion (Latenz), die intraindividuell gemittelt wird. War die erste Reaktion inkorrekt, wird die Versuchsperson aufgefordert, es noch einmal zu versuchen. Die Summe der inkorrekten Reaktionen bis zum Kriterium über alle Items dient dabei als Fehlermaß.

Die Anzahl der Fehler und die mittlere Reaktionszeit bis zur ersten Reaktion (Latenz) lassen sich nach Salkind und Wright (1977) in zwei weitere univariate Maße überführen: einen *Impulsivitäts-Index* (I-Index), der sich aus der Subtraktion der z-standardisierten Latenz vom z-standardisierten Fehlerscore errechnet [I-Index = z_{Fehler} - z_{Latenz}], und einen *Effizienz-Index* (E-Index), der sich aus der negativierten Summe der z-standardisierten Latenz und des z-standardisierten Fehlerscores errechnet [E-Index = - (z_{Fehler} + z_{Latenz})]. Dabei soll der I-Index die Dimension Impulsivität vs. Reflexivität widerspiegeln, nach der sich impulsives Verhalten in kurzen Reaktionszeiten bei hoher Fehlerzahl und reflexives Verhalten in langen Reaktionszeiten bei niedriger Fehlerzahl äußert. Der E-Index hingegen reflektiert die selbsterklärende Dimension „schnell und exakt" vs. „langsam und ungenau" (Salkind und Wright, 1977). In dieser Studie wurden die Latenz und der Fehlerscore aller Teilnehmer an den jeweiligen Mittelwerten der gesunden und drogenunerfahrenen Kontrollgruppe z-standardisiert, um den I- und den E-Index zu berechnen.

Go/No-Go Task

Es wurde eine computerisierte Version der *Go/No-Go* Task (*Go/No-Go* Version 1.2; Hiloma Software Development Inc.) in Anlehnung an Newman und Kosson (1986; Newman, 1987; Newman et al., 1990) verwendet. Es handelt sich bei diesem Verfahren um eine Aufgabe zum passiven Vermeidungslernen. Gemessen wird hierbei die Fähigkeit einer Person, Reaktionen zu hemmen, auf die Bestrafung erfolgen würde. Impulsivere Personen sollten in dieser Aufgabe eine erhöhte Anzahl von Fehlreaktionen (*commission-errors*) aufweisen, da sie, der Motivationstheorie von Gray et al. (1983) folgend, weniger sensitiv für Strafreize und möglicherweise sensitiver für Belohnung sind. Reine Auslassungsfehler (*omission-errors*) hängen hingegen nicht von der Impulsivität der Person ab. Zusätzlich handelt es sich bei diesem Instrument um eine Lernaufgabe, und so sollte die Leistung in dieser Aufgabe auch von der Gedächtnisleistung der Probanden abhängen.

Die Probanden werden aufgefordert durch Versuch-und-Irrtum zu lernen, auf „aktive" Reize (zweistellige Nummern, auf die Belohnung folgt) durch Tastendruck zu reagieren und eine Reaktion auf „passive" Stimuli (zweistellige Nummern, auf die Bestrafung folgt) zu vermeiden. Die Stimuli bestehen aus acht zweistelligen Nummern (vier „aktiv", vier „passiv", Range: 03-99), die 10 mal in verschiedenen zufällig ausgewählten Folgen präsentiert werden, so daß eine Gesamtzahl von 80 Durchgängen je Bedingung erreicht wird. In jeder Bedingung werden dabei andere Zahlensets dargeboten. Korrekte Antworten werden durch die Darbietung eines hohen Tones, die Präsentation des Wortes „Richtig" und durch die Addition von 10 Pfennig auf ein virtuelles Konto belohnt. Inkorrekte Reaktionen wurden durch die Darbietung eines tiefen Tones, die Präsentation des Wortes „Falsch" und durch die Subtraktion von 10 Pfennig vom virtuellen Konto bestraft.

Alle Probanden absolvieren zwei Bedingungen. In der Belohnungs-Bestrafungs Bedingung beginnen die Teilnehmer mit einem Konto von 1.00 DM. Reaktionen auf „aktive" Zahlen werden belohnt und Reaktionen auf „passive" Zahlen bestraft. In der Bestrafungs-Belohnungs Bedingung beginnen die Probanden ebenfalls mit einem Konto von 1.00 DM. Diesmal wird das Einhalten einer Reaktion auf „aktive" Zahlen bestraft und das Einhalten einer Reaktion auf „passive" Zahlen belohnt. Jeder Bedingung geht ein *reward pretreatment* von 12 Durchgängen voraus, in dem das Verhältnis von „aktiven" und „passiven" Zahlen 2:1 ist. Dieses *pretreatment* dient der Etablierung einer dominanten Reaktionsneigung auf Belohnung (Newman et al., 1990; LeMarquand et al., 1999). Jeder Bedingung geht eine Übung der entsprechenden Regeln mit jeweils 2 Stimuli (01 als „aktive" Zahl und 02 als „passive" Zahl), präsentiert in vier Durchgängen, voran. Der Versuchsleiter ist während der Untersuchung nicht im Raum anwesend.

Als abhängige Variablen wurden die Anzahl der Fehlreaktionen (*comission-errors*) und der Auslassungsfehler (*omission-errors*), die Reaktionszeit sowie der Gewinn jeweils pro Bedingung erhoben. Zusätzlich wurde jeweils das Reaktionszeit/Fehler-Verhältnis als weiterer I-Index (s.o.) ermittelt [I-Index = $z_{Fehlreaktionen} - z_{Reaktionszeit}$]. Auch hier wurden die Reaktionszeit und die Fehlreaktionen aller Teilnehmer an den jeweiligen Mittelwerten der gesunden und drogenunerfahrenen Kontrollgruppe z-standardisiert, um den I-Index zu berechnen.

3.4.3 Exekutive Funktionen

Eine wichtige Facette exekutiver Funktionen stellt die Fähigkeit dar, sich bei allen Entscheidungsmöglichkeiten im Alltag so zu verhalten, daß die getroffene Entscheidung, je nach aktueller Bedürfnislage entweder kurz- oder langfristig, möglichst vorteilhafte Konsequenzen für die eigene Person haben wird. Diese komplexe Fähigkeit - über einen bestimmten Zeitraum hinweg Belohnung maximieren zu können - wird im englischen Sprachraum auch als *decision-making cognition* bezeichnet. Glücksspielsimulationen bieten hierbei eine alltagsnahe Möglichkeit, *decision-making* Prozesse unter Laborbedingungen zu untersuchen (Bechara et al., 1997). Eine in der neurowissenschaftlichen Forschung am häufigsten verwendete Glücksspielsimulation ist die *Iowa-Gambling Task* (auch Bechara-Gambling Task) von Bechara und seinen Mitarbeitern (1994, 1997, 1998, 2001).

In dieser Untersuchung wurde eine in Turbo-Pascal programmierte und unter Windows 95 und 98 laufende deutsche Version der *Iowa-Gambling Task* (© Christian Hoppe, Klinik für Epileptologie, Universität Bonn) verwendet, die nach den Vorgaben von Bechara et al. (1994, 1997) implementiert wurde.

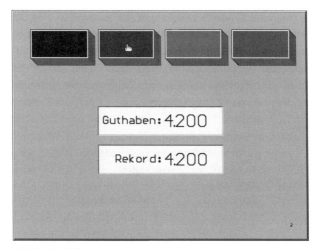

Abbildung 3.2 Bedienungsoberfläche der Iowa-Gambling Task

Zu Beginn der *Iowa-Gambling Task* werden 4 Kartenstapel (in der Folge als D_1-D_4 bezeichnet) zu je 40 Karten auf dem Bildschirm dargeboten (siehe Abbildung 3.2). Die Versuchspersonen sind aufgefordert, in hundert Zügen jeweils eine Karte von einem der Stapel zu ziehen. Ist eine Karte gezogen, wird der jeweilige Gewinn oder Verlust, der mit dieser Karte verbunden ist, eingeblendet und auf einem stetig angezeigten virtuellen Konto verbucht. In unserer Version werden für jede Karte Punkte vergeben oder abgezogen, andere Versionen operieren meist mit hohen hypothetischen oder kleinen später ausgezahlten Geldbeträgen. Zusätzlich wird im Unterschied zu anderen Versionen des Programms nach jedem Zug der bisherige Kontohöchststand rückgemeldet.

Begonnen wird die Aufgabe mit einem Guthaben von 4000 Punkten. Die Verteilung von Gewinn und Verlust innerhalb jeden Stapels wird den Probanden nicht mitgeteilt und muß daher durch Versuch-und-Irrtum erlernt werden. Das genaue Auftreten der Verlustkarten bleibt allerdings unvorhersagbar. Ebenso wurden die Teilnehmer zuvor über die Gesamtzahl der Züge im Unklaren gelassen. Die Abfolge der Karten innerhalb der Stapel, wie auch die Stellung der Kartenstapel sind für alle Teilnehmer gleich. In der Instruktion werden die Probanden aufgefordert, ihren Gewinn zu maximieren, und darauf hingewiesen, daß „gute" und „schlechte" Kartenstapel existieren.

Zwei der Kartenstapel (D_1 und D_2) weisen einen Nettoverlust von jeweils 1600 Punkten auf und werden daher als „unvorteilhaft" bezeichnet. Die beiden anderen Stapel (D_3 und D_4) beinhalteten jedoch einen Nettogewinn von jeweils 1600 Punkten und werden daher „vorteilhaft" genannt. „Unvorteilhafte" Stapel bieten also einen durchschnittlichen Verlust von 40 Punkten, „vorteilhafte" Stapel einen durchschnittlichen Gewinn von 40 Punkten je Zug. Dabei sind die Einzelgewinne je Zug verschieden: Die Gewinnkarten der „unvorteilhaften" Stapel liefern stets mit je 200 Punkten einen relativ großen Gewinn, wohingegen die Gewinnkarten der „vorteilhaften" Stapel mit je 100 Punkten einen relativ kleinen Gewinn bieten. Über die ersten Züge erscheinen die „unvorteilhaften" Stapel daher in Bezug auf die Gewinnhöhe allen Probanden attraktiver. Allerdings produzieren die „unvorteilhaften" Stapel auch unverhältnismäßig hohe Verluste, so daß Züge aus den „vorteilhaften" Stapeln langfristig die gewinnbringendste Strategie darstellen. Regelmäßige sofortige Gewinne stehen somit mit unregelmäßigen und zum Teil hohen Verlusten in Konflikt. Der Proband erkennt daher sehr schnell die sofortigen Gewinne, muß aber die langfristigen Verluste erst durch häufigeres Ziehen erlernen.

Der „unvorteilhafte" Stapel D_1 generiert einen Verlust von 1400 Punkten (je einmal -240, -260, -280, -300 und -320 Punkte) und einen Gewinn von 1000 Punkten (5 x 200 Punkte) pro Block bestehend aus10 Karten, so daß ein Verlust von 400 Punkten je Block verbleibt. Der „unvorteilhafte" Stapel D_2 erzeugt einmal einen Verlust von 2200 Punkten und ansonsten einen Gewinn von 1800 Punkte (9 x 200 Punkte) pro Block, so daß auch hier ein Verlust von 400 Punkten je Block verbleibt. Der „vorteilhafte" Stapel D_3 bietet einen Verlust von 100 Punkten (je einmal -5, -10, -20, -30, -35) und einen Gewinn von 500 Punkten (5 x 100 Punkte) pro Block, so daß hier ein Gewinn von 400 Punkten je Block verbleibt. Der „vorteilhafte" Stapel D_4 bietet einen Verlust von einmal 500 Punkten und einen Gewinn von 900 Punkten (9 x 100 Punkte) pro Block, so daß auch hier ein Gewinn von 400 Punkten je Block entsteht. Die Stapel unterscheiden sich also auch in der Häufigkeit und Höhe der Bestrafungen.

Da die einzelnen Stapel nur aus 40 Karten bestehen, lassen sich Stapel leer ziehen. Da die „vorteilhaften" Stapel zusammen auch nur 80 Karten besitzen, muß ein Proband, der sehr schnell die „vorteilhaften" Stapel evaluieren konnte, zum Ende der Aufgabe doch noch von den „unvorteilhaften" Karten ziehen, so daß im 4. Quartil zwangsläufig eine vermeintliche Verschlechterung bei anfänglich guter Leistung beobachtet werden kann.

Als abhängige Variable wurde das Verhältnis von „vorteilhaften" und „unvorteilhaften" Stapeln [Anzahl der „vorteilhaften" - Anzahl der „unvorteilhaften" Karten] in Quartilen zu je 25 Karten und in der Summe aller Durchgänge erhoben. Des weiteren wurde die Gesamtbearbeitungszeit aufgezeichnet.

3.4.4 Daueraufmerksamkeit

Der computerisierte *Continuous Performance Test, Identical Pairs* (CPT-IP) von Cornbatt et al. (1988) ist ein etabliertes, multidimensionales visuelles Verfahren, um Daueraufmerksamkeit respektive Vigilanz zu messen. Die ursprünglichen Version des CPT wurde von Rosvold et al. (1956) entwickelt und diente der Identifizierung von Aufmerksamkeitsverlusten bei *petit mal* Epilepsien.

Die hier verwendete Konfiguration des Testes umfaßt 2 Blöcke mit jeweils 150 Stimuluspräsentationen. Die Stimuli bestehen aus unterschiedlichen vierstelligen Zahlen, die aufeinanderfolgend jeweils einmal pro Sekunde für 50 ms pseudo-randomisiert dargeboten werden (Interstimulusintervall (ISI) 950 ms), so daß jeder Block 2,5 Minuten und die ganze Testung 5 Minuten dauert. Jeder Block enthält 30 Zielreize (20%) und 30 Reize (20%), die den Zielreizen sehr ähnlich sind (*catch-trials*). Die verbleibenden 90 Reize (60%) sind den Zielreizen maximal unähnlich und werden randomisiert dargeboten (*filler-trials*). Die Aufgabe der Versuchspersonen ist, so schnell und so genau wie möglich durch Loslassen der linken Maustaste zu reagieren, wenn zwei aufeinanderfolgende Stimuli gleich ausfallen (ein *identical pair* bilden). Die Maustaste soll dabei nach der Reaktion so schnell wie möglich wieder gedrückt und gehalten werden, bis der nächste Zielreiz erscheint. Eine Rückmeldung über den Erfolg der Reaktionen bzw. nach Auslassen eines Zielreizes wird nicht gegeben. Vor jeder Testsitzung wird ein kurzer Übungsdurchgang (25 Durchgänge) mit dreistelligen Nummern durchgeführt, um die Probanden mit der Apparatur vertraut zu machen.

Als abhängige Variable wird die Hit-Rate (Prozentsatz der Zielreize auf die richtig reagiert wurde), die False alarm-Rate (oder Rate der Fehlreaktionen; Prozentsatz der falsch positiven Reaktionen auf *catch-trials* und *filler-trials*), Random error-Rate (Prozentsatz der Fehlreaktionen nur auf *filler-trials*) sowie die Reaktionszeit für richtige Reaktionen (Hits) und False alarms erhoben. Zusätzlich werden mit d' und dem β-Kriterium zwei weitere Maße der Signal-Entdeckungs-Theorie errechnet (Green und Swets, 1966). Die Reaktionen auf *filler-trials* gehen nicht in d' oder das β-Kriterium mit ein, so daß der natürliche Logarithmus der random errors (log random) als zusätzliches Maß analysiert wird.

Dabei gilt d' als Maß der perzeptuellen Sensitivität und markiert den Abstand der Gipfel der Normalverteilungen der bedingten Wahrscheinlichkeiten von Signal + Rauschen (Hits) und reinem Rauschen (False Alarms) [d' = z(False Alarm-Rate) - z(Hit-Rate)]. Je größer d' ausfällt, desto weiter liegen Signal + Rauschen und Rauschen auseinander, desto mehr hebt sich also das Signal vom Rauschen ab und desto sicherer kann der Wahrnehmende Signal und Rauschen auseinanderhalten. Ist d' = 0, konnten Signal und Rauschen nicht unterschieden werden (Green und Swets, 1966).

Das β-Kriterium ist ein Maß für die Entscheidungstendenz (Bias-Index oder auch Likelihood-Ratio). Bei dieser Aufgabe markiert dieses Maß also die Tendenz, eher häufiger (liberales Kriterium) oder eher seltener (konservatives Kriterium) auf einen Stimulus zu reagieren [β = Nicht-Zielreize - Fehlreaktionen/Zielreize - Auslassungsfehler]. Logarithmiert man β so läßt sich die Entscheidungstendenz folgendermaßen bestimmen: $\ln(\beta) < 0$ liberales Kriterium, $\ln(\beta) > 0$ konservatives Kriterium und $\ln(\beta) = 0$ neutrales Reaktionsverhalten (Green und Swets, 1966).

3.4.5 Statistische Auswertung

Alle statistischen Analysen wurden mit SPSS 10.0 durchgeführt. Alle einzelnen abhängigen Variablen wurden zunächst über Varianzanalysen mit dem Faktor *Gruppe* und anschließend durch Einzelgruppenvergleiche mittels t-Tests für unabhängige Stichproben geprüft. Ausnahmen bildeten die *Iowa-Gambling Task*, bei der die vier Quartile als vierstufiger Faktor, und der MFF-12, bei dem die einzelnen Items als zwölffach gestufter Faktor mit in die Varianzanalyse eingingen, so daß der Gesamtgruppenvergleich als auch die Einzelgruppenvergleiche über Varianzanalysen mit Meßwiederholung getestet wurden. Gruppenvergleiche mit Variablen auf Ordinalskalen-Niveau wurden anhand des Mann-Whitney-U-Testes analysiert. Häufigkeitsdaten wurden mit χ^2-Tests statistisch geprüft. Für alle konfirmatorischen statistischen Vergleiche wurde ein Signifikanzlevel von $p < 0{,}05$ (zweiseitig) festgesetzt. Statistische Trends wurden bis zu einem α-Niveau von $p < 0{,}15$ berichtet.

Lineare Zusammenhänge zwischen den Variablen wurden zunächst über Pearsons Produkt Moment Korrelationen analysiert. Da diese Analysen z.B. im Falle der Zusammenhangsprüfung von Drogenkonsum und Kognition aber bis zu 18 abhängige Variablen und 14 Variablen des illegalen Drogenkonsums umfaßte, wäre zur Vermeidung einer α-Fehler-Akkumulation eine α-Fehler-Korrektur angeraten (Bortz, 1993). Bei 252 Einzelvergleichen sinkt das α-Niveau durch eine Bonferoni-Korrektur von $p < 0{,}05$ aber auf 0,0002. Da diese Art der Korrektur aber möglicherweise zu konservativ ausfällt (Bortz, 1993), wurde für die Korrelationsanalysen ein α-Niveau von $p < 0{,}01$ (zweiseitig) festgelegt. Statistische Trends wurden hier bis zu einem α-Niveau von $p < 0{,}05$ berichtet.

Um den Einfluß des Konsums der verschieden Drogen auf die einzelnen Leistungsparameter abzuschätzen, wurden multiple lineare Regressionsanalysen nach dem Einschlußverfahren ausschließlich über die beiden Konsumentengruppen gerechnet. Dabei wurden jeweils die wöchentlichen Konsummengen (Modell MENGE), die Dauer des

Drogenkonsums (Modell DAUER) sowie die kumulativen Gesamtmengen inklusive der höchsten MDMA Einzeldosis (Modell GESAMT) als einzelne Modelle für jede relevante abhängige Variable analysiert. Die Aufteilung in diese drei Modelle war erforderlich, um der Multikolinearität der einzelnen Maße des Drogenkonsums zu begegnen, welche die Stabilität der b-Gewichte bedrohen würde (Bortz, 1993). Für die Gültigkeit der Modelle wie für die Bedeutsamkeit einzelner Prädiktoren wurde ein Signifikanzlevel von $p < 0,05$ (zweiseitig) festgesetzt. Statistische Trends wurden bis zu einem α-Niveau von $p < 0,15$ berichtet.

Analysen zur Power und zur Effektstärke wurden mit dem Programm G-Power durchgeführt (Erdfelder et al., 1996) und unabhängig von der Art des verwendeten Tests mit dem Wert d angegeben. Die Einschätzung der Stärke eines Effekts orientierte sich nach den Konventionen von Cohen (1988).

3.5 Methodik der Untersuchung des akustischen Schreckreflexes

3.5.1 Datenaquisition

Vor der Applikation der Elektroden werden die Probanden gebeten, in einem bequemen Stuhl Platz zu nehmen. Alle Teilnehmer werden darüber instruiert, daß sie sogleich über Kopfhörer ein weißes Rauschen vernehmen würden, welches durch mehrere sehr laute akustische Impulse unterbrochen würde. Die Probanden werden gebeten, während der gesamten Untersuchung die Augen offen zu halten und auf einen an der Wand markierten Punkt zu schauen. Um die Blinzelreaktion des akustischen Schreckreflexes zu erfassen, wird die Aktivität des Orbicularis Oculi Muskels über das Electromyographic Startle System (EMG-SR-LAB, San Diego Instruments, Inc., San Diego, CA) abgeleitet. Die Aufzeichnungsparameter wurden von Braff et al. (1992) übernommen. Zwei Silber/Silberchlorid Elektroden werden auf und etwa 1 cm unterhalb des lateralen Canthus des rechten Auges über dem Orbicularis Oculi Muskel positioniert. Eine Erdungselektrode wird zusätzlich auf der Glabella plaziert. Der Widerstand der applizierten Elektroden sollte unterhalb von 10 kΩ liegen. Die akustischen Schreckreize werden binaural über Kopfhörer (TDH-39-P, Maico) dargeboten. Jede Sequenz beginnt mit einer 4 min andauernden Akklimatisierungsphase, während der ausschließlich ein 70-dB weißes Hintergrundrauschen präsentiert wird. Dieses Hintergrundrauschen wird auch weiterhin bis zum Ende der Sequenz dargeboten und dient primär der Abschottung von akustischen Umgebungsreizen. Nach der Akklimatisierungsphase werden über dem weißen Hintergrundrauschen 61 akustische Impulse (Trials), ebenfalls in Form von weißem Rauschen mit einer Stärke von 116dB und einer Dauer von 40ms dargeboten, welche durch variable und unvorhersagbare Intervalle (im Mittel 15 sec) voneinander getrennt sind. 48 Impulsen geht ein schwächerer Impuls, auch *Prepulse* genannt, voraus. Impulse ohne *Prepulse* werden im Folgenden als *Pulse alone* (PA) Trials und Impulse mit *Prepulse* als *Prepulse* (PP) Trials bezeichnet. Ein *Prepulse* dauert ebenfalls 20 ms und das ISI zum *Pulse alone* beträgt konsistent 120 ms. Es werden *Prepulses* in vier unterschiedlichen Bedingungen mit jeweils variierendenden Lautstärkeintensitäten (72dB, 74dB, 78dB und 86dB; jede Bedingung mit je 12 Trials) präsentiert. Alle Trials werden in einer pseudorandomisierten Anordnung dargeboten. Die gesamte Sequenz dauert ca. 20 min.

3.5.2 Statistische Auswertung

Alle statistischen Analysen wurden mit SPSS 10.0 durchgeführt. PA Trials und PP Trials der vier Bedingungen wurden zunächst intraindividuell und anschließend über die Gruppen gemittelt.

Für jede PP Bedingung wurde intraindividuell der Prozentsatz der PPI berechnet, welcher sich aus dem Verhältnis der EMG Amplitude der PP Trials zu der Amplitude der PA Trials ergibt [%PPI=100x(PA-PP)/PA]. Die PPI Daten wurden zunächst über alle Gruppen mittels Varianzanalysen (Gruppe x PP Intensität, mit Meßwiederholung im Faktor PP Intensität) und in Einzelgruppenvergleichen mittels t-Tests für unabhängige Stichproben geprüft. Da Rauchen einen starken Einfluß auf die PPI ausübt (Kumari und Gray, 1999; Duncan et al., 2001), wurde bei den Varianzanalysen die Höhe des täglichen Nikotinkonsums als Kovariate erfaßt.

12 PA Trials wurden in ihrer zeitlichen Abfolge zu 6 Blöcken à 2 Trials zusammengefaßt, um die Habituation darzustellen. Der initiale PA Trial wurde dabei aufgrund seiner erfahrungsgemäß besonders hohen Varianz nicht mit einbezogen, sondern einzeln betrachtet. Die Habituationsdaten wurden varianzanalytisch (Gruppe x Block, mit Meßwiederholung im Faktor Block) über alle Gruppen sowie in Einzelvergleichen geprüft. Ein weiteres Maß für die Habituation ist die negative Beschleunigung des Habituationsverlaufes, die mit dem linearen Steigungskoeffizient b dargestellt werden kann und welcher individuell über die 6 Blöcke der PA Trials errechnet wird [b = (nΣxy - (Σx)(Σy))/(nΣx^2 - (Σx)^2); x = Blocknummer, y = Schreckreaktion pro Block]. Zusätzlich wurde die prozentuale Verringerung der Schreckreaktion zwischen erstem und zweitem [%HAB=100x(Block 1-Block 2)/ Block 1] bzw. erstem und letztem PA Block [%HAB=100x(Block 1-Block 6)/ Block 1] als Habituationsmaß errechnet. Der Stei-

gungskoeffizient b sowie die prozentuale Habituation wurden zunächst mittels Varianzanalysen mit dem Faktor Gruppe und dann durch t-Test in Einzelvergleichen analysiert.

Die Stärke des Erschreckens (Schreckreaktivität) wurde durch die Mittelung aller PA Trials (jedoch ohne den initialen PA Trial), durch den initialen PA Trial selbst und durch den ersten Habituationsblock gemessen. Diese Daten wurden mittels Varianzanalysen und in Einzelgruppenvergleichen mittels t-Tests für unabhängige Stichproben geprüft.

Für alle konfirmatorischen statistischen Vergleiche wurde ein Signifikanzlevel von $p < 0,05$ (zweiseitig) festgesetzt.

Lineare Zusammenhänge zwischen den Variablen wurden über Pearsons Produkt Moment Korrelationen analysiert. Für korrelative Zusammenhänge wurde eine Signifikanzlevel von $p < 0,01$ (zweiseitig) festgesetzt (s.o.).

3.6 Methodik der 18-FDG-PET Untersuchung

3.6.1 Datenaquisition

Die PET Untersuchung wurde nach den *European Association of Nuclear Medicine Procedure Guidelines for Brain Imaging using [^{18}F]-FDG (Version I)* durchgeführt (Bartenstein et al., 2002).

Die PET Scans wurden in Ruhe mit der hochauflösenden und für Kopfaufnahmen dedizierten PET Kamera (ECAT EXACT 47; Siemens, Erlangen) durchgeführt. Das axiale Gesichtsfeld der Kamera betrug 14,7 cm mit einer maximalen Auflösung von 5,8 mm in der Fläche und 5 mm axial und ermöglichte so die Anfertigung von Aufnahmen mit einer Schichtdicke von 6,75 mm (bestehend aus 2 Schichten à 3,375 mm). Die Aufnahmen fanden im 2D-Modus in einer Bettposition statt.

Die PET Untersuchung des Kopfes wurde 30 min nach der intravenösen Injektion von 296 - 370 MBq [^{18}F]-Fluorodeoxyglukose begonnen. Der Emmissions-Scan dauerte unter standardisierten Bedingungen (geschlossene Augen, Halbdunkel) ca. 10 min. Im Anschluß folgte ein Transmissions-Scan mit einer ^{68}Germanium-Quelle zur Schwächungskorrektur von etwa 5 min Länge. Die Bildrekonstruktion erfolgte mittels gefilterter Rückprojektion mit einem Hannig-Filter (Cut-off-Frequenz 0,5 Zyklen). Dies resultierte in 47 transversalen schwächungskorrigierten Schichten mit jeweils 128 x 128 Pixeln und einer Voxelgröße von 2,059 x 2,059 x 3,375 mm.

Vor der Injektion des *Tracers* wurde der Blutzuckerspiegel bestimmt, um sicherstellen zu können, daß sich dieser innerhalb normaler physiologischer Parameter befand.

Alle PET-Scans wurden per Sichtkontrolle eines erfahrenen Nuklearmediziners auf Veränderungen hin untersucht.

3.6.2 Statistische Auswertung

Die statistische Auswertung der PET-Daten wurde mit Hilfe der *Statistical Parametric Mapping 99* Software (SPM99; Wellcome Functional Imaging Laboratory, London, UK), welche in MATLAB 5.3 (Mathworks Inc., USA) eingebettet war, an einer IBM-kompatiblen PC Workstation unter Windows NT vorgenommen. Die rekonstruierten schwächungskorrigierten PET Tomogramme wurden ins *Analyze* Format (Mayo Foundation, Baltimore, Md., USA) konvertiert, reorientiert und nach den Konventionen der Montreal Neurological Institution (MNI) auf die generische SPM99 PET Schablone auf eine Voxel-Größe von 3 x 3 x 3 mm räumlich normalisiert (nichtlineare Normalisierung, Basisfunktion 7 x 8 x 7, 12 nichtlineare Iterationen). Die anschließende Glättung erfolgte durch einem isotropen Gauss-Filter auf 12 x 12 x 12 mm *full width at half maximum* (FWHM). Die räumlich normalisierten und geglätteten PET Tomogramme wurden für die individuellen globalen Differenzen im zerebralen Glukoseumsatz durch eine proportionale Skalierung (*mean to 50, threshold masking 0,8*) adjustiert. Die vorverarbeiteten Datensätze wurden für jede Experimentalgruppe zusammengefaßt und in einer Gruppenanalyse Voxel für Voxel verglichen. Die Einzelgruppenvergleiche wurden über t-Tests für unabhängige Stichproben geprüft. Um den Zusammenhang von zerebralem Glukoseumsatz und kognitiver Leistung zu überprüfen, wurde die individuelle kognitive Leistung innerhalb der einzelnen Gruppen mit der regionalen zerebralen Glukosemetabolismusrate (rMRGlu) voxelweise korreliert.

Die Analyse umfaßte 62.569 Voxel. Die minimale Clustergröße wurde auf eine Größe von 20 Voxeln (annährend 60 mm^3) und die Signifikanzschwelle auf p < 0,01 (unkorrigiert für multiple Vergleiche) festgelegt. Der Verzicht auf eine konservative α-Adjustierung ist bei PET- und SPECT-Studien mit geringen Probandenzahlen ein akzeptiertes und übliches Vorgehen, um einem zu großen Anstieg des β-Fehlers vorzubeugen (Daniel et al., 1991; Reiman et al., 1997; Vollenweider et al., 1997; Schreckenberger et al., 1998a, 1998b). Die anatomische und zytoarchitektonische Lokalisation der lokalen Maxima wurde über die Koordinaten im stereotaktischen Raum nach Talairach und Tournoux (1988) angegeben, welche mit SPM99 aus den MNI Koordinaten errechnet wurden.

Die Darstellung der auf ein SPM99 Standardgehirn bzw. auf einen gemittelten und normalisierten MRT T1-Scan projizierten signifikanten Cluster erfolgte nach der neurologischen Konvention (links ist links und rechts ist rechts).

4 Ergebnisse

4.1 Neuropsychologie

4.1.1 Verbaler Lern und Merkfähigkeitstest (VLMT)

Es konnten die Daten des VLMT aller eingeschlossenen Probanden ausgewertet werden, so daß die Werte von 19 Cannabis Nutzern, 19 MDMA Konsumenten und 19 gesunden Kontrollprobanden in die abschließende Analyse eingingen.

Wie Abbildung 4.1 zu entnehmen ist, zeigen die MDMA Konsumenten in jedem Durchgang eine erheblich schlechtere verbale Gedächtnisleistung als beide Kontrollgruppen.

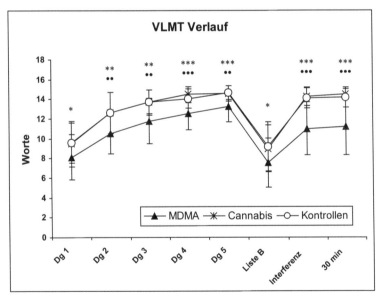

Abbildung 4.1 Verlauf des Verbalen Lern und Merkfähigkeitstests (VLMT) (Mittelwerte und Standardabweichungen). T-Tests: MDMA vs. gesunde Kontrollen: *p<,05; **p<,01; ***p<,001; MDMA vs. Cannabis: ••p<,01; •••p<,001.

Eine univariate Varianzanalyse zeigte über alle Gruppen - bis auf zwei Trends im ersten Durchgang [F(2,54) = 2,68; p = 0,08] sowie in Liste B [F(2,54) = 2,45; p = 0,10] - durchweg signifikante Unterschiede in allen weiteren Durchgängen [F(2,54) = 6,55-

21,25; p < 0,01-0,000001], wobei die Effekte im Interferenzdurchgang [d = 1,77] und bei der verzögerten Wiedergabe nach 30 min [d = 1,71] am stärksten ausfielen. In den Einzelvergleichen mit t-Tests für unabhängige Stichproben zwischen der MDMA und der gesunden Kontrollgruppe zeigten sich in allen Durchgängen signifikante Unterschiede [$t(36)$ = -2,00- -4,72; p < 0,05-0,0001], während zwischen der Cannabis- und der MDMA-Gruppe- bis auf zwei Trends im ersten Durchgang [$t(36)$ = -1,86; p = 0,07] sowie in Liste B [$t(36)$ = -1,78; p = 0,08] – ebenfalls durchweg signifikante Unterschiede in allen weiteren Durchgängen zu Tage traten [$t(36)$ = -3,16- -5,03; p < 0,01-0,00001].

Auch hier waren die Effekte in der Interferenzbedingung [$d_{vs.Kont.}$ = 1,36; $d_{vs.Cann.}$ = 1,43] und bei der verzögerten Wiedergabe nach 30 min [$d_{vs.Kont.}$ = 1,28; $d_{vs.Cann.}$ = 1,44] am stärksten. Die Cannabis- und die Kontrollgruppe zeigten in t-Tests für unabhängige Stichproben hingegen keinerlei signifikante Unterschiede oder Trends in den einzelnen Durchgängen.

Abbildung 4.2 zeigt die Leistung der Gruppen in der Wiedererkennungs-Bedingung des VLMT.

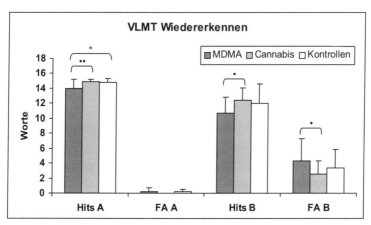

Abbildung 4.2 Wiedererkennensleistung (Hits) und False alarms (FA) im Verbalen Lern und Merkfähigkeitstest (VLMT) (Mittelwerte und Standardabweichungen). T-Tests: MDMA vs. gesunde Kontrollen: *p<,05; MDMA vs. Cannabis: •p<,05; ••p<,01.

Auch hier zeigen MDMA Konsumenten eine geringere Treffer-Rate (Hits) beider Lernlisten sowie eine erhöhte Rate falsch positiv der Liste B zugeordneter Worte (False alarms Liste B). Eine univariate Varianzanalyse über alle Gruppen zeigte einen signifikanten Unterschied der Hits in Liste A [$F(2,54) = 7,02$; $p < 0,01$] und jeweils einen starken Trend für die Hits in Liste B [$F(2,54) = 2,87$; $p = 0,07$] sowie für die False alarms der Liste B [$F(2,54) = 2,44$; $p = 0,10$].

In den Einzelvergleichen mit t-Tests für unabhängige Stichproben zwischen der MDMA- und der gesunden Kontrollgruppe zeigte sich nur bei den Hits der Liste A ein signifikanter Unterschied [$t(36) = -2,54$; $p < 0,05$] und bei den Hits der Liste B ein Trend [$t(36) = -1,61$; $p = 0,12$]. Zwischen der Cannabis- und der MDMA-Gruppe wurde der Unterschied bei den Hits der Liste A [$t(36) = -3,03$; $p < 0,01$], bei den Hits der Liste B [$t(36) = -2,55$; $p < 0,05$] wie auch bei den False alarms der Liste B[$t(36) = 2,13$; $p < 0,05$] signifikant.

In Tabelle 4.1 sind die aus einzelnen Durchgängen zusammengefaßten Leistungsparameter aufgeführt. Hier zeigt sich, daß MDMA Konsumenten eine wesentlich schlechtere Gesamtlernleistung, eine wesentlich geringere Konsistenz im Abruf in den ersten fünf Lerndurchgängen, einen größeren Verlust nach Interferenz (retroaktive Hemmung) und Konsolidierung sowie eine schlechtere bereinigte Wiedererkennensleistung in Liste A und B aufweisen.

	MDMA (n=19, ♂)	Cannabis (n=19, ♂)	Kontrollen (n=19, ♂)	F	df/df$_{err}$	p
Gesamtlernleistung *ΣDg 1-5*	56,2 (±8,16)	64,8 (±6,21)	64,7 (±5,72)	10,09	2/54	**0,0002**
Abrufkonsistenz Dg 1-5 *in Prozent*	86,6 (±8,61)	94,8 (±3,94)	95,1 (±4,8)	11,85	2/54	**0,00005**
Verlust n. Interferenz *Dg5 - Dg6*	2,26 (±2,47)	0,32 (±0,89)	0,58 (±0,90)	8,28	2/54	**0,001**
Verlust n. Konsolidierung *Dg5 - Dg7*	2,05 (±2,04)	0,05 (±0,85)	0,52 (±1,02)	10,51	2/54	**0,0001**
Wiedererkennensleistung *p(A) Liste A*	0,85 (±0,10)	0,93 (±0,05)	0,90 (±0,08)	4,60	2/54	**0,015**
Wiedererkennensleistung *p(A) Liste B*	0,74 (±0,03)	0,84 (±0,02)	0,81 (±0,03)	4,64	2/54	**0,014**

Tabelle 4.1 Zusammengefaßte Maße des Verbalen Lern und Merkfähigkeitstests (VLMT) (Mittelwerte und Standardabweichungen) sowie Ergebnisse der Varianzanalyse.

Eine univariate Varianzanalyse über alle Gruppen zeigte in allen diesen Parametern signifikante Unterschiede zwischen den Gruppen (siehe Tabelle 4.1). Die stärksten Effekte traten hier in der Abrufkonsistenz [$d = 1,32$] und im Verlust nach Konsolidierung zu Tage [$d = 1,25$].

In den Einzelvergleichen mit t-Tests für unabhängige Stichproben zwischen der MDMA- und der gesunden Kontrollgruppe zeigte sich bei der Gesamtlernleistung [$t(36)$ = -3,71; p < 0,001], der Abrufkonsistenz [$t(36)$ = -3,77; p < 0,001] sowie bei dem Verlust nach Interferenz [$t(36)$ = 2,79; p < 0,01] und nach Konsolidierung [$t(36)$ = 2,92; p < 0,01] ein signifikanter Unterschied. In der bereinigten Wiedererkennensleistung der Liste A [$t(36)$ = -1,68; p = 0,10] und B [$t(36)$ = -1,78; p = 0,08] blieben die Unterschiede zwischen diesen Gruppen auf Trendniveau. Zwischen der Cannabis- und der MDMA-Gruppe wurde der Unterschied bei der Gesamtlernleistung [$t(36)$ = -3,67; p < 0,001], bei der Abrufkonsistenz [$t(36)$ = -3,79; p < 0,001], bei dem Verlust nach Interferenz [$t(36)$ = 3,24; p < 0,01] wie nach Konsolidierung [$t(36)$ = 3,95; p < 0,001] sowie der bereinigten Wiedererkennensleistung der Liste A [$t(36)$ = -3,00; p < 0,01] und B [$t(36)$ = -3,04; p < 0,01] signifikant. Cannabis Konsumenten und Kontrollen unterschieden sich in keinem der zusammengefaßten Parameter signifikant. Ein schwacher Trend für einen Unterschied war lediglich beim Verlust nach Konsolidierung zwischen den Kontrollgruppen zu verzeichnen [$t(36)$ = -1,56; p = 0,13].

Die stärksten Effekte traten auch hier in der Abrufkonsistenz [$d_{vs.Kont.}$ = 1,18; $d_{vs.Cann.}$ = 1,14] und im Verlust nach Konsolidierung auf [$d_{vs.Kont.}$ = 0,94; $d_{vs.Cann.}$ = 1,23].

Überprüft man statistisch das Vorliegen einer proaktiven (Abrufleistung der Interferenzliste B ist geringer als im ersten Durchgang der Liste A) und retroaktiven Hemmung (Verlust nach Interferenz, also die geringere Abrufleistung im sechsten Durchgang nach der Interferenzliste als im fünften Durchgang davor) anhand von t-Tests für abhängige Stichproben zwischen den jeweiligen Durchgängen innerhalb der einzelnen Versuchsgruppen, so kommt man zu folgendem Ergebnis: Die MDMA-Gruppe zeigt keine proaktive [$t(18)$ = 0,93; p = 0,36] dafür aber eine signifikante retroaktive Hemmung [$t(18)$ = 4,00; p < 0,001]. Auch die gesunde Kontrollgruppe offenbart keine proaktive [$t(18)$ = 0,88; p = 0,39] aber eine signifikante retroaktive Hemmung [$t(18)$ = 2,80; p < 0,01]; wohingegen die Cannabis-Gruppe ebenfalls keine proaktive [$t(18)$ = 0,90; p = 0,38] aber auch nur einen schwachen Trend in Richtung einer retroaktiven Hemmung [$t(18)$ = 1,56; p = 0,14] zeigt. Daß sich die Gruppen in Bezug auf die retroaktive Hemmung unterscheiden, wurde bereits oben besprochen. Im Hinblick auf das Ausmaß der proaktiven Hemmung unterscheiden sich die Gruppen jedoch nicht.

Demografische Variablen und Gedächtnisleistungen waren in dieser Stichprobe nicht signifikant korreliert. Es lagen jedoch einige Trends vor: So zeigte sich eine schlechtere korrigierte Wiedererkennensleistung, je älter die Probanden waren (r = -0,33; n = 57). Zudem war die mit dem MWT-B geschätzte verbale Intelligenz mit der Leistung im ersten (r = 0,27) und sechsten Durchgang (r = 0,27) sowie der Liste B (r = 0,33) wie auch mit der Gesamtlernleistung (r = 0,28) und der Abrufkonsistenz (r = 0,26) positiv korreliert, d.h. je intelligenter die Probanden waren, desto besser war auch ihre Gedächtnisleistung oder die Konsistenz des Abrufs.

In der Zusammenfassung zeigen MDMA Konsumenten eine breite und ausgeprägte Beeinträchtigung aller verbalen Gedächtnisleistungen, d.h. des Lernens, der Konsolidierung und des Abrufs, wobei die Effekte im sechsten Durchgang direkt nach der Interferenzliste wie auch im verzögerten Abruf nach 30 min besonders deutlich hervortreten. Auffällig sind auch die starke Inkonsistenz im Abruf während der Lernphase und eine ausgeprägte retroaktive Hemmung bei den MDMA Konsumenten. Die Supraspanne sowie die Wiedererkennensleistung waren relativ zu den anderen Variablen des freien Abrufs weniger stark beeinträchtigt.

VLMT und Drogenkonsum
Die Leistung im MFF war nicht mit dem Alkohol- oder Nikotinkonsum signifikant korreliert. Allerdings bestand ein Trend für eine negative Korrelation von erstem Durchgang und Dauer des Tabakkonsums in Jahren ($r = -0,30$; $n = 57$), d.h. Personen, die schon lange rauchten, zeigten eine schlechtere Leistung des Arbeitsgedächtnisses.

Die Korrelationen der verschiedenen Parameter des VLMT mit dem Ausmaß des Konsums der verschiedenen Drogen innerhalb der beiden Konsumgruppen sind in Tabelle 4.2 zusammengefaßt:

Es zeigte sich, daß insbesondere der Konsum von Amphetamin, MDMA und Halluzinogenen mit der Leistung wie auch der Konsistenz im Abruf invers korreliert war, d.h. Personen mit einem hohen Drogenkonsum erinnerten aktiv weniger Worte und zeigten einen höheren Verlust nach Interferenz und Konsolidierung. Die Leistung im Wiedererkennen war dagegen fast ausschließlich mit dem MDMA Konsum negativ korreliert. Insgesamt erreichten die Korrelationen mit dem MDMA Konsum in fast allen Bedingungen die höchsten Werte. Es bleibt zu bemerken, daß 36 Personen Cannabiskonsum, 19 Personen Amphetaminkonsum, 22 Personen MDMA Konsum, 6 Personen Kokainkonsum und 19 Personen Halluzinogenkonsum angaben, so daß die Korrelationen im Hinblick auf die Variabilität dieser Konsumparameter interpretiert werden müssen, da mit Ausnahme der Abstinenzdauer die Nichtnutzung einer Substanz mit 0 kodiert wurde.

Innerhalb der MDMA-Gruppe ($n = 19$) waren keine signifikanten Korrelationen mehr beobachtbar. Es zeigten sich jedoch noch einige Trends: So war die Leistung im ersten Durchgang mit dem Cannabisgesamtkonsum ($r = -0,50$), dem Amphetamingesamtkonsum ($r = -0,49$) und dem Halluzinogengesamtkonsum ($r = -0,51$) korreliert. Die bereinigte Wiedererkennensleistung der Liste A war mit der Dauer des MDMA Konsums (r = -0,50) und der Verlust nach Konsolidierung war mit der höchsten MDMA Einzeldosis (r = 0,50) korreliert. Die Abrufleistung in der Liste B (r = -0,56) wie auch die Gesamtlernleistung (r = -0,52) waren mit dem Halluzinogengesamtkonsum korreliert.

n = 38	Dg 1	Σ Dg 1-5	Konsis. Dg 1-5	Liste B	Dg 6	30 min	Dg5 - Dg6	Dg5 - Dg7	p(A) A	p(A) B
Cannabis										
pro Woche	-,35	-,34	**-,46**							
Dauer										
Gesamtmenge	-,40	-,36	-,40							
Amphetamin										
pro Woche	**-,42**				-,33		,33			
Dauer	**-,46**	**-,47**			-,41	**-,50**	,33	**,51**	**-,44**	
Gesamtmenge	**-,47**	-,33		-,33	-,35	-,34	,34	,39		
MDMA										
pro Woche	-,34				-,33	-,34				**-,43**
Dauer	-,33	**-,56**	**-,44**		-,53	**-,70**	,32	**,63**	**-,62**	**-,54**
Gesamtmenge	**-,42**	**-,53**	-,35	**-,40**	-,54	**-,61**	,32	**,48**	**-,43**	**-,49**
Höchstdosis*	-,45		-,46		-,52	-,48	,46	**,54**		
Kokain										
pro Woche					-,34					
Dauer					-,34			,32		
Gesamtmenge					-,35					
Halluzinogene										
Gesamtmenge	**-,45**	**-,53**	-0,37	**-,48**	-,40	**-,53**		,41	-,37	-,39

Tabelle 4.2 Korrelationsmatrix von Drogenkonsum und ausgewählten Parametern des Verbalen Lern und Merkfähigkeitstests (VLMT) über die Konsumentengruppen. Dargestellt sind alle Korrelationskoeffizienten (Pearsons Produkt Moment Korrelation), die ein α-Niveaus von 5% unterschritten. Koeffizienten, die auf einem α-Niveaus von 1% signifikant wurden, sind **fett** dargestellt. *n=22

Eine signifikante Korrelation des Zeitraumes seit der letzten Einnahme einer der illegalen Substanzen mit den Variablen des VLMT konnte nicht nachgewiesen werden. Es bestand ein Trend hinsichtlich einer negativen Korrelation von bereinigter Wiedererkennensleistung der Liste B (r = -0,39; n = 36) und der Dauer seit dem letzten Cannabiskonsum sowie hinsichtlich einer positiven Korrelation der Abrufleistung der

Liste B und der Dauer seit dem letzten Kokainkonsum (r = 0,87; n = 6). Das bedeutet, daß die Wiedererkennensleistung in Liste B bei Cannabiskonsumenten dann besonders gut war, wenn der letzte Cannabiskonsum nicht länger zurücklag, wohingegen bei den 6 Kokainkonsumenten die Abrufleistung in Liste B besser war, wenn sie länger kein Kokain konsumiert hatten.

Eine multiple Regressionsanalyse zeigte, daß die Leistung im Wiedererkennen und der Verlust nach Interferenz ausschließlich durch den MDMA Konsum vorhergesagt wurden, die Gesamtlernleistung, der sechste Durchgang, der verzögerte Abruf sowie der Verlust nach Konsolidierung wurden jedoch durch das Ausmaß des Konsums verschiedener Substanzen prädiziert. Der stärkste Einfluß schien dabei aber ebenfalls vom MDMA - und hier vor allem von der höchsten eingenommenen Dosis - auszugehen. Weitere starke Einflüsse gingen aber auch vom Amphetamin- und Halluzinogenkonsum aus. Die Supraspanne wurde allerdings allein durch die Dauer des Amphetaminkonsums vorhergesagt. Der Cannabiskonsum zeigte vor allem bei der Abrufkonsistenz einen entscheidenden prädiktiven Wert.

4.1.2 Matching Familiar Figures 12 (MFF-12)

Es konnten die Daten des MFF-12 aller eingeschlossenen Probanden ausgewertet werden, so daß die Werte von 19 Cannabis Nutzern, 19 MDMA Konsumenten und 19 gesunden Kontrollprobanden in die abschließende Analyse eingingen.

Es zeigte sich, daß die MDMA Konsumenten in dieser Aufgabe im Vergleich zu beiden Kontrollgruppen mehr Fehler begingen und eine kürzere Reaktionszeit aufwiesen (siehe Tabelle 4.3).

	MDMA (n=19, ♂)	Cannabis (n=19, ♂)	Kontrollen (n=19, ♂)	F	df/df$_{err}$	p
Σ Fehler	8,16 (±4,09)	5,95 (±4,36)	6,47 (±4,23)	1,42	2/54	0,25
∅ Reaktionszeit (sec)	49,5 (±19,3)	53,3 (±21,7)	60,5 (±29,9)	1,01	2/54	0,37

Tabelle 4.3 Mittlere Reaktionszeit und Fehlersumme in der Matching Familiar Figures 12 Aufgabe (Mittelwerte und Standardabweichungen) sowie Ergebnisse der Varianzanalyse.

Eine univariate Varianzanalyse über alle Gruppen ergab aber keine signifikanten Unterschiede in beiden Parametern. In den t-Test Einzelvergleichen zeigte sich nur ein Trend in Richtung einer erhöhten Fehlerzahl in der MDMA-Gruppe gegenüber den Cannabis Konsumenten $[t(36) = 1,61; p = 0,12]$.

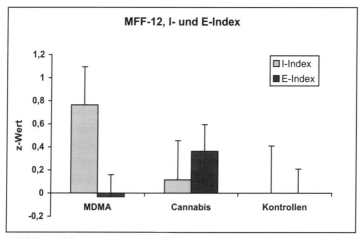

Abbildung 4.3 Impulsivitäts-Index (I-Index) und Effektivitätsindex (E-Index) des Matching Familiar Figures 12 (MFF-12) (Mittelwerte und Standardfehler).

Abbildung 4.3 zeigt die aus der Latenz und Fehleranzahl zusammengesetzten Indizes für Impulsivität (I-Index) und Effizienz (E-Index) aller Gruppen. Hier fällt auf, daß die MDMA-Gruppe ein impulsiveres Verhalten zeigte, während die Cannabis-Gruppe etwas effizienter handelte. Da es sich bei diesen Variablen um an der gesunden Kontrollgruppe z-standardisierte Variablen handelt, weist diese Gruppe jeweils einen Mittelwert von 0 auf.

Eine univariate Varianzanalyse über alle Gruppen zeigte allerdings auch hier keine signifikanten Unterschiede in beiden Indizes. In den t-Test Einzelvergleichen wurde jedoch ein Trend in Richtung einer erhöhten Impulsivität in der MDMA-Gruppe gegenüber der gesunden Kontrollgruppe $[t(36) = 0,46; p = 0,15]$ deutlich.

Eine Analyse der Effektstärken zeigte, daß der Unterschied im I-Index zwischen MDMA- und gesunder Kontrollgruppe mit einem d = 0,49 eine „mittlere" Effektstärke aufwies (nach Cohen, 1988). Der Einfluß der Reaktionszeit fiel dabei in diesem Gruppenvergleich stärker aus (d = 0,46) als jener der Fehlerrate (d = 0,40). Um bei einem d = 0,49 einen signifikanten Unterschied zwischen zwei Gruppen nachweisen zu können, wäre bei einem $\alpha = 0,10$ und einer Power von 90 % (einseitige Testung) eine Stichprobe von 112 Personen notwendig gewesen.

Da bei der Analyse der individuellen Mittelwerte ein erhebliches Maß an intraindividueller Varianz keine Berücksichtigung findet, wurden die jeweiligen Werte aller 12 Items mit in die Analyse einbezogen. Eine Varianzanalyse mit Meßwiederholung der Fehler über alle Items und Gruppen (Item x Gruppe, mit Meßwiederholung im Faktor Item) ergab einen signifikanten Effekt des Faktors Item [$F(11,594) = 9,02$; $p < 0,001$], der die unterschiedliche Schwierigkeit der Items widerspiegelt. Die Interaktion der Faktoren sowie der Zwischensubjekt-Effekt wurden nicht signifikant. In den Einzelvergleichen zeigte sich ebenfalls stets ein signifikanter Effekt des Faktors Item, andere Interaktions- oder Zwischensubjekt-Effekte wurden nicht signifikant. Es offenbarte sich jedoch ein Trend für eine Interaktion Item x Gruppe im Vergleich der Cannabis- vs. der gesunden Kontrollgruppe [$F(11,396) = 1,58$; $p = 0,10$], welcher eine unterschiedliche Verteilung der Fehler über die Items hinweg andeutet. Zusätzlich lag ein Trend für einen Zwischensubjekt-Effekt zwischen MDMA- und Cannabis-Gruppe vor [$F(1,36) = 2,60$; $p = 0,12$], der auf den Unterschied der Gesamtanzahl der Fehler beider Gruppen zurückgeht.

Eine Varianzanalyse mit Meßwiederholung der Reaktionszeit über alle Items und Gruppen (Item x Gruppe, mit Meßwiederholung im Faktor Item) führte auch hier zu einem signifikanten Effekt des Faktors Item [$F(11,594) = 23,59$; $p < 0,001$], der die unterschiedliche visuelle Komplexität der Items widerspiegelt. Die Interaktion der Faktoren sowie der Zwischensubjekt-Effekt wurden nicht signifikant. In den Einzelvergleichen zeigte sich ebenfalls stets ein signifikanter Effekt des Faktors Item, andere Interaktions- oder Zwischensubjekt-Effekte wurden auch hier nicht signifikant. Es zeichnete sich jedoch ein starker Trend ab für eine Interaktion Item x Gruppe im Vergleich der MDMA- vs. der gesunden Kontrollgruppe [$F(11,396) = 1,67$; $p = 0,08$], welcher eine unterschiedliche Verteilung der Reaktionszeiten über die Items hinweg andeutet.

Eine Varianzanalyse mit Meßwiederholung der einzelnen I-Indizes aller Items über alle Gruppen (Item x Gruppe, mit Meßwiederholung im Faktor Item) ergab keinen signifikanten Effekt des Faktors Item, d.h. die Neigung zu impulsivem oder reflexivem Verhalten war - zumindest bezogen auf alle Gruppen (s.u.) - relativ unabhängig vom Item und damit auch von der Schwierigkeit des Items (siehe Abbildung 4.4).

Die Interaktion der Faktoren sowie der Zwischensubjekt-Effekt wurden ebenfalls nicht signifikant. In den Einzelvergleichen zeigte sich kein signifikanter Effekt des Faktors Item, andere Interaktions- oder Zwischensubjekt-Effekte wurden auch hier nicht signifikant. Nachzuweisen war jedoch ein starker Trend für einen Zwischensubjekt-Effekt im Vergleich der MDMA- vs. der gesunden Kontrollgruppe [$F(1,36) = 3,30$; $p = 0,08$], welcher die erhöhte Impulsivität der MDMA-Gruppe abbildet.

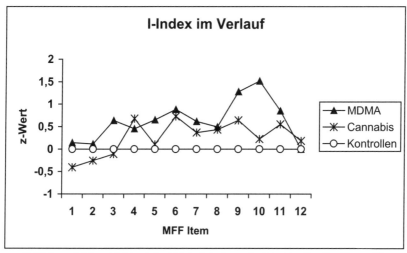

Abbildung 4.4 Impulsivitäts-Index (I-Index) der Items des Matching Familiar Figures 12 (MFF-12) im Verlauf (Mittelwerte).

Dennoch fällt auf, daß Item 6, 9, 10 und 11 bei den MDMA Konsumenten die höchsten I-Indizes hervorrufen (Abbildung 4.4). Errechnet man nun an der gesunden Kontrollgruppe über die Fehlerscores die Schwierigkeitsindizes nach Fisseni (1997) für jedes Item, so zeigt sich, daß diese Items auch die vier leichtesten Items waren. Die Reihenfolge der Itemnummern von leicht nach schwer lautete: 9, 10, 11, 6, 12, 4, 5, 8, 1, 7, 2, 3. Faßt man nun die I-Indizes der vier leichtesten und vier schwersten Items zusammen, so ergab sich in einem t-Test für abhängige Stichproben in der MDMA Gruppe ein starker Trend für einen Unterschied zwischen schweren und leichten Items [$t(18)$ = 1,84; p = 0,08]. Eine Varianzanalyse mit Meßwiederholung der nach Schwierigkeitsindex gestaffelten I-Indizes aller Items innerhalb der MDMA-Gruppe (Item x Gruppe, mit Meßwiederholung im Faktor Item) zeigte in den Innersubjekt-Kontrasten ebenfalls einen Trend für eine lineare Beziehung der nach Schwierigkeit angeordneten Items [$F(1,18) = 2,73$; $p = 0,11$]. T-Tests für unabhängige Stichproben erbrachten jedoch keine signifikanten Unterschiede in den einzelnen Items zwischen den einzelnen Versuchsgruppen. Jedoch sind für Item 9 und 10 starke Trends für eine erhöhte Impulsivität der MDMA- gegenüber der gesunden Kontrollgruppe zu verzeichnen gewesen [$t_9(36) = 1,73$; p = 0,09; $t_{10}(36) = 1,78$; p = 0,08]. Es gibt also starke Hinweise dafür, daß MDMA Konsumenten besonders bei leichteren Items eine erhöhte Impulsivität zeigen.

Eine Varianzanalyse mit Meßwiederholung der einzelnen E-Indizes aller Items über alle Gruppen (Item x Gruppe, mit Meßwiederholung im Faktor Item) zeigte wiederum einen signifikanten Effekt des Faktors Item [$F(11,594) = 2,30; p < 0,01$], d.h. die Effizienz des Verhaltens war abhängig vom Item und damit auch von der Schwierigkeit des Items. Die Interaktion der Faktoren sowie der Zwischensubjekt-Effekt wurden nicht signifikant. In den Einzelvergleichen zeigte sich allerdings nur zwischen der Cannabis- und der MDMA-Gruppe ein signifikanter Effekt des Faktors Item [$F(11,396) = 2,84; p < 0,001$]. Weitere Effekte wurden nicht signifikant.

Es wurde sichtbar, daß das Alter mit der Reaktionszeit signifikant positiv ($r = 0,38$; $n = 57$) und mit dem I-Index tendenziell negativ ($r = -0,28$) korreliert war. Je älter also die Personen waren, desto langsamer und weniger impulsiv reagierten sie. Da aber das Alter mit der Reaktionszeit und dem I-Index korreliert war, wurden alle Gruppenvergleiche mit dem Faktor Alter als Kovariate wiederholt. Dabei zeigte sich, daß in einer univariaten Varianzanalyse der Trend für einen Unterschied im I-Index zwischen der MDMA- und der gesunden Kontrollgruppe stärker ausfiel [$F(2,35) = 2,77; p = 0,10$]. In einer Varianzanalyse mit Meßwiederholung über die I-Indizes aller Items des MFF wurde der Zwischensubjekt-Effekt zwischen MDMA- und gesunder Kontrollgruppe nun signifikant [$F(1,35) = 4,54; p < 0,05$].

Alle Ergebnisse zusammengenommen, bestehen starke Hinweise für eine erhöhte behaviorale Impulsivität der MDMA Konsumenten. Dabei scheinen es besonders die leichteren Items der visuellen Diskriminationsaufgabe zu sein, die zu einem impulsiverem Verhalten der MDMA Konsumenten verleiten. Cannabis Konsumenten scheinen die Aufgaben geringfügig effizienter bearbeitet zu haben, unterscheiden sich aber in ihrer Impulsivität nicht von der Kontrollgruppe.

MFF-12 und Drogenkonsum

Die Leistung im MFF war mit dem Alkohol- oder Nikotinkonsum nicht signifikant korreliert.

Bezogen auf die Personen der beiden Konsumentengruppen, die einen MDMA-Konsum berichteten ($n = 22$), bestand ein starker Trend für einen korrelativen Zusammenhang von höchster eingenommener MDMA-Dosis und Reaktionszeit ($r = -0,48$) respektive I-Index. ($r = 0,48$), was darauf hindeutet, daß Konsumenten, die sehr hohe MDMA Einzeldosen angaben, auch impulsiver reagierten. Innerhalb der MDMA-Gruppe ($n = 19$) fielen diese Zusammenhänge allerdings etwas schwächer aus ($r_{Latenz} = -0,41$; $r_{I-Index} = 0,42$).

Zusätzlich bestanden noch innerhalb der Konsumentengruppen ($n = 38$) Trends für Korrelationen zwischen der Dauer des Cannabiskonsums und Reaktionszeit ($r = 0,36$), zwischen wöchentlichem Amphetaminkonsum und Fehleranzahl (r = 0,33) und zwischen der Halluzinogengesamtmenge und dem E-Index (r = -0,38).

Eine signifikante Korrelation des Zeitraumes seit der letzten Einnahme einer der illegalen Substanzen mit den Variablen des MFF-12 konnte nicht nachgewiesen werden, so daß Akuteffekte der Drogen auf die Testleistung unwahrscheinlich sind.

Keines der getesteten Modelle wurde in der multiplen Regressionsanalyse über die beiden Konsumentengruppen signifikant, jedoch zeigten sich im Modell GESAMT in der Reaktionszeit und im I-Index Trends für einen prädiktiven Wert der eingenommenen MDMA Höchstdosis.

4.1.3 *Go/No-Go* Task

Wie sich erst im Verlauf der Untersuchung herausstellte, war die Instruktion zur *Go/No-Go* Task nicht für alle Probanden gleichermaßen verständlich, so daß einige Probanden nach der Durchführung angaben, sie hätten nicht gewußt, wie sie die Aufgabe bewältigen sollten, da sie die Instruktion nicht verstanden und daher nur zufällig reagiert hätten. Um diese Personen identifizieren und von der Analyse ausschließen zu können, wurden daher zunächst die Hit- und False alarm-Raten und anschließend das Maß der perzeptuellen Sensitivität d' errechnet. Tatsächlich zeigte sich, daß sich bei einigen Personen Hit- und False alarm-Rate kaum unterschieden. Unterscheiden sich Hit- und False alarm-Rate jedoch nicht, so daß d'= 0 ist (entspricht 50% korrekter Reaktionen, und damit der Zufallswahrscheinlichkeit), folgte der Proband einem zufälligen Antwortmuster, d.h. er hatte geraten (Green & Swets, 1966). In psychoakustischen Experimenten wird häufig ein Kriterium von d'> 1 (76% korrekter Reaktionen) angewendet, was einer Standardabweichung über der Ratewahrscheinlichkeit entspricht, um ein sicheres Erkennen der Reize voraussetzen zu können (Green & Swets, 1966; Edwards et al., 2002). In *Priming*-Experimenten wird häufig mit einer viertel Standardabweichung über der Ratewahrscheinlichkeit ein konservativeres Rate-Kriterium von d'> 0,25 (56,5% korrekter Reaktionen) angesetzt, um Raten auszuschließen (Klinger und Greenwald, 1995). Dem konservativeren Kriterium von d'> 0,25 folgend, wurden 6 Personen von der Analyse ausgeschlossen (2 Cannabis Konsumenten, 1 MDMA Konsument, 4 gesunde Kontrollprobanden), da sie in einer der beiden Bedingungen offensichtlich „aktive" und „passive" Zahlen nicht auseinanderhalten konnten und so auf Zufallsniveau geantwortet hatten. Die Unterschiede in den Ausschlußraten zwischen den Gruppen wurde in einem χ^2-Test nicht signifikant [$\chi^2(2)$ =2,28; p = 0,32]. Somit gingen die Daten von 17 Cannabis Nutzern, 18 MDMA Konsumenten und 15 gesunden Kontrollprobanden in die weitere Analyse mit ein. In Bezug auf die demografischen

Variablen hat sich durch die Ausschlüsse das Verhältnis der Gruppen zueinander im Vergleich zur Ursprungsstichprobe nicht verändert (s.o.).

Die Ergebnisse der *Go/No-Go* Task sind in Tabelle 4.4 abgebildet. Die Gruppen unterschieden sich in einer einfaktoriellen Varianzanalyse in keiner der gemessenen Variablen beider Bedingungen oder deren Zusammenfassung signifikant. Auch in den Einzelvergleichen mittels t-Test für unabhängige Stichproben konnte in keiner Variable ein signifikanter Unterschied zwischen den Gruppen ermittelt werden.

Bedingung	MDMA (n=18, ♂)	Cannabis (n=17, ♂)	Kontrollen (n=15, ♂)	F	df/df$_{err}$	p
Belohnung-Bestrafung						
Auslassungsfehler	3,06 (±3,25)	4,00 (±5,31)	3,53 (±3,66)	0,22	2/47	0,81
Fehlreaktionen	12,83 (±6,50)	11,00 (±5,91)	11,26 (±5,96)	0,45	2/47	0,64
Reaktionszeit (sec)	0,88 (±0,19)	0,90 (±0,24)	0,89 (±0,15)	0,07	2/47	0,93
Gewinn	3,70 (±0,73)	3,96 (±0,73)	3,86 (±0,93)	0,47	2/47	0,63
d'	1,78 (±0,55)	1,99 (±0,55)	1,93 (±0,67)	0,62	2/47	0,54
I-Index	0,32 (±1,67)	-0,16 (±1,38)	0,00 (±1,02)	0,52	2/47	0,60
Bestrafung-Belohnung						
Auslassungsfehler	6,94 (±4,75)	6,12 (±4,94)	6,97 (±5,60)	0,12	2/47	0,89
Fehlreaktionen	9,28 (±4,80)	6,29 (±5,36)	9,60 (±8,16)	1,46	2/47	0,24
Reaktionszeit (sec)	1,02 (±0,27)	0,99 (±0,26)	1,01 (±0,22)	0,06	2/47	0,94
Gewinn	3,16 (±0,87)	3,65 (±0,87)	3,25 (±1,41)	1,04	2/47	0,36
d'	1,81 (±0,61)	2,10 (±0,66)	1,80 (±1,02)	0,81	2/47	0,45
I-Index	-0,06 (±1,43)	-0,30 (±1,05)	0,00 (±0,62)	0,34	2/47	0,72
Bedingungen gesamt						
Σ Auslassungsfehler	10,94 (±6,83)	9,18 (±5,69)	10,20 (±7,70)	0,30	2/47	0,74
Σ Fehlreaktionen	22,11 (±9,44)	17,29 (±6,75)	20,87(±12,87)	1,12	2/47	0,34
⊘ Reaktionszeit (sec)	0,95 (±0,20)	0,95 (±0,20)	0,95 (±0,16)	0,00	2/47	1,00
Σ Gewinn	6,86 (±1,26)	7,61 (±1,12)	7,11 (±2,12)	1,09	2/47	0,35
⊘ d'	1,79 (±0,45)	2,04 (±0,47)	1,87 (±0,76)	0,95	2/47	0,40
⊘ I-Index	0,13 (±1,25)	-0,23 (±0,93)	0,00 (±0,57)	0,59	2/47	0,56

Tabelle 4.4 Variablen der Go/No-Go Task (Mittelwerte und Standardabweichungen) und Ergebnisse der einfaktoriellen Varianzanalyse.

Insgesamt zeigen die MDMA Konsumenten zwar eine etwas höhere Anzahl an Fehlreaktionen, einen etwas kleineren Gewinn und einen etwas höheren I-Index und damit ein leicht erhöhtes impulsive Verhalten gegenüber beiden Kontrollgruppen, aber diese Unterschiede sind gegenüber den gesunden Kontrollen weit entfernt von jeder statistischen Signifikanz. Im Vergleich von MDMA und Cannabis Konsumenten zeigten sich jedoch in der Bestrafungs-Belohnungs-Bedingung wie auch in der Zusammenfassung beider Bedingungen starke Trends in Richtung erhöhter Fehlreaktionen [$t_{Bestr.-Beloh.}$(33) = 1,74; p = 0,09; t_{gesamt}(33) = 1,73; p = 0,09] und eines geringeren Gewinns [$t_{Bestr.-Beloh.}$(33) = -1,67; p = 0,10; t_{gesamt}(33) = -1,87; p = 0,07] der MDMA-Gruppe. Zudem war das Kriterium d' in der Zusammenfassung beider Bedingungen in der Cannabis-Gruppe gegenüber den MDMA Konsumenten tendenziell ausgeprägter [t(33) = -1,72; p = 0,10]. Cannabis Konsumenten und gesunde Kontrollen unterschieden sich in keiner der Variablen signifikant. Eine Auswertung mit den wegen Ratens ausgeschlossen Probanden erbrachte in der statistischen Überprüfung ebenfalls keine signifikanten Ergebnisse.

Darüber hinaus war - wie erwartet - zu beobachten, daß, obwohl die Bestrafungs-Belohnungs-Bedingung bei allen Probanden der Belohnungs-Bestrafungs-Bedingung nachfolgte, alle Probanden in der Bestrafungs-Belohnungs-Bedingung im Mittel mehr Auslassungsfehler begingen [t(49) = -3,40; $p < 0,001$], weniger Gewinn erzielten [t(49) = 3,16; $p < 0,01$] und eine längere Reaktionszeit zeigten [t(49) = -3,28; $p < 0,01$]. Allerdings waren in dieser Bedingung auch weniger Fehlreaktionen [t(49) = 3,28; $p < 0,01$] zu verzeichnen (t-Tests für abhängige Stichproben). Insgesamt scheint also das Umlernen auf ein verändertes Reaktionsmuster die Ressourcen trotz zu erwartender Übungseffekte stärker beansprucht zu haben, als das ursprüngliche Erlernen des Reaktionsmusters. Eine Varianzanalyse mit Meßwiederholung über alle Gruppen und in Einzelvergleichen (Bedingung x Gruppe, mit Meßwiederholung im Faktor Bedingung) zeigte allerdings keine Unterschiede in Bezug auf die Änderung der Reaktionen zwischen den Bedingungen.

Die einzelnen Parameter der *Go/No-Go* Task waren in dieser Stichprobe nicht signifikant mit den demografischen Variablen korreliert.

Zusammenfassend läßt sich sagen, daß die *Go/No-Go* Task nur sehr schwache Hinweise auf eine erhöhte Impulsivität der MDMA Konsumenten liefert, da der tendenzielle Unterschied zur Cannabisgruppe im Vergleich zur gesunden Kontrollgruppe auch eher durch eine niedrigere Impulsivität der Cannabis Konsumenten denn durch eine erhöhte Impulsivität der MDMA Konsumenten zustande kommt.

Go/No-Go Task und Drogenkonsum

Keine Variable der *Go/No-Go* Task war mit dem Alkohol- oder Nikotinkonsum signifikant korreliert.

Die verschiedenen Leistungen in der *Go/No-Go* Task waren innerhalb beider Konsumentengruppen vor allem mit dem Kokainkonsum korreliert (r = 0,45-0,66), d.h. Personen mit einem längeren und/oder hohen Kokainkonsum handelten impulsiver, da sie mehr Fehlreaktionen begingen und eine kürzere Reaktionszeit aufwiesen, und erzielten einen geringeren Gewinn. Ähnliche Beziehungen zeigten sich zum Amphetaminkonsum. Es bleibt aber auch hier anzumerken, daß nur zwei Personen (11,1%) der Cannabisgruppe und fünf Personen (29,4%) der MDMA Gruppe überhaupt einen Kokainkonsum angaben, so daß sich diese Aussagen auf diese kleine Gruppe von Probanden beschränken. Die Korrelationen mit dem MDMA-, Cannabis- und Halluzinogenkonsum wurden nicht signifikant.

Eine signifikante Korrelation des Zeitraumes seit der letzten Einnahme einer der illegalen Substanzen mit den abhängigen Variablen der *Go/No-Go* Task konnte nicht nachgewiesen werden. Allerdings zeigte sich ein starker Trend in Bezug auf eine positive Korrelation des Zeitraumes seit dem letzten Cannabis Konsum und der Anzahl der Auslassungsfehler in der Belohnungs-Bestrafungs-Bedingung (r = 0,42; n = 33). Das bedeutet, daß Personen, deren Cannabis Konsum kürzer zurücklag, auch weniger Auslassungsfehler begingen.

In der multiplen Regressionsanalyse zeigte sich, daß, abgesehen vom Gesamtgewinn und von der perzeptuellen Sensitivität, deren Ausprägung beide durch den kombinierten Einfluß nahezu aller konsumierten Drogen vorhergesagt wurden, alle übrigen Parameter der *Go/No-Go* Task allein durch den Kokainkonsum prädiziert wurden (auch hier beschränkt sich diese Aussage auf die sieben Personen, die einen Kokainkonsum angaben). Der MDMA Konsum zeigte keinen Einfluß auf die Inhibitionsleistung in dieser Aufgabe.

4.1.4 Iowa-Gambling Task

Ein MDMA Konsument gab nach Absolvierung der *Iowa-Gambling Task* an, die Aufgabe wie auch die Lösungsstrategie zuvor gekannt zu haben, so daß die Daten von 18 MDMA Konsumenten, 19 Cannabisnutzern und 19 Kontrollprobanden zur Auswertung gelangten. Das Verhältnis der Gruppen zueinander in Bezug auf die demografischen Variablen hat sich im Vergleich zur Ursprungsstichprobe nicht verändert.

Wie Abbildung 4.5 veranschaulicht, präferierten MDMA Konsumenten in dieser Glücksspielsimulation im Gegensatz zu den Teilnehmern beider Kontrollgruppen über die ersten drei Quartile eher die „unvorteilhaften" Kartenstapel. Dieses Muster wird auch in der Gesamtdifferenz der gezogenen „vorteilhaften" und „unvorteilhaften" Karten deutlich.

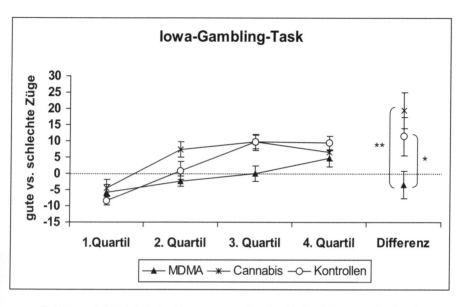

Abbildung 4.5 Verhältnis der Züge von „guten" und „schlechten" Kartenstapeln über 4 Quartile zu je 25 Zügen sowie die Gesamtdifferenz „guter" und „schlechter" Züge (Mittelwerte und Standardfehler). *t-Test: p < 0,05; ** p < 0,01

Eine Varianzanalyse mit Meßwiederholung der vier Quartile über alle Gruppen (Quartil x Gruppe, mit Meßwiederholung im Faktor Quartil) zeigte einen signifikanten Haupteffekt des Faktors Quartil [$F(3,159) = 22,83; p < 0,001$], was den allgemeinen Lernerfolg innerhalb einer Testsitzung widerspiegelt. Die Interaktion der Faktoren Quartil und Gruppe [$F(6,159) = 2,21; p < 0,05$] war ebenso wie der Zwischensubjekt-Effekt [$F(2,53) = 4,78; p < 0,01$] signifikant, was auf ein unterschiedliches Wahlverhalten in der Summe und über die Quartile hinweg hindeutet. Dies wurde auch durch einen signifikanten Haupteffekt der Gesamtdifferenz in einer einfaktorielle Varianzanalyse bestätigt [$F(2,53) = 4,78; p < 0,01$].

Im Einzelvergleich der MDMA Konsumenten mit der gesunden Kontrollgruppe zeigt sich, daß auch hier die Interaktion von Quartil und Gruppe [$F(3,105) = 2,87; p < 0,05$] wie auch der Zwischensubjekt-Effekt [$F(1,35) = 4,17; p < 0,05$] signifikant wurde. Im Einzelvergleich der MDMA Konsumenten mit der Cannabisgruppe zeigte sich zwar

ebenfalls ein signifikanter Zwischensubjekt-Effekt [$F(1,35)$ = 10,73; p < 0,01], die Interaktion von Quartil und Gruppe war allerdings nur ein Trend [$F(3,105)$ = 2,05; p =
0,11]. Zwischen der Cannabis- und der gesunden Kontrollgruppe wurden weder die
Interaktion [$F(3,108)$ = 1,78; p = 0,16] noch der Zwischensubjekt-Effekt [$F(1,35)$ =
0,98; p = 0,33] signifikant. In allen Einzelvergleichen war der Haupteffekt des Faktors
Quartil auf einem α-Niveau von mindestens p < 0,01 signifikant. Da der Test auf Zwischensubjekt-Effekte der Varianzanalyse mit Meßwiederholung über alle Quartile der
Prüfung der Gesamtdifferenz mittels t-Tests für unabhängige Stichproben exakt entspricht, wurde auf eine gesonderte Darstellung der Ergebnisse dieser t-Test-Vergleiche
verzichtet.

Betrachtet man den Verlauf der Züge in der MDMA- und Cannabisgruppe, so stellt
man einerseits fest, daß die Cannabiskonsumenten von Anfang an etwas vorteilhafter
als die MDMA Gruppe gezogen haben und sich andererseits die Kurven zum Ende stark
annähern. Letzteres kommt vor allem dadurch zustande, daß die Cannabiskonsumenten
die „vorteilhaften" Stapel zum Ende der Aufgabe hin leer gezogen hatten und so
zwangsläufig auf „unvorteilhafte" Kartenstapel zurückgreifen mußten. Sie wurden also
am Ende der Aufgabe für ihr schnell erlerntes weitsichtiges Wahlverhalten bestraft.
Analysiert man daher, um dieser Verzerrung der Ergebnisse zu entgehen, nur die ersten
drei Quartile in einer Varianzanalyse mit Meßwiederholung (Quartil x Gruppe, mit
Meßwiederholung im Faktor Quartil) so zeigt sich, daß die Interaktions-Effekte zwischen der MDMA- und den Kontrollgruppen stärker ausfielen (MDMA vs. gesunde
Kontrollen: p = 0,007, MDMA vs. Cannabis: p = 0,08).

Eine einfaktorielle Varianzanalyse der Bearbeitungszeit der *Iowa-Gambling Task*
zeigte keine signifikanten Unterschiede zwischen den Gruppen (siehe Tabelle 4.5). Die
Einzelvergleiche ergaben, daß die Cannabiskonsumenten die Aufgabe gegenüber den
MDMA Konsumenten [$t(35)$ = -1,70; p = 0,10] oder der Kontrollgruppe [$t(36)$ = -1,63;
p = 0,11] tendenziell rascher beendeten, während sich MDMA Konsumenten und die
gesunden Kontrollen nicht voneinander unterschieden [$t(35)$ = 0,02; p = 0,98]. Die Leistung in der *Iowa-Gambling Task* war nicht mit den demografischen Variablen korreliert.

	MDMA (n=18, ♂)	Cannabis (n=19, ♂)	Kontrollen (n=19, ♂)	F	df/df$_{err}$	p
Bearbeitungszeit (sec)	1002,9 (±95,5)	946,7 (±105,5)	1002,2 (±103,8)	1,89	2/53	0,16

Tabelle 4.5 Bearbeitungszeit der Iowa-Gambling Task (Mittelwerte und Standardabweichungen) sowie Ergebnisse der Varianzanalyse.

Faßt man die Ergebnisse der *Iowa-Gambling Task* zusammen, so offenbart sich ein signifikantes Defizit der MDMA Konsumenten in Bezug auf die Fähigkeit zur langfristigen Maximierung von Belohnung gegenüber beiden Kontrollgruppen. Cannabis Konsumenten und gesunde Kontrollen unterscheiden sich jedoch nicht in dieser Fähigkeit. MDMA Konsumenten scheinen nicht in der Lage zu sein, „vorteilhafte" und „unvorteilhafte" Kartenstapel voneinander zu unterscheiden, da sie über einen langen Zeitraum die Stapel mit unmittelbar höheren Gewinnen jedoch langfristig größeren Verlusten bevorzugten.

Decision-making und Drogenkonsum

Die Leistung in der *Iowa-Gambling Task* war nicht mit dem Alkohol- oder Nikotinkonsum signifikant korreliert.

Das Verhältnis von „vorteilhaften" und „unvorteilaften" Karten im dritten Quartil war innerhalb der Konsumentengruppen signifikant negativ mit der aktuell wöchentlich konsumierten Amphetamindosis (r = -0,46) wie auch mit der kumulativen Amphetamingesamtmenge (r = -0,43) korreliert. Dies bedeutet, daß Personen mit einem hohen Amphetaminkonsum eine schlechtere Risiko/Nutzen-Einschätzung zeigten. Die Leistung im zweiten Quartil war mit der Dauer des MDMA Konsums signifikant (r = -0,49) und mit der Gesamtdifferenz etwas schwächer (r = -0,34) korreliert, d.h. auch ein längerer MDMA Konsum führte zu einer schlechteren Risiko-Nutzen-Einschätzung. Das Abschneiden im letzten Quartil war hingegen signifikant mit der wöchentlich konsumierten Cannabismenge (r = -0,43) korreliert, was sich aber auch durch das Leerziehen der „vorteilhaften" Stapel in der Cannabis-Gruppe erklären könnte. In der MDMA Gruppe allein zeigten sich allerdings keine signifikanten Korrelationen mehr. Weitere Parameter der Aufgabe waren nicht signifikant mit dem Ausmaß des Drogenkonsums korreliert. Trends für einen korrelativen Zusammenhang waren noch zwischen der Dauer des Amphetamin- (r = -0,36) und des Kokainkonsums (r = -0,34) und der Leistung im zweiten Quartil sowie zwischen kumulativer Cannabismenge und Quartil 4 (r = -0,38) zu beobachten. Zudem war die Dauer des MDMA Konsums mit der Bearbeitungsdauer schwach positiv korreliert (r = 0,34), was darauf hindeutet, daß ein längerer MDMA Konsum zu einer längeren Beschäftigung mit der *Iowa-Gambling Task* führte.

Eine signifikante Korrelation des Zeitraumes seit der letzten Einnahme einer der illegalen Substanzen mit den Variablen der *Iowa-Gambling Task* konnte nicht nachgewiesen werden, so daß Akuteffekte der Drogen keine Rolle gespielt haben dürften.

Bei der multiplen Regressionsanalyse wurde nur durch das Modell DAUER ein bedeutsamer Anteil der Varianz der Leistung im zweiten Quartil erklärt. Allerdings bestand hier nur ein Trend für einen Einfluß des MDMA Konsums. Insgesamt zeigte MDMA in diesem Quartil auch noch einen Trend im Modell MENGE und einen signifikanten Einfluß der Höchstdosis im Modell GESAMT. Auch Amphetamin und Cannabis wiesen vereinzelt Trends bzw. signifikante Beta-Gewichte in verschiedenen Quartilen auf. Die Gesamtdifferenz von „vorteilhaften" und „unvorteilhaften" Karten war nicht durch einzelne Substanzen vorhersagbar. Zusammenfassend läßt sich nur ein moderater Einfluß von MDMA auf die Leistung im zweiten Quartil vermuten.

4.1.5 Continuous Performance Test, Identical Pairs (CPT-IP)

Die Erhebung der CPT-IP Daten konnte aufgrund von technischen Problemen mit der Workstation erst begonnen werden, als ein Großteil der Cannabiskonsumenten die Untersuchung bereits durchlaufen hatte. Die Messung der Daueraufmerksamkeitsleistung konnte aber noch an 17 MDMA Konsumenten und 19 Kontrollprobanden vorgenommen werden, so daß in Bezug auf die mit dem CPT-IP erhobenen abhängigen Variablen nur MDMA Konsumenten und gesunde Kontrollen miteinander verglichen werden konnten. Diese beiden Gruppen dieser Teilstichprobe unterschieden sich in Bezug auf Alter, verbal IQ, Rauchen und Bildungsjahre nicht signifikant.

Die Ergebnisse der Untersuchung sind in Tabelle 4.6 abgebildet. Beide Gruppen unterschieden sich in einer einfaktoriellen Varianzanalyse in keiner der gemessenen Variablen signifikant. MDMA Konsumenten zeigten zwar eine etwas schlechtere Hit-Rate, da sie aber auch etwas weniger Fehlreaktionen begehen (False alarm-Rate), unterschieden sich die Gruppen in ihrer perzeptuellen Sensitivität (d') nicht mehr. Die Reaktionszeiten (RZ) für Hits und False alarms fielen in der MDMA-Gruppe etwas kürzer aus. In der MDMA-Gruppe waren die RZ der Hits länger, als die der False alarms, wohingegen es sich bei den Kontrollen in gegenläufiger Richtung verhielt. Diese gegenläufige Tendenz wurde als Interaktion in einer Varianzanalyse mit Meßwiederholung (RZ x Gruppe, mit Meßwiederholung im Faktor RZ) jedoch nicht signifikant [$F(1,33)$ = 0,86; $p = 0,36$].

In der Rate der zufälligen Fehler (*random errors*) unterschieden sich die Gruppen ebenfalls nicht nennenswert. Im β-Kriterium und im log β offenbarten MDMA Konsumenten überraschenderweise eine konservativere Entscheidungstendenz als die gesunden Kontrollen. Auffällig ist hierbei die sehr viel größere Varianz im β-Kriterium bei der MDMA-Gruppe, die zum Teil dadurch zu erklären ist, daß ein MDMA Konsument ein β von 17,4 erreichte, da er keinerlei Fehlreaktionen beging, jedoch viele Auslassungsfehler beging. Eine Analyse ohne diesen Probanden erbrachte aber ebenfalls in keiner der Variablen einen signifikanten Unterschied zwischen beiden Gruppen. Die etwas konservativere Entscheidungstendenz der MDMA-Gruppe gegenüber den Kontrollen blieb zwar auch in dieser Analyse bestehen, der Unterschied fiel aber erheblich geringer aus.

	MDMA (n=17, ♂)	Kontrollen (n=19, ♂)	F	df/df$_{err}$	p
Hit-Rate (%)	65,9 (±20,0)	72,7 (±17,9)	1,17	1/34	0,29
False alarm-Rate (%)	21,4 (±12,9)	26,1 (±16,4)	0,90	1/34	0,35
Random error-Rate (%)	0,91 (±1,24)	0,67 (±0,99)	0,42	1/34	0,52
RZ* Hits (ms)	517,7 (±53,3)	524,7 (±72,4)	0,11	1/34	0,75
RZ* False alarms (ms)	514,1 (±67,3)	536,6 (±80,1)	0,79	1/33[a]	0,38
d'	1,38 (±0,62)	1,40 (±0,74)	0,00	1/34	0,95
β-Kriterium	2,30 (±3,97)	1,15 (±0,53)	1,57	1/34	0,22
log β	0,32 (±0,84)	0,03 (±0,50)	1,63	1/34	0,21
log random	0,49 (±0,56)	0,39 (±0,49)	0,32	1/34	0,58

Tabelle 4.6 Variablen des Continuous Performance Test, Version Identical Pairs (Mittelwerte und Standardabweichungen) und Ergebnisse der einfaktoriellen Varianzanalyse.
*RZ: Reaktionszeit; [a]Eine Person der MDMA Gruppe beging keine False alarms.

Das β-Kriterium und log β waren signifikant mit dem Alter korreliert (r = 0,56 bzw. 0,45; n = 36), je älter also die Probanden waren, desto konservativer fiel ihre Entscheidungstendenz aus. Zusätzlich lag auch noch ein Trend für eine korrelative Beziehung von Random error-Rate und verbaler Intelligenz vor (r = -0,33), d.h. je intelligenter die Probanden waren, desto weniger zufällige Fehler begingen sie. Ein varianzanalytischer Gruppenvergleich mit dem Alter als Kovariate förderte allerdings keine anderen als die bereits geschilderten Ergebnisse zu Tage.

Zusammenfassend bleibt festzuhalten, daß sich MDMA Konsumenten und gesunde Kontrollprobanden nicht in ihrer Aufmerksamkeitsleistung unterscheiden. In den Maßen, die in früheren Studien auch mit Impulsivität in Verbindung gebracht wurden (s.o.), wie die Anzahl der Fehlreaktionen (comission-errors) oder das β-Kriterium, offenbaren die MDMA Konsumenten in dieser Aufgabe eine eher konservativere Entscheidungstendenz als die gesunde Kontrollgruppe.

CPT-IP und Drogenkonsum

Keines der Aufmerksamkeitsmaße war mit dem Alkohol- oder Nikotinkonsum beider Gruppen signifikant korreliert.

Die Korrelationen mit dem Konsum illegaler Drogen wurden nur innerhalb der MDMA-Gruppe (n = 17) analysiert: Die Random error-Rate war mit der aktuell wöchentlich konsumierten Amphetaminmenge (r = 0,69), mit der kumulativen Amphetamingesamtmenge (r = 0,66) und mit der aktuell wöchentlich konsumierten MDMA Menge (r = 0,60) signifikant korreliert. Diese Korrelationen deuten konsistent darauf hin, daß ein höherer Amphetamin oder MDMA Konsum mit einer erhöhten Anzahl von Zufallsfehlern einhergeht. Diese Ergebnisse sind aber nur mit äußerster Vorsicht zu interpretieren, da in dieser Analyse von 17 MDMA Konsumenten der Anteil der Personen, die keine Zufallsfehler begingen (47,1%), wie auch der Anteil der Personen, die keinen aktuellen Amphetaminkonsum (15,8%) angaben, sehr hoch waren, so daß diese signifikanten Korrelationen nur auf der Überlappung sehr weniger variabler Werte basieren. Des weiteren war bei den MDMA Konsumenten das log β mit der Dauer des Cannabiskonsums (r = -0,61) signifikant negativ korreliert, was darauf hindeutet, daß Personen mit einem lang andauernden Cannabiskonsum einem liberaleren Entscheidungskriterium folgten. Desweiteren zeigte sich ein Trend, daß Cannabiskonsum die False alarm-Rate erhöht (wöchentliche Menge: r = 0,57; Dauer: r = 0,52).

Eine signifikante Korrelation des Zeitraumes seit der letzten Einnahme einer der illegalen Substanzen mit den abhängigen Variablen des CPT-IP konnte nicht nachgewiesen werden, so daß akute pharmakologische Effekte auch hier keine Rolle gespielt haben sollten.

Nach der multiplen Regressionsanalyse schien es vor allem der Konsum von Cannabis zu sein, der einen starken Einfluß auf die False alarm- und die Random error-Rate sowie auf die Entscheidungstendenz log β ausübte, d.h. der Cannabiskonsum sagte eine erhöhte False alarm- und Random error-Rate sowie eine liberalere Entscheidungstendenz vorher. MDMA hingegen zeigte zwar auch einen signifikanten Einfluß auf die False alarm-Rate und log β, allerdings war die Richtung der Effekte entgegengesetzt, d.h. daß MDMA Konsum eine geringere False alarm-Rate und eine konservativere Entscheidungstendenz vorhersagte. Desweiteren übten der Cannabis-, MDMA und Halluzinogenkonsum einen Einfluß auf die perzeptuelle Sensitivität aus, d.h. Personen mit einem hohen Konsum dieser Substanzen zeigten auch eine schlechtere Aufmerksamkeitsleistung. Bei der signifikanten Beziehung der Höchstdosis MDMA mit der Reaktionszeit der Hits sagte eine höhere Dosis eine schnellere Reaktionszeit vorher, während bei dem Zusammenhang von Dauer des Cannabiskonsums und der Reaktionszeit der False alarms ein höherer Konsum mit längeren Reaktionszeiten einherging.

4.1.6 Korrelationen der verschiedenen neuropsychologischen Verfahren

In Tabelle 4.7 sind ausgewählte korrelative Beziehungen der einzelnen neuropsychologischen Verfahren untereinander dargestellt. Korrelationen innerhalb eines Instrumentes wurden aus Gründen der Übersichtlichkeit weggelassen. Variable, die keine signifikanten Korrelationen aufwiesen, fanden ebenfalls keinen Eingang in die Tabelle.

n = 57*	VLMT Dg 1	VLMT Dg 6	VLMT Σ Dg 1-5	VLMT Dg5-Dg6	VLMT Konsis.	MFF Fehler	MFF RZ	MFF I-Index	MFF E-Index	Iowa-Ga. Differenz
MFF Fehler	**-,45**	-,33	**-,40**	,28	-,28	-				
MFF RZ							-			
MFF I-Index	-,34	-,29	-,28	,27				-		
MFF E-Index	**,42**		**,39**		,31				-	
Iowa-Ga. Differenz					,23	-,42	,29	-,42		-
Go/No-Go Gewinn						-,38		-,33	,28	,42
Go/No-Go Fehlreak.						,36		,34		-,49
Go/No-Go I-Index										
CPT Rand. err.	-,41					-,32				
CPT RZ (Hits)		,39				,32				
CPT RZ (FA)		,36	,36			**,45**			-,39	

Tabelle 4.7 Korrelationsmatrix ausgewählter neuropsychologischer Verfahren über alle Probanden. Dargestellt sind alle Korrelationskoeffizienten (Pearsons Produkt Moment Korrelation) zwischen den Verfahren, die ein α-Niveaus von 5% unterschritten. Koeffizienten, die auf einem α-Niveaus von 1% signifikant wurden, sind **fett** dargestellt. Korrelationen innerhalb eines Instrumentes wurden der Übersichtlichkeit halber weggelassen.
*VLMT und MFF: n = 57, Iowa- Gambling Task: n = 56; Go/No-Go Task: n = 50; CPT-IP: n = 37

Es fällt auf, daß die Supraspanne und auch die Gesamtlernleistung des VLMT mit dem Fehlerscore wie auch dem I- und E-Index des MFF korreliert war. Eine niedrige Fehlerrate und Impulsivität sowie eine hohe Effizienz im MFF gingen demnach mit einer guten Arbeitsgedächtnis- oder Lernleistung einher. Auch die retrograde Hemmung im VLMT war mit dem Fehlerscore und dem I-Index korreliert, während die Abrufkonsistenz ebenfalls mit dem Fehlerscore und dem E-Index des MFF und darüber hinaus auch schwach mit der Leistung im *decision-making* zusammenhing. Dies verdeutlicht, daß retrograde Hemmung und Abrufkonsistenz möglicherweise mit exekutiven und inhibitorischen Prozessen assoziiert sein könnten. Die Leistungen im MFF, in der *Go/No-Go* Task und in der *Iowa-Gambling Task* sind ebenfalls gemeinsam interkorreliert. Jemand, der im MFF impulsiv reagierte, zeigte auch in der *Go/No-Go* Task mehr Fehlreaktionen sowie ein schlechteres *decision-making*. Dieser Befund deutet auf die Verschränkung der zugrundeliegenden Konzepte hin.

Die CPT Reaktionszeiten waren auch mit der Reaktionszeit im MFF gleichgerichtet und - da dieses Maß dort einfließt - mit dem I-Index invers korreliert. Zudem zeigten sich noch schwache Zusammenhänge zum sechsten Durchgang und zur Gesamtlernleistung. Jemand, der im CPT langsamer reagierte, zeigte hier bessere Gedächtnisleistungen. Auch wurden schwache inverse Beziehungen zwischen Random error-Rate und Supraspanne wie auch zur Reaktionszeit im MFF deutlich, d.h. daß jemand, der viele Zufallsfehler produzierte, auch eine geringere Arbeitsgedächtnisleistung und eine schnellere Reaktion im MFF zeigte. Die Random error-Rate war ebenso signifikant mit der Reaktionszeit im CPT korreliert (Daten nicht in der Tabelle enthalten).

Interessanterweise hing der I-Index des MFF mit dem der *Go/No-Go* Task nicht im entferntesten zusammen (r = 0,04), obwohl beide Reaktionszeit/Fehler-Verhältnisse darstellen und vergleichbar berechnet wurden.

4.2 Selbsteinschätzung kognitiver Defizite

In der Befragung der 19 Cannabis und der 19 MDMA Konsumenten, ob sich ihre kognitiven Fähigkeiten oder ihre psychische Verfassung seit dem Beginn des Konsums von illegalen Drogen verändert hätten, antworteten 63,2% der Cannabis- und 89,5% der MDMA-Gruppe mit einem „Ja". Dieser Unterschied wird in einem χ^2-Test nur knapp nicht signifikant [$\chi^2(1) = 3,64; p = 0,06$]. Die gemittelten Antworten in den verschiedenen erfragten Erlebnisbereichen sind in Tabelle 4.8. dargestellt. Da die Skalierung der Antworten nur Ordinalskalenniveau erreicht, wurden die Analysen anhand des Mann-Whitney-U-Testes vorgenommen.

Es zeigte sich, daß MDMA Konsumenten signifikant häufiger über eine Zunahme depressiver Stimmungslagen (MDMA: 47,4% vs. Cannabis: 10,5% antworteten: „Depressionen treten vermehrt auf") wie auch über eine Verschlechterung ihrer Gedächtnisleistungen klagten (57,9% vs. 26,3%: „Das Gedächtnis hat sich verschlechtert") und häufiger von einer Abnahme des Appetits berichteten (26,3 % vs. 0%: „Der Appetit hat abgenommen") als Cannabiskonsumenten. Desweiteren zeigte sich bei den MDMA

Konsumenten ein Trend in Richtung einer Schlafverschlechterung (26,3% vs. 5,3%: „Schlafstörungen treten häufiger auf") gegenüber der Cannabisgruppe.

	MDMA (n=19, ♂)	Cannabis (n=19, ♂)	Mann-Whitney-U	Z	p
Angst	2,05 (±0,71)	1,89 (±0,46)	157,5	-0,80	0,42
Depression	1,58 (±0,61)	1,94 (±0,40)	117,5	-2,21	**0,03**
Aggressionen	2,05 (±0,62)	1,95 (±1,24)	164,0	-0,62	0,53
Stimmungsschwankungen	1,68 (±0,58)	1,68 (±0,48)	177,5	-0,10	0,93
Appetit	1,79 (±0,54)	2,06 (±0,23)	135,5	-1,95	**0,05**
Schlaf	1,79 (±0,54)	2,05 (±0,40)	137,5	-1,69	*0,09*
Konzentration	1,63 (±0,60)	1,74 (±0,45)	159,0	-0,75	0,46
Gedächtnis	1,42 (±0,51)	1,74 (±0,45)	123,5	-1,95	**0,05**
Mentale Beweglichkeit	1,89 (±0,32)	1,95 (±0,40)	172,0	-0,42	0,67

Tabelle 4.8 Einschätzung verschiedener kognitiver und psychischer Bereiche auf einer drei-stufigen Skala (1= Verschlechterung bzw. häufigeres Auftreten, 2 = keine Veränderung, 3 = Verbesserung bzw. selteneres Auftreten), die sich seit der ersten Einnahme illegaler Drogen verändert haben (Mittelwerte und Standardabweichungen), sowie Ergebnisse des Mann-Whitney-U-Testes.

Korrelation von Drogenkonsum und Selbsteinschätzung

Der Alkohol- oder Nikotinkonsum beider Gruppen war mit keinem Selbstrating-Item signifikant korreliert.

Die Korrelationen mit dem Konsum illegaler Drogen wurden über die zusammen-gefaßten MDMA- und Cannabis-Gruppen analysiert: Die Dauer des MDMA Konsums war mit der subjektiven Einschätzung eines veränderten Schlafverhaltens (r = -0,50; n = 38) wie auch einer veränderten Gedächtnisleistung (r = -0,45; n = 38) signifikant nega-tiv korreliert. Dies deutet darauf hin, daß ein längerer MDMA Konsum mit einer ver-mehrten subjektiven Wahrnehmung von Schlaf- und Gedächtnisschwierigkeiten einher-ging.

Zusätzlich war die Dauer seit dem letzten Cannabis Konsum mit der subjektiven Einschätzung einer veränderten Häufigkeit aggressiver Verhaltensweisen (r = 0,42; n = 35) und die Dauer seit der letzten Amphetamineinnahme mit der subjektiven Wahrneh-mung einer veränderten Häufigkeit depressiver Phasen (r = 0,58; n = 19) signifikant korreliert. Dies bedeutet, daß Personen mit einer kurzen Abstinenzphase von Cannabis vermehrt aggressive Verhaltensweisen und Personen mit einer kurzen Abstinenzphase von Amphetamin vermehrt depressive Phasen seit Beginn eines regelmäßigen illegalen Drogenkonsums berichteten.

Korrelation der kognitiven Leistungen und der Selbsteinschätzung

Um der Frage nachzugehen, ob MDMA Konsumenten (n = 19) ein Bewußtsein für ihre kognitiven Defizit haben, werden im folgenden die Korrelationsanalysen nur innerhalb dieser Gruppe berichtet. Die kognitive Leistung war nicht signifikant mit den Items der subjektiven Einschätzung korreliert, allerdings bestanden einige interessante Trends: Personen, die über einen Zunahme depressiver Verstimmungen klagten, zeigten auch schlechtere Leistungen in der Supraspanne (r = 0,48). Personen, die eine Zunahme von Schlafstörungen berichteten, offenbarten schlechtere Leistungen im verzögerten Abruf (r = 0,53) und einen stärkeren Verlust nach Konsolidierung (r = -0,55). Außerdem schnitten die Personen, die über häufigere Konzentrationstörungen klagten, schlechter in der Wiedererkennung ab ($r_{Liste\ A}$ = 0,48; $r_{Liste\ B}$ = 0,48). Die Angabe von Gedächtnisstörungen war erstaunlicherweise nicht mit der Gedächtnisleistung korreliert.

Die Aussage, in letzter Zeit aggressiver zu sein, war mit einer erhöhten Fehlerrate im MFF-12 (r = -0,53) mit einem schlechteren E-Index (r = 0,49) und schwach auch mit einem höheren I-Index (r = -0,43) sowie mit einer schlechteren Gesamtleistung in der *Iowa-Gambling Task* (r = 0,49) korreliert. Das bedeutet, daß die MDMA Konsumenten, die vermehrt aggressive Stimmungen berichten, auch in den neuropsychologischen Tests impulsiver und weniger effizient reagierten und nicht in der Lage waren, langfristig Belohnung zu maximieren.

Eine erhöhte Random error-Rate im CPT zeigten vor allem die MDMA Konsumenten, die auch über eine schlechtere mentale Beweglichkeit klagten (r = -0,50).

4.3 Messung des akustischen Schreckreflexes

Da bei 5 Kontrollprobanden die elektromyographischen Daten aufgrund eines technischen Defektes unbrauchbar waren und da eine neuerliche Untersuchung dieser Probanden aufgrund von zu erwartenden Langzeit-Habituationseffekten nicht zu empfehlen war, wurde ein zusätzliches Kontingent von 5 Kontrollprobanden untersucht. Diese Personen konnten allerdings nicht mehr neuropsychologisch oder im PET untersucht werden.

Nach Abschluß der Datenaquisition wurden 7 Probanden (2 MDMA, 3 Cannabis, 2 Kontrollen) ausgeschlossen, da sie nach den Kriterien von Braff et al. (1992) in den PA

Trials keine oder nur eine minimale Schreckreaktion zeigten (ASR Amplitude < 25 arbiträre Einheiten). Der Ausschluß dieser Non-Responder wird empfohlen, da sie die Datenauswertung verzerren können (Geyer und Braff, 1982; Braff et al., 1992). Der Anteil an Non-Respondern lag dabei mit 12,3% nicht höher als bei anderen Studien (Duncan et al., 2001 (8%); Parwani et al., (10%); Abel et al., 1998 (17,4%); Schell et al., 2000 (22%); Geyer and Braff, 1982 (25%); Braff et al., 1992 (29,7%)). In einem χ^2-Test konnten keine Unterschiede bezüglich des Anteiles der Non-Responder zwischen den Experimentalgruppen festgestellt werden.

So standen für die abschließende Datenanalyse 17 MDMA und 16 Cannabis Konsumenten sowie 17 gesunde Kontrollprobanden zur Verfügung. Da bei der Nachrekrutierung von gesunden und drogenunerfahrenen Kontrollprobanden auf eine ausreichende Parallelisierung geachtet wurde, unterschieden sich die Gruppen nicht in Bezug auf das Alter, die Anzahl der Ausbildungsjahre und nun auch nicht mehr in Bezug auf die Verteilung der Raucher. Wie bei der Ursprungsstichprobe, zeigte sich in Bezug auf den verbalen IQ in einer Varianzanalyse jedoch ein signifikanter Effekt des Faktors Gruppe [$F(2,47) = 4,55; p < 0,02$]. Einzelgruppenvergleiche mit t-Tests für unabhängige Stichproben zeigten, daß sich auch hier die MDMA und die Cannabisgruppe signifikant in der Leistung im MWT-B unterschieden [$t(31) = 2,80; p < 0,001$]. Jedoch waren weder die Cannabis- [$t(31) = 1,61; p = 0,12$] noch die MDMA-Gruppe [$t(32) = -1,59; p = 0,12$] signifikant von den gesunden drogenunerfahrenen Kontrollen in Bezug auf dieses Maß verschieden.

Prepulse inhibition

Abbildung 4.6 veranschaulicht das Ausmaß der PPI des ASR in Prozent in allen PP Trial Bedingungen aller Versuchsgruppen. In der MDMA-Gruppe zeigte sich gegenüber beiden Kontrollgruppen eine ausgeprägtere PPI. Eine Varianzanalyse mit Meßwiederholung (PP Intensität x Gruppe, mit Meßwiederholung im Faktor PP Intensität sowie Rauchen als Kovariate) offenbarte einen signifikanten Zwischensubjekt-Effekt [$F(2,47) = 3,30; p < 0,05$] sowie einen Haupteffekt des Faktors PP Intensität [$F(3,141) = 87,82; p < 0,001$], welcher den korrelativen Zusammenhang der PP Intensität mit dem Ausmaß der PPI reflektiert. Die Interaktion von PP Intensität und Gruppe war nicht signifikant [$F(6,141) = 0,93; p = 0,47$]. Eine Analyse der Innersubjekt-Kontraste zeigte die invers lineare Beziehung von PP Intensität und der Schreckreaktion [$F(1,47) = 161,99; p < 0,001$].

Varianzanalysen mit Meßwiederholung zwischen der MDMA-Gruppe und beiden Kontrollgruppen (PP Intensität x Gruppe, mit Meßwiederholung im Faktor PP Intensität sowie Rauchen als Kovariate) zeigten in beiden Vergleichen ebenfalls signifikante Zwischensubjekt-Effekte [$F_{Kontrollen}(1,32) = 4,16; p < 0,05; F_{Cannabis}(1,31) = 5,90; p < 0,05$]

und einen signifikanten Haupteffekt des Faktor PP Intensität [$F_{Kontrollen}(3,96) = 65,95$; $p < 0,001$; $F_{Cannabis}(3,93) = 66,4$; $p < 0,001$], aber keine signifikante Interaktion zwischen den Faktoren PP Intensität und Gruppe [$F_{Kontrollen}(3,96) = 1,74$; $p = 0,17$; $F_{Cannabis}(3,93) = 0,22$; $p = 0,88$]. Cannabis Konsumenten und gesunde Kontrollen unterschieden sich in Bezug auf die PPI jedoch nicht [$F(1,31) = 0,13$; $p = 0,72$]. In Einzelgruppenvergleichen aller PP Bedingungen anhand von t-Tests für unabhängige Stichproben zeigte sich, daß sich MDMA Konsumenten und gesunde Kontrollen in den beiden intensivsten PP Bedingungen signifikant voneinander unterschieden [$t_{78dB}(32) = 2,30$; $p < 0,05$; $t_{86dB}(32) = 2,22$; $p < 0,05$]. In t-Tests für unabhängige Stichproben konnte zwischen der Cannabis- und der MDMA-Gruppe in der 78 dB PP Bedingung ebenfalls ein signifikanter Unterschied [$t_{78dB}(31) = 2,47$; $p < 0,05$] und in den 72 und 86 dB PP Bedingungen starke Trends in Richtung einer erhöhten PPI bei den MDMA Konsumenten nachgewiesen werden. [$t_{72dB}(31) = 1,75$; $p = 0,09$; $t_{86dB}(31) = 1,73$; $p < 0,09$]. Die Analyse der PP Bedingungen zwischen Cannabis Konsumenten und gesunden Kontrollen - ebenfalls anhand von t-Tests für unabhängige Stichproben - offenbarte dagegen keine signifikanten Unterschiede.

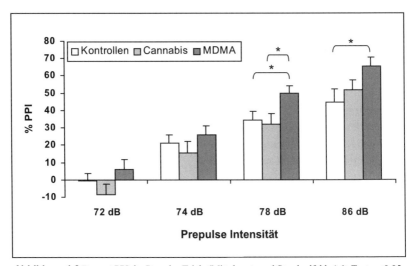

Abbildung 4.6 Prozent PPI der Prepulse Trials (Mittelwerte und Standardfehler) *t-Test: p<0,05

MDMA Konsumenten zeigten im Vergleich mit Cannabis Konsumenten und gesunden Kontrollen also eine erhöhte PPI der ASR, während sich Cannabisnutzer und gesunde Kontrollen nicht in Bezug auf diese Maß unterschieden.

Habituation

Abbildung 4.7 gibt die Habituationskurve des ASR der drei Versuchsgruppen wieder. Aufgetragen sind hier der initiale 116 dB PA Trial gefolgt von 6 Blöcken à 2 116 dB PA Trials. Der Habituationsverlauf unterschied sich zwischen den Gruppen nicht.

Eine Varianzanalyse mit Meßwiederholung (Block x Gruppe, mit Meßwiederholung im Faktor Block sowie Rauchen als Kovariate) zeigte einen signifikanten Haupteffekt des Faktors Block [$F(5,235) = 18,53$; $p < 0,001$], was die Habituation innerhalb einer Testsitzung widerspiegelt. Die Interaktion von Block und Gruppe [$F(10,253) = 1,44$; $p = 0,17$] wie auch der Test auf Zwischensubjekt-Effekte [$F(2,47) = 0,69$; $p = 0,51$] waren statistisch nicht signifikant. Ebenso konnten in den Einzelvergleichen der Gruppen, abseits des stets signifikanten Habituationseffektes, keine weiteren Haupteffekte nachgewiesen werden.

Betrachtet man einzelne Parameter der Habituation, wie die prozentuale Verringerung zwischen erstem und zweitem bzw. erstem und letztem Block aus 116 dB PA Trials oder den linearen Steigungskoeffizienten b, so zeigten sich in einer Varianzanalyse (Gruppe) auch in diesen Variablen keine signifikanten Unterschiede zwischen den Gruppen (siehe Tabelle 4.9).

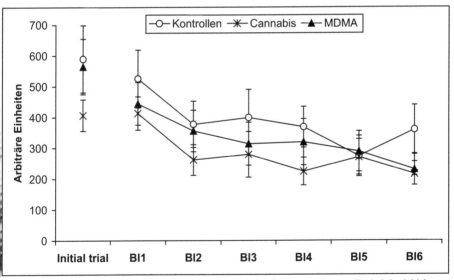

Abbildung 4.7 Habituationskurve des ASR der drei Versuchsgruppen. Dargestellt sind der initiale 116 dB PA Trial gefolgt von 6 Blöcken à 2 116 dB PA Trials (Mittelwerte und Standardfehler).

Lediglich in der prozentualen Habituation zwischen erstem und letztem Block ließ sich ein Trend beobachten. Ein Blick auf die Habituationskurve zeigt aber, daß die Kontrollgruppe im letzten Block eine ungewöhnlich hohe Varianz aufweist und nach oben „ausreißt". Der Gesamtverlauf der Habituation, wie ihn auch der lineare Steigungskoeffizient b nährungsweise abbildet, erbrachte aber auch hier keine Unterschiede zwischen den Gruppen. Weder MDMA noch Cannabis Konsum zeigen einen Einfluß auf die Habituationfähigkeit.

	MDMA (n=17, ♂)	Cannabis (n=16, ♂)	Kontrollen (n=17, ♂)	F	df/df$_{err}$	p
lin. Steigungskoeffizient b	-36,1 (±35,5)	-29,0 (±20,2)	-33,4 (±35,3)	0,21	2/47	0,81
Habituation %; Bl 1-Bl 2	22,8 (±22,3)	34,5 (±30,3)	30,1 (±24,5)	0,87	2/47	0,43
Habituation %; Bl 1-Bl 6	50,3 (±25,1)	48,0 (±31,4)	29,1 (±34,9)	2,42	2/47	*0,10*

Tabelle 4.9 Maße der Habituation des ASR (Mittelwerte und Standardabweichungen) sowie Ergebnisse der Varianzanalyse.

Schreckreaktivität

Tabelle 4.16 zeigt die drei Variablen, welche Maße der generelle Schreckreaktivität darstellen: der initiale 116 dB PA Trial, der erste Block aus 116 dB PA Trials sowie die Mittelung über alle 116 dB PA Trials einer Person.

Eine Varianzanalyse über alle Gruppen förderte keine signifikanten Haupteffekte innerhalb dieser drei Variablen zu Tage. Allerdings bestand ein schwacher Trend hinsichtlich einer schwächeren Schreckreaktion auf den initialen PA Trial der Cannabis-Gruppe verglichen mit den MDMA Konsumenten [$t(31)$ = -1.5 ; p = 0.15] und den gesunden Kontrollen [$t(31)$ = -1.5 ; p = 0.15]. In den reliableren und varianzärmeren Maßen für das Ausmaß Schreckreaktion, wie dem ersten PA Block oder dem Mittelwert über alle PA Trials, zeigten sich diese Trends in den Einzelvergleichen jedoch nicht mehr. Die Gruppen unterschieden sich also in ihrer generellen Schreckreaktivität nicht, so daß ein Einfluß von MDMA oder Cannabis auf die Schreckreaktivität nicht nachzuweisen war.

	MDMA (n=17, ♂)	Cannabis (n=16, ♂)	Kontrollen (n=17, ♂)	F	df/df$_{err}$	p
Initialer Pulse alone Trial	564,7 (±360,1)	406,6 (±201,2)	589,6 (±425,6)	1,27	2/47	0,29
1. Block Pulse alone Trials	444,2 (±286,1)	413,0 (±216,3)	524,9 (±387,8)	0,59	2/47	0,56
∅ Pulse alone Trials	328,5 (±260,5)	278,4 (±198,1)	374,5 (±315,0)	0,55	2/47	0,58

Tabelle 4.16 Maße der Schreckreaktivität (Mittelwerte und Standardabweichungen) sowie Ergebnisse der Varianzanalyse.

Korrelation der ASR Maße mit dem Ausmaß des Drogenkonsums

Auch bei diesen Vergleichen wurde aufgrund der zahlreichen Einzelvergleiche ein Signifikanzniveau von p < 0,01 festgelegt.

Weder die PPI der verschiedenen PP Bedingungen, noch die Habituationsmaße oder die Schreckreaktivität waren mit dem Alkohol- oder Nikotinkonsum, mit Alter, verbal IQ oder Anzahl der Bildungsjahre oder mit dem Ausmaß des Konsums der einzelnen illegalen Drogen korreliert. Ebenso konnte kein Zusammenhang der ASR Maße mit der Abstinenzdauer von MDMA, Cannabis, Amphetamin, Kokain oder halluzinogenen Substanzen und somit keine potentielle Akutwirkung dieser Substanzen auf die Schreckreaktion nachgewiesen werden. Einige Trends sind allerdings noch bemerkenswert: Der kumulative MDMA Gesamtkonsum wie auch die MDMA Höchstdosis waren innerhalb der Konsumgruppen (n = 34) mit dem ersten Block der PA Trials (r = -0,33 bzw. r = -0,45) negativ korreliert. Das heißt, Probanden mit einem hohen MDMA Konsum zeigten eine geringere Schreckreaktivität. Zudem bestand ein Trend hinsichtlich eines positiven Zusammenhanges der Dauer des MDMA Konsums und der PPI in der 78 dB Bedingung, was bedeutet, daß ein längerer Konsum zu einer verstärkten Inhibition des Schreckreflexes führte.

In der multiplen Regressionsanalyse mit beiden Konsumentengruppen wurde keines der getesteten Modelle signifikant. Es zeigten sich lediglich die Tendenzen, die schon in der Korrelationsanalyse zu beobachten waren.

Korrelation der ASR Maße mit der kognitiven Leistungsfähigkeit

Die Leistung in der *Iowa-Gambling Task* war signifikant negativ mit der PPI (3. Quartil und 86 dB PP: r = -0,45; n = 42) korreliert. Darüber hinaus bestanden weitere Trends für eine Beziehung in der selben Richtung (3. Quartil und 78 dB PP: r = -0,32; Gesamtdifferenz und 74 bzw. 86 dB PP: r = -0,33, r = -0,31). Probanden, die also eine hohe automatische Inhibitionsleistung des Schreckreflexes zeigten, waren weniger gut in der Lage, die Belohnung in der Glücksspielsimulation zu maximieren. Weitere signifikante Korrelationen der ASR Maße mit der kognitiven Leistungsfähigkeit bestanden nicht.

4.4 Bildgebung

Es konnten die PET-Scans aller eingeschlossenen Probanden ausgewertet werden, so daß die Werte von 19 Cannabis Nutzern, 19 MDMA Konsumenten und 19 gesunden Kontrollprobanden in die abschließende Analyse eingingen.

Eine Analyse der Händigkeit der Probanden zeigte, daß sich in der Cannabis-Gruppe (12 rechts; 6 links; 1 beidhändig) etwas mehr Linkshänder befanden als in der MDMA-Gruppe (16 rechts; 2 links; 1 umgelernt auf rechts) oder der gesunden Kontrollgruppe (16 rechts; 3 links). Dieser Unterschied wurde aber weder über alle Gruppen noch in den Einzelvergleichen signifikant.

4.4.1 MDMA-Gruppe vs. gesunde Kontrollen

Die MDMA Konsumenten offenbarten eine signifikante Verminderung der rMRGlu im beidseitigen dorsolateralen präfrontalen Kortex. Der frontale Hypometabolismus erstreckte sich beidseitig über die Brodmann Areale (BA) 8, 9, 10 zunächst vom präfrontalen bis in den prämotorischen Kortex (BA 6), wobei die Effekte auf der rechten Seite etwas ausgeprägter zu sein scheinen (siehe Abbildung 4.8).

Auch im beidseitigen inferioren Parietokortex (BA 40) sowie im rechten Precuneus (BA 7) konnte eine signifikante Verminderung der rMRGlu der MDMA-Gruppe festgestellt werden (siehe Abbildung 4.8). Ebenso ließ sich ein ausgeprägter beidseitiger signifikanter Hypometabolismus fast im gesamten Thalamus erkennen (siehe Abbildung 4.9). Der den rechten Thalamus umfassende signifikante Cluster reichte dabei bis hinunter in der rechten Hippocampus (siehe Abbildung 4.10B).

Es zeigte sich ebenso im Metencephalon (Pons) und im Mesencephalon auf Höhe der rostralen Raphé-Kerne linksseitig (siehe Abbildung 4.10A) sowie im posterioren Cerebellum rechtsseitig in der MDMA-Gruppe eine signifikant verringerte rMRGlu (siehe Abbildung 4.8).

An der beidseitigen vorderen Basis des Temporallappens (BA 20) war eine signifikante Steigerung der rMRGlu bei den MDMA Konsumenten (siehe Abbildung 4.8) erkennbar.

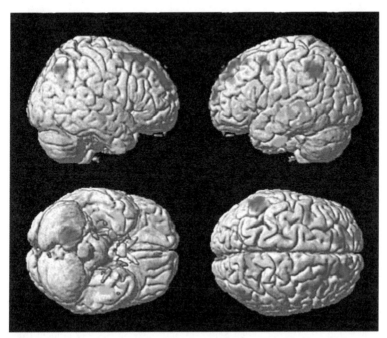

Abbildung 4.8 Ergebnisse des Vergleiches des zerebralen Glukosemetabolismus der MDMA- mit der gesunden Kontrollgruppe projiziert auf ein SPM99 Standardgehirn. Bereiche mit einem Hypometabolismus der MDMA-Gruppe sind rot, die mit einem Hypermetabolismus grün dargestellt.

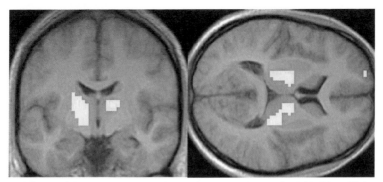

Abbildung 4.9 Glukosehypometabolismus der MDMA-Gruppe im beidseitigen Thalamus. Projektion der signifikanten Cluster auf einen gemittelten und normalisierten MRT T1-Scan.

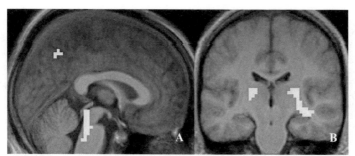

Abbildung 4.10 Glukosehypometabolismus der MDMA-Gruppe im Metencephalon und Mesencephalon (A) sowie im beidseitigen Pulvinar und im rechten Hippocampus (B). Projektion der signifikanten Cluster auf einen gemittelten und normalisierten MRT T1-Scan.

4.4.2 MDMA- vs. Cannabis-Gruppe

Die MDMA Konsumenten zeigten auch in diesem Vergleich eine signifikante Verminderung der rMRGlu im beidseitigen dorsolateralen präfrontalen Kortex (siehe Abbildung 4.11). Der frontale Hypometabolismus erstreckte sich rechts präfrontal über die BA 8, 9 und 10. Auf der linken Seite war präfrontal im BA 9 (zu einem frontomedialen Cluster gehörend) sowie im prämotorischen Kortex (BA 6) eine verminderte rMRGlu meßbar. Auch hier sind die Effekte auf der rechten Seite ausgeprägter. Zusätzlich zeigte sich aber noch eine Verminderung der rMRGlu im linken orbitofrontalen (BA 47) und linken ventromedialen (BA 10) sowie im beidseitigen dorsalen medialen präfrontalen Kortex (BA 9), wobei hier die Effekte auf der linken Seite stärker zu sein scheinen (siehe Abbildung 4.11 und 4.12).

Linkstemporal erstreckte sich ein großer Cluster signifikant verminderter rMRGlu vom Planum temporale (BA 41) bis in den hinteren Teil des Thalamus und den Hippocampus (siehe Abbildung 4.13). Auch im beidseitigen lateralen temporalen Kortex (rechts BA 21, 22; links BA 37), in der linken Insula (BA 13), im linken inferioren Parietokortex (BA 7) sowie im linken Pol des Occipitallappen (BA 18) war eine Verminderung der rMRGlu in der MDMA-Gruppe meßbar (siehe Abbildungen 4.11 bis 4.13). Ebenso zeigte sich rechtsseitig im posterioren Cerebellum in der MDMA-Gruppe eine signifikant verringerte rMRGlu (siehe Abbildung 4.11).

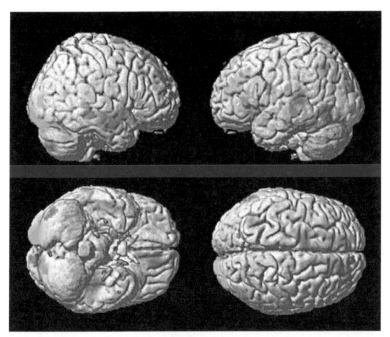

Abbildung 4.11 Ergebnisse des Vergleiches des zerebralen Glukosemetabolismus der MDMA- mit der Cannabisgruppe projiziert auf ein SPM99 Standardgehirn. Bereiche mit einem Hypometabolismus der MDMA-Gruppe sind rot, die mit einem Hypermetabolismus grün dargestellt.

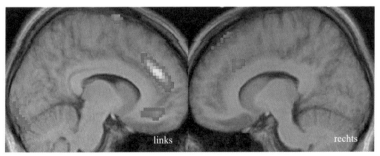

Abbildung 4.12 Glukosehypometabolismus der MDMA-Gruppe im linken ventromedialen und beidseitigen dorsalen medialen präfrontalen Kortex). Projektion der signifikanten Cluster auf einen gemittelten und normalisierten MRT T1-Scan.

Im beidseitigen Occipitokortex (rechts BA 18, 19; links BA 19) sowie im rechten Heschelschen Gyrus (BA 41) zeigte sich eine signifikante Steigerung der rMRGlu bei den MDMA Konsumenten (siehe Abbildung 4.11).

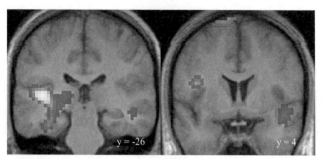

Abbildung 4.13 Glukosehypometabolismus der MDMA-Gruppe im linken mediotemporalen Kortex mit Beteiligung des Planum temporale, des Hippocamus und des Thalamus (Schnitt y = -26) sowie in der linken Insula (y = 4). Projektion der signifikanten Cluster auf einen gemittelten und normalisierten MRT T1-Scan.

4.4.3 Cannabis- vs. gesunde Kontrollgruppe

Die Cannabis Konsumenten zeigten eine signifikante Verminderung der rMRGlu im linken dorsolateralen präfrontalen Kortex (BA 8) sowie im linken hinteren ventrolateralen präfrontalen Kortex im Bereich des Broca-Areals (BA 44) (siehe Abbildung 4.14).

Desweiteren zeigte sich eine verringerte rMRGlu der Cannabis Konsumenten rechts occipitopolar (BA 17) sowie im rechten superioren Parietalkortex (BA 7, 19) (siehe Abbildung 4.14). Im rechten temporalen Kortex zeigte sich subgyral ein Cluster mit einer verminderten rMRGlu der Cannabis Konsumenten, welcher das Schwanzteil des rechten Nucleus caudatus mit einschloß (siehe Abbildung 4.15A). Ein weiterer Cluster verminderter rMRGlu der Cannabis Konsumenten lag im Bereich des linken posterioren Cingulums (BA 23) vor (siehe Abbildung 4.15B).

Im linken Heschelschen Gyrus (BA 41) sowie im linken hinteren (BA 37) und rechten vorderen lateralen Temporalkortex (BA 21) zeigte sich eine signifikante Steigerung der rMRGlu bei den Cannabis Konsumenten. Desweiteren wurde auch links temporobasal (BA 36) wie auch im inferioren Parietalkortex eine signifikant stärkere rMRGlu der Cannabis Konsumenten gemessen (siehe Abbildung 4.14).

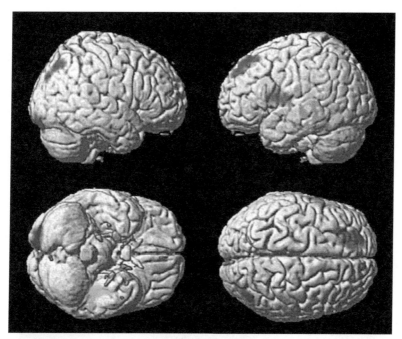

Abbildung 4.14 Ergebnisse des Vergleiches des zerebralen Glukosemetabolismus der Cannabis- mit der gesunden Kontrollgruppe projiziert auf ein SPM99 Standardgehirn. Bereiche mit einem Hypometabolismus der Cannabis-Gruppe sind rot, die mit einem Hypermetabolismus grün dargestellt.

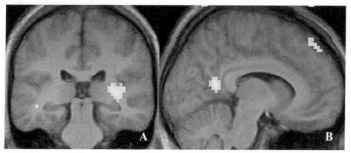

Abbildung 4.15 Glukosehypometabolismus der Cannabis-Gruppe subgyral im rechten temporalen Kortex mit Beteiligung des Schwanzteils des Nucleus caudatus (A) sowie im linken posterioren Cingulum (B). Projektion der signifikanten Cluster auf einen gemittelten und normalisierten MRT T1-Scan.

4.4.4 MDMA-Gruppe vs. kombinierte Kontrollgruppen

Um die statistische Power zu erhöhen und um einen gemeinsamen Nenner aus den Einzelvergleichen zu extrahieren, wurde zusätzlich ein Vergleich der MDMA-Gruppe mit einer aus Cannabis Konsumenten und gesunden Kontrollen kombinierten Kontrollgruppe analysiert. Die Ergebnisse dieses Gruppenvergleiches sind in den Tabellen 4.20a und b dargestellt.

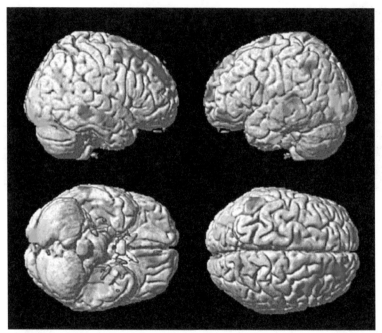

Abbildung 4.16 Ergebnisse des Vergleichs des zerebralen Glukosemetabolismus der MDMA-Gruppe mit beiden kombinierten Kontrollgruppen projiziert auf ein SPM99 Standardgehirn. Bereiche mit einem Hypometabolismus der MDMA-Gruppe sind rot, die mit einem Hypermetabolismus grün dargestellt.

Die MDMA Konsumenten zeigten auch in diesem Vergleich eine signifikante Verminderung der rMRGlu im beidseitigen dorsolateralen präfrontalen Kortex (siehe Abbildung 4.16). Der frontale Glukosehypometabolismus erstreckte sich rechts vom prämotorischen Kortex (BA 6) bis hinunter in die BA 8 und 9. Auf der linken Seite waren im prämotorischen Kortex (BA 6) und präfrontal im BA 10 zwei getrennte Cluster mit einer signifikanten Verminderung der rMRGlu der MDMA-Gruppe zu beobachten.

Auch in diesem Vergleich waren die Effekte rechts dorsolateral frontal prägnanter. Hinzu kam eine verminderte rMRGlu im linken ventrolateralen (BA 10, 47), linken ventromedialen (BA 10) und linken dorsomedialen (BA 9) präfrontalen Kortex der MDMA Konsumenten. (siehe Abbildung 4.16 und 4.17). Es zeigte sich neokortikal weiterhin noch eine Verminderung der rMRGlu im rechten lateralen temporalen Kortex (BA 21) und im rechten Precuneus (BA 7) sowie in der linken dorsalen Insula (BA 13) und im linken inferioren Parietalkortex (BA 40) (siehe Abbildung 4.16 und 4.17).

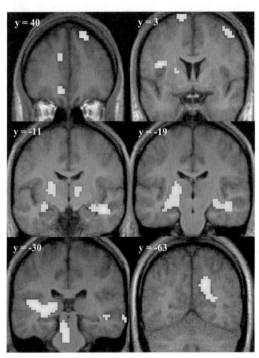

Abbildung 4.17 Glukosehypometabolismus der MDMA-Gruppe im linken dorsomedialen und ventromedialen präfrontalen Kortex (y = 40), in der linken Insula (y = 3), im beidseitigen Thalamus (y = -11) und Hippocampus (y = -19), in der linken Pons (y = -30) sowie im rechten Precuneus (y = -63). Projektion der signifikanten Cluster auf einen gemittelten und normalisierten MRT T1-Scan.

Ebenso ließ sich ein ausgeprägter beidseitiger signifikanter Hypometabolismus im Thalamus der MDMA Konsumenten erkennen (siehe Abbildung 4.18), wobei rechts eher die vorderen Anteile mit dem Nucleus ventralis lateralis und links eher die hinteren Anteile mit dem Pulvinar betroffen waren. Auch beide Seiten des Hippocampus wiesen eine verminderte rMRGlu auf. Dabei reichte ein großer Cluster mit einer Größe von 565 Voxeln von der linken Pons über den Hippocampus und den linken Thalamus bis in den Heschelschen Gyrus (BA 41). In der Pons umfaßte der Cluster wieder den Bereich, in dem sich auch die rostralen Raphé-Kerne befinden (siehe Abbildung 4.18).

Im beidseitigen Occipitokortex (rechts BA 18; links BA 18, 19) sowie an der linken Temporobasis (BA 38) zeigte sich eine signifikante Steigerung der rMRGlu bei den MDMA Konsumenten (siehe Abbildung 4.16).

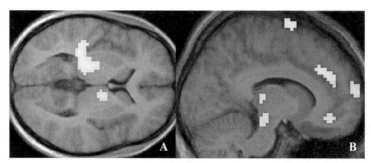

Abbildung 4.18 Glukosehypometabolismus der MDMA-Gruppe im beidseitigen Thalamus (A) sowie im linken dorsoledialen und ventromedialen präfrontalen Kortex (B). Projektion der signifikanten Cluster auf einen gemittelten und normalisierten MRT T1-Scan.

4.5 Korrelationen mit der rMRGlu

Nachfolgend werden nur die Korrelationen der rMRGlu mit den testpsychologischen Variablen dargestellt, in denen die MDMA Konsumenten signifikant schlechtere Leistungen erbrachten. Hierbei werden die korrelativen Beziehungen innerhalb der MDMA-Gruppe denen der gesunden Kontrollgruppe gegenübergestellt. Es werden jeweils nur die Korrelationen gezeigt, welche die Beziehungen einer verschlechterten kognitiven Leistung mit einer verminderten rMRGlu abbilden, da nur diese im Hinblick auf die Neurotoxizität sinnvoll zu interpretieren sind.

4.5.1 Gedächtnis

Supraspanne, Gesamtlernleistung und verzögerter Abruf
Die Korrelationen der rMRGlu mit der Supraspanne, der Gesamtlernleistung und dem verzögerten Abruf sind in Abbildung 4.19 dargestellt.

Innerhalb der MDMA-Gruppe war die rMRGlu im beidseitigen inferioren Parietokortex (BA 40, rechts zusätzlich 7), im beidseitigen Precuneus (BA 19), im beidseitigen prämotorischen Kortex (BA 6, 8, rechts zusätzlich 9) sowie im linken ventrolatera-

len frontalen Kortex (BA 47) signifikant positiv mit der Leistung im ersten Durchgang
des VLMT (Supraspanne) korreliert.

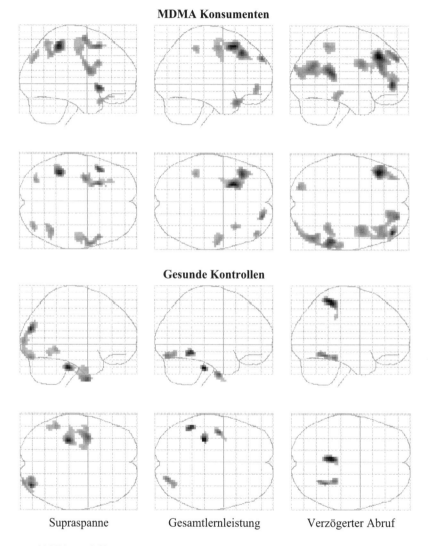

Abbildung 4.19 Bereiche mit einer signifikanten **positiven Korrelation** der rMRGlu
jeweils mit der Supraspanne, der Gesamtlernleistung sowie dem verzögerten Abruf im
VLMT jeweils innerhalb der MDMA-Gruppe und der gesunden Kontrollen projiziert auf
ein SPM99 "glass brain".

In der Kontrollgruppe hingegen war die rMRGlu nur im linken vorderen Kleinhirnlappen, an der linken anterioren Temporobasis (BA 20), im rechten mittleren occipitalen Kortex (BA 19) sowie im linken posteriolateralen Temporokortex (Gyrus fusiformis, BA 37) signifikant positiv mit der Leistung im ersten Durchgang des VLMT
korreliert.

Bei den MDMA Konsumenten war die rMRGlu im beidseitigen prämotorischen
Kortex (BA 6, 8), im rechten dorsolateralen präfrontalen Kortex (BA 9), an der linken
posterioren Frontobasis (BA 47) und im rechten ventrolateralen präfrontalen Kortex
(BA 11) sowie im linken inferioren Parietokortex (BA 40) signifikant positiv mit der
Gesamtlernleistung im VLMT assoziiert.

In der Kontrollgruppe zeigten sich signifikante positive Korrelationen der rMRGlu
im linken vorderen Kleinhirnlappen, an der linken anterioren Temporobasis (BA 20)
und im linken posteriolateralen Temporokortex (BA 37) sowie an der rechten Occipitobasis (BA 18) mit der Gesamtlernleistung im VLMT.

Desweiteren war innerhalb der MDMA-Gruppe die rMRGlu im beidseitigen dorsolateralen (BA 9, 10) und rechts im prämotorischen (BA 9) bis ventrolateralen
präfrontalen Kortex (BA 46), im rechten inferioren Parietokortex (BA 40), im rechten
superioren temporalen (BA 13, 39) und occipitalen (BA 19) Kortex, im mittleren lateralen Temporokortex (BA 20, 21) sowie im linken Cuneus (BA 18) signifikant positiv
mit der Leistung im letzten Durchgang des VLMT korreliert.

Bei den gesunden Kontrollen war die rMRGlu nur im medialen Parietokortex (BA
5) bis zum Gyrus cinguli (BA 31) und in der rechten posterioren Temporobasis (Gyrus
fusiformis und parahippocampalis; BA 36, 37) signifikant positiv mit der Leistung im
letzten Durchgang des VLMT korreliert.

Abrufkonsistenz und Wiedererkennen

Die Korrelationen der rMRGlu mit der Abrufkonsistenz und dem Wiedererkennen sind
in Abbildung 4.20 dargestellt.

Innerhalb der MDMA-Gruppe war die rMRGlu im rechten dorsolateralen präfrontalen (BA 9) und im linken prämotorischen Kortex (BA 8, 9), im linken inferioren parietalen (BA 40) sowie im rechten primären somatosensorischen Kortex (BA 3) signifikant positiv mit der Abrufkonsistenz in den ersten fünf Durchgängen des VLMT assoziiert.

In der Kontrollgruppe hingegen war die rMRGlu nur im rechten superioren Temporokortex (BA 22) sowie im beidseitigen dorsomedialen (mit Precuneus) bzw. dorsolateralen Parietokortex (BA 7, 9) signifikant positiv mit der Abrufkonsistenz korreliert.

Bei den MDMA Konsumenten war die rMRGlu im beidseitigen superioren temporalen Kortex (BA 38), im rechten orbitofrontalen (BA 11) und linken ventrolateralen

frontalen Kortex (BA 47), im linken vorderen Hippocampus sowie links parietooccipital im Gyrus angularis (BA 38, 39) signifikant positiv mit der korrigierten Leistung im Wiedererkennen der Liste A (p(A)) des VLMT korreliert.

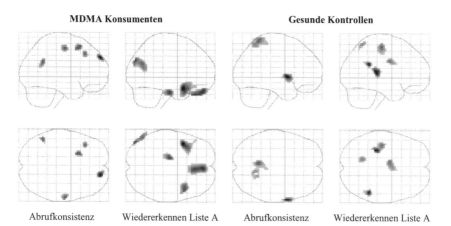

Abrufkonsistenz   Wiedererkennen Liste A   Abrufkonsistenz   Wiedererkennen Liste A

Abbildung 4.20 Bereiche mit einer signifikanten **positiven Korrelation** der rMRGlu jeweils mit der Abrufkonsistenz und der korrigierten Wiedererkennensleistung in der Liste A im VLMT jeweils innerhalb der MDMA-Gruppe und der gesunden Kontrollen projiziert auf ein SPM99 "glass brain".

Bei den gesunden Kontrollen war die rMRGlu in der linken Insula (BA 13), im linken primär motorischen Kortex (BA 4), im rechten inferioren Parietokortex (BA 40), im dorsalen Anteil des linken cingulären Kortex (BA 24) sowie im linken Precuneus (BA 7) signifikant positiv mit der Wiedererkennensleistung korreliert.

Retroaktive Hemmung und Verlust nach Konsolidierung
Die Korrelationen der rMRGlu mit der retroaktiven Hemmung und dem Verlust nach Konsolidierung sind in Abbildung 4.21 dargestellt.

In der MDMA-Gruppe wurden signifikante negative Zusammenhänge zwischen der rMRGlu im rechten dorsolateralen Parietokortex (BA 7), im linken ventrolateralen präfrontalen Kortex (BA 44), im beidseitigen superioren temporalen Kortex (BA 41), im linken posteriolateralen temporalen (BA 21, 22) und parietolateralen (BA 39, 40) Kortex, an der rechten Occipitobasis (Gyrus fusiformes, BA 19) sowie im rechten posterioren Cingulum (BA 30) und im Precuneus (BA 31) und der retroaktiven Hemmung im VLMT festgestellt.

In der Kontrollgruppe hingegen war die rMRGlu im rechten lateralen prämotorischen Kortex (BA 6), in der linken Insula (BA 13), im linken inferioren Parietokortex (BA 40), im rechten temporalen Pol (BA 38), im beidseitigen superioren Temporokortex (BA 22, 38), im rechten dorsolateralen Parietokortex (BA 7), im linken occipitalen Pol (BA 17) sowie in einem großen, den beidseitigen dorsalen cingulären (BA 23, 24, 32) und den dorsomedialen und lateralen prämotorischen Kortex (BA 6) umfassenden, Komplex signifikant negativ mit der retroaktiven Hemmung korreliert.

Innerhalb der MDMA-Gruppe war die rMRGlu breit im rechten parieto-occipito-temporalen Übergang (BA 19, 21, 22, 39), im linken temporolateralen (BA 21) und linken posteriolateralen parietalen Kortex (BA 19, 39), im beidseitigen ventrolateralen präfrontalen Kortex (rechts BA 44; links BA 46), an der beidseitigen Temporobasis (BA 18, zusätzlich rechts BA 19) sowie im linken Cuneus (BA 17, 18) signifikant negativ mit dem Verlust nach Konsolidierung im VLMT korreliert.

MDMA Konsumenten   **Gesunde Kontrollen**

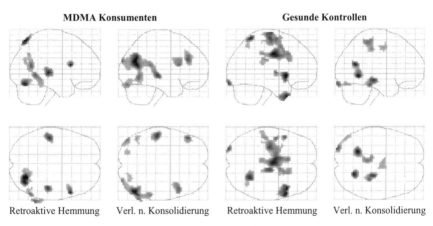

Retroaktive Hemmung   Verl. n. Konsolidierung   Retroaktive Hemmung   Verl. n. Konsolidierung

Abbildung 4.21 Bereiche mit einer signifikanten **negativen Korrelation** der rMRGlu jeweils mit der retroaktiven Hemmung und dem Verlust nach Konsolidierung im VLMT jeweils innerhalb der MDMA-Gruppe und der gesunden Kontrollen projiziert auf ein SPM99 "glass brain".

In der Kontrollgruppe hingegen war die rMRGlu nur an der linken anterioren Temporobasis (BA 19), im linken ventrolateralen Occipitokortex (BA 17, 19), im linken dorsomedialen Parietokortex (BA 5), im rechten mittleren Hippocampus mit dem darunter liegenden parahippocampalen Kortex (BA 35, 36) sowie im beidseitigen dorsalen (BA 24) und posterioren (BA 31) Cingulum signifikant negativ mit dem Verlust nach Konsolidierung assoziiert.

4.5.2 Decision-making und Impulsivität

Die Korrelationen der rMRGlu mit der Gesamtleistung in der *Iowa-Gambling Task* und dem Impulsivitäts-Index im MFF-12 sind in Abbildung 4.22 dargestellt.

Bei den MDMA Konsumenten war die rMRGlu im beidseitigen hinteren Kleinhirnlappen, in der Medulla oblongata, im rechten dorsolateralen präfrontalen Kortex (BA 9, 10), im linken posterioren cingulären Kortex (BA 31), im rechten dorsalen primär somatosensorischen Kortex (BA 3) sowie im linken occipitalen Pol (BA 18) signifikant positiv mit der Gesamtleistung in der *Iowa-Gambling Task* korreliert.

Bei den gesunden Kontrollen hingegen war die rMRGlu nur im rechten parahippocampalen Kortex (BA 35) signifikant positiv mit der Gesamtleistung in der *Iowa-Gambling Task* korreliert.

Innerhalb der MDMA-Gruppe wurden signifikante negative Zusammenhänge zwischen rMRGlu im rechten ventrolateral frontalen (BA 46) und im linken dorsolateralen präfrontalen (BA 10) Kortex, in der rechten Insula (BA 13), im rechten temporooccipitalen Übergang (BA 19, 21, 37), im rechten superioren Temporalkortex (BA 41), an der rechten temporalen Basis (Gyrus fusiformis und lingualis; BA 18, 19, 37) sowie links occipitolateral (BA 19) und dem Impulsivitäts-Index des MFF-12 festgestellt.

MDMA Konsumenten   **Gesunde Kontrollen**

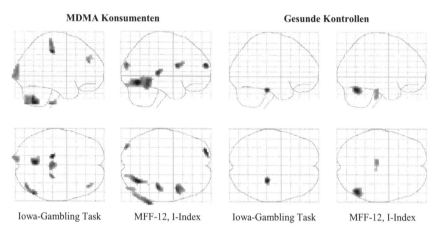

Iowa-Gambling Task   MFF-12, I-Index   Iowa-Gambling Task   MFF-12, I-Index

Abbildung 4.22 Bereiche mit einer **positiven Korrelation** der rMRGlu mit der Gesamtdifferenz "vorteilhafter" und "unvorteilhafter" Karten in der Iowa-Gambling Task sowie mit einer signifikanten **negativen Korrelation** der rMRGlu mit dem Impulsivitäts-Index im MFF-12 jeweils innerhalb der MDMA-Gruppe und der gesunden Kontrollen projiziert auf ein SPM99 "glass brain".

In der Kontrollgruppe war die rMRGlu jedoch nur an der rechten lateralen Temporobasis (Gyrus fusiformis; BA 37) sowie im Hirnstamm (Pons) signifikant negativ mit
dem Impulsivitäts-Index assoziiert.

4.5.3 Prepulse Inhibition

Die Korrelationen der rMRGlu mit dem Ausmaß der PPI in den 78 dB und 86 dB
PP Trials sind in Abbildung 4.23 dargestellt. Da bei den MDMA Konsumenten eine
signifikante Erhöhung der PPI nachgewiesen wurde, betrachten wir an dieser Stelle die
negative Korrelation der rMRGlu mit der PPI.

In der MDMA-Gruppe war die rMRGlu im rechten anterioren Cingulum (BA 32)
und rechts ventromedial präfrontal (BA 10), im linken posterioren Cingulum (BA 31),
im linken prämotorischen Kortex (BA 6), im beidseitigen anteriolateralen und superioren Temporokortex (BA 20, 21, 38), im beidseitigen ventrolateralen Parietokortex (BA
39) sowie am rechten lateralen dorsolateralen occipitalen Kortex (BA 18) signifikant
negativ mit der PPI in den 78 dB PP Trials korreliert.

MDMA Konsumenten   **Gesunde Kontrollen**

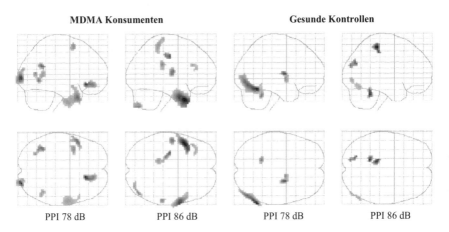

PPI 78 dB   PPI 86 dB   PPI 78 dB   PPI 86 dB

Abbildung 4.23 Bereiche mit einer **negativen Korrelation** der rMRGlu mit der Prepulse
Inhibition in den 78 dB Prepulse Trials sowie den 86 dB Prepulse Trials jeweils innerhalb
der MDMA-Gruppe und der gesunden Kontrollen projiziert auf ein SPM99 "glass brain".

In der Kontrollgruppe zeigten sich signifikante negative Zusammenhänge zwischen
der rMRGlu jedoch nur rechts occipito-temporal (BA 19, 21, 37), im rechten Putamen

und Globus pallidus medialis sowie im linken vorderen Kleinhirnlappen und der PPI in den 78 dB PP Trials.

Bei den MDMA Konsumenten war die rMRGlu wieder im beidseitigen anteriolateralen und superioren Temporokortex (BA 20, 21, 38), wieder im linken prämotorischen Kortex (BA 6), rechts parietolateral (BA 40), im linken primären motorischen Kortex (BA 4), in der rechten ventral gelegenen sekundären somatosensiblen Rinde (BA 43), im linken ventrolateralen präfrontalen Kortex (BA 10, 46) sowie im rechten hinteren Kleinhirnlappen signifikant negativ mit der PPI in den 86 dB PP Trials assoziiert.

In der Kontrollgruppe war die rMRGlu nur im linken dorsomedialen Parietokortex (BA 6) und dorsalen Gyrus cinguli (BA 31), im linken Precuneus (BA 31) und Cuneus (BA 18), im rechten lateralen occipitalen Kortex (BA 19, 37) sowie im linken vorderen Kleinhirnlappen signifikant negativ mit der PPI in den 86 dB PP Trials korreliert.

4.5.4 Drogenkonsum

Ausmaß des Drogenkonsums und rMRGlu

Die Korrelationen der rMRGlu mit dem Ausmaß des kumulativen Gesamtkonsums von MDMA, Cannabis und Amphetamin sowie die mit der höchsten Einzeldosis MDMA zeigt Abbildung 4.24. Es werden im Sinne der Neurotoxizität nur die negativen Korrelationen innerhalb der MDMA-Gruppe berichtet, d.h. die signifikanten Bereiche, in denen ein hoher Konsum mit einer verminderten rMRGlu assoziiert war.

Die rMRGlu war im linken dorsolateralen (BA 8, 9, 10), im beidseitigen orbitalen (BA 11) und ventromedialen (BA 11) sowie im beidseitigen anterioren medialen (BA 10) präfrontalen Kortex, im linken inferioren Parietokortex (BA 40) sowie im rechten posteriolateralen Temporokortex (BA 37) signifikant negativ mit der kumulativen Gesamtdosis MDMA korreliert.

Die rMRGlu war im linken dorsolateralen (BA 9, 10) und orbitalen (BA 11), sowie im rechten ventrolateralen (BA 44, 45, 46) präfrontalen Kortex, im linken inferioren Parietokortex (BA 40), im linken Cuneus (BA 18) sowie im rechten posteriolateralen Temporokortex (BA 20, 37) signifikant negativ mit der höchsten Einzeldosis MDMA korreliert.

Die rMRGlu war im rechten dorsolateralen (BA 10) und ventrolateralen (BA 46) präfrontalen Kortex, im rechten lateralen prämotorischen Kortex (BA 6), im linken lateralen primär somatosensorischen Kortex (BA 2), im beidseitigen parieto-occipitalen Übergang (rechts BA 39; links BA 22, 40) sowie an der rechten Temporobasis (Gyrus fusiformis, BA 20) signifikant negativ mit der kumulativen Gesamtdosis Cannabis korreliert.

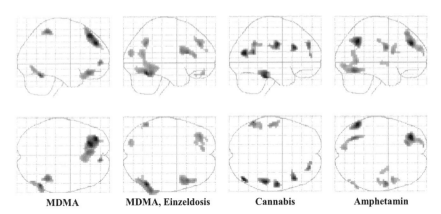

MDMA   MDMA, Einzeldosis   Cannabis   Amphetamin

Abbildung 4.24 Bereiche mit einer **negativen Korrelation** der rMRGlu mit dem Ausmaß des Konsums jeweils von MDMA, Cannabis und Amphetamin innerhalb der MDMA-Gruppe projiziert auf ein SPM99 "glass brain".

Desweiteren zeigten sich signifikante negative Zusammenhänge zwischen der rMRGlu im linken dorsolateralen präfrontalen Kortex (BA 8, 9, 10), im rechten lateralen prämotorischen (BA 6) und ventrolateralen frontalen Kortex (BA 44, 45), im rechten Putamen, im linken inferioren Parietokortex (BA 40), im rechten temporo-occipitalen Übergang (BA 21, 37, 39) sowie an der linken occipitalen Basis (Gyrus lingualis und fusiformis, BA 18, 19) und der kumulativen Gesamtdosis Amphetamin.

Abstinenzdauer vom Drogenkonsum und rMRGlu

Die Korrelationen des rMRGlu mit der Dauer der Abstinenz von MDMA, Cannabis und Amphetamin sind in Abbildung 4.25 dargestellt. Hier werden nur die positiven Korrelationen innerhalb der MDMA-Gruppe berichtet, d.h. die signifikanten Bereiche, in denen die zeitnahe Einnahme einer Substanzklasse zu einer verminderten rMRGlu führte.

Die rMRGlu war im rechten Putamen, im linken lateralen prämotorischen Kortex (BA 6) sowie im rechten hinteren Kleinhirnlappen signifikant negativ mit der Dauer der Abstinenz von MDMA korreliert.

Die rMRGlu war im rechten Putamen, im beidseitigen vorderen Thalamus (Nucleus ventralis anterior), im beidseitigen dorsalen primär motorischen Kortex (BA 4), im linken lateralen Occipitokortex (BA 18, 19) sowie im beidseitigen hinteren Kleinhirnlappen signifikant negativ mit der Dauer der Abstinenz von Cannabis korreliert.

Darüber hinaus war die rMRGlu im beidseitigen ventrolateralen frontalen Kortex (rechts BA 44, links BA 47),im beidseitigen lateralen prämotorischen Kortex (BA 6), im beidseitigen superioren Temporokortex (BA 22) sowie im linken inferioren Parietokortex (BA 40) signifikant negativ mit der Dauer der Abstinenz von Amphetamin assoziiert.

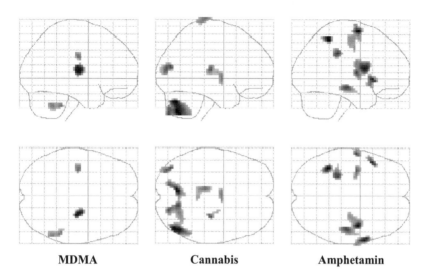

| MDMA | Cannabis | Amphetamin |

Abbildung 4.25 Bereiche mit einer **positiven Korrelation** der rMRGlu mit der Dauer der Abstinenz jeweils von MDMA, Cannabis und Amphetamin innerhalb der MDMA-Gruppe projiziert auf ein SPM99 "glass brain".

5 Diskussion

5.1 Neuropsychologie

5.1.1 Gedächtnis

In der vorliegenden Studie war bei MDMA Konsumenten eine breite und ausgeprägte Beeinträchtigung aller verbal deklarativen Gedächtnisleistungen aufgezeigt worden. Die MDMA-Gruppe zeigte im Vergleich zu einer Gruppe von Cannabis Konsumenten wie auch gegenüber gesunden Kontrollprobanden eine signifikant schlechtere
Leistung des Arbeitsgedächtnisses sowie eine Beeinträchtigung des Lernens, der Konsolidierung, des Abrufs und des Wiedererkennens. Hinzu kam eine schlechtere Organisation der Wissensinhalte in der Lernphase, welche sich in einer ausgeprägten Inkonsistenz im Abruf äußerte, sowie eine starke retroaktive Hemmung, die sich in einem hohen Verlust nach Interferenz widerspiegelte. Cannabis Konsumenten und gesunde Kontrollen unterschieden sich in ihren Gedächtnisleistungen nicht. Die Hypothese I.I[1] wird
daher angenommen.

Durch die fehlende Dissoziation der verschiedenen Leistungsbereiche des VLMT,
läßt sich jedoch zunächst nicht einfach bestimmen, ob es sich hierbei primär um ein
Problem bei der Enkodierung, bei der Speicherung oder beim Abruf handelt. Ähnliche
globale Verschlechterungen verbaler Gedächtnisleistungen wurden nach diffusen Hirn-
schädigungen wie z.B. unspezifischen Schädel-Hirn-Traumen (Bigler et al., 1989;
Geffen et al., 1994; Leathem und Body, 1997) oder bei linkstemporalen bzw. links temporomedialen Läsionen (Helmstaedter und Elger, 1996; Helmstaedter et al., 1997) beobachtet.
   Die stärksten Effekte traten aber einerseits im verzögerten freien Abruf bzw. im
Verlust nach Konsolidierung auf, was auf besondere Schwierigkeiten im Langzeitgedächtnis bzw. beim Abruf aus demselben und damit auf eine Funktionsstörung tempo-
romedialer Strukturen hindeutet (Helmstaedter et al., 2001). Andererseits waren aber
auch die Effekte in der Abrufkonsistenz und in der Interferenzbedingung bzw. im Verlust nach Interferenz (retroaktive Hemmung) sehr ausgeprägt. Eine verschlechterte Abrufkonsistenz kann zwei Ursachen besitzen: Entweder handelt es sich um eine verminderte Kapazität des Arbeitsgedächtnisses per se (Alexander et al., 2003) oder um eine
mangelnde Organisation der Wissensinhalte (Sternberg und Tulving, 1977). Auffällig

---

[1] I.I MDMA Konsumenten zeigen schlechtere verbal deklarative Gedächtnisleistungen.

ist, daß insbesondere Patienten mit fokalen Frontalhirnläsionen Defizite in der Abrufkonsistenz bzw. Organisation von verbalen Wissensinhalten zeigten (Stuss et al., 1994;
Alexander et al., 2003). Alexander und seine Mitarbeiter (2003) vermuten, daß die Organisation von Wissensinhalten ebenfalls eine Funktion des Arbeitsgedächtnisses darstellt, da sie das Halten von Informationen voraussetze. Darüber hinaus wiesen Patienten mit fokalen Frontalhirnläsionen auch defizitäre Leistungen bei der Wiedergabe von
Interferenzwortlisten sowie einen hohen Verlust nach Interferenz bzw. eine starke retroaktive Hemmung auf (Baldo et al., 2002). Aber warum zeigten die MDMA Konsumenten dieser Studie nur einen signifikanten Unterschied in der retroaktiven nicht jedoch in
der proaktiven Hemmung gegenüber den Kontrollgruppen? Torres et al. (2001) konnten
zeigen, daß nur die retroaktive nicht jedoch die proaktive Hemmung im RAVLT stark
mit exekutiven Funktionen assoziiert ist. Da exekutive Funktionen ebenfalls mit dem
Frontokortex in Verbindung gebracht werden (D'Esposito et al., 1998; Duncan und
Owen, 2000; Elliot, 2003), könnte demnach auch eine intensivere retroaktive Hemmung
einer Störung der Frontalhirnfunktionen zugeordnet werden.

Die Supraspanne sowie die Wiedererkennensleistung waren zwar signifikant, aber
relativ zu den anderen Variablen des freien Abrufs weniger stark, beeinträchtigt. Der
schwächere Effekt in der Wiedererkennung könnte allerdings auf einen Deckeneffekt
zurückzuführen sein, da ein Großteil der Kontrollprobanden alle Wörter richtig erkann-
te, so daß die Wiedererkennensleistung der MDMA Konsumenten überschätzt wurde.
Auch eine leichte Beeinträchtigung des Arbeitsgedächtnisses kann sich auf alle weiteren
Gedächtnisparameter negativ auswirken, da sich Verluste vor der Enkodierung und
spätere „normale" Verluste stets aufaddieren (Gouzoulis-Mayfrank et al., 2000).

Das Befundmuster der MDMA Konsumenten im VLMT läßt demnach eine kombinierte frontale und temporomediale Schädigung vermuten. Interessant ist allerdings der
Befund, daß MDMA Konsumenten beim Lernen von Zahlenmaterial in der *Go/No-Go*
Aufgabe sowie in der ebenfalls mit Zahlen operierenden und das Arbeitsgedächtnis in-
volvierenden Aufgabe zur Daueraufmerksamkeit (CPT-IP) keinerlei Beeinträchtigungen
zeigten. Dies könnte damit zusammenhängen, daß die Verarbeitung von Zahlen eher mit
links parietalen bzw. beidseitig intraparietalen Arealen in Verbindung gebracht wird
(Dehaene et al., 1998; Mayer et al., 2003). Andererseits war die Leistung im VLMT
weder mit den Parametern der *Go/No-Go* Task noch mit den Hit- oder False alarm-
Raten korreliert, so daß möglicherweise der Gedächtnisanteil dieser Aufgaben so gering
ist, daß Gedächtniseffekte nicht ausreichen, um Gruppenunterschiede in diesen Aufgaben zu generieren.

Die hier gezeigten Beeinträchtigungen des verbal deklarativen Gedächtnisses - spe-
ziell beim direkten und/oder verzögerten Abruf von Wortlisten - von MDMA Konsu-

menten, stehen im Einklang mit zahlreichen Vorbefunden (Parrott et al., 1998; Parrott und Lasky, 1998; Klugmann et al., 1999; Gouzoulis-Mayfrank et al., 2000; Rodgers, 2000; Fox et al., 2001b; Morgan et al., 2002; Curran und Verheyden, 2003; Thomasius et al., 2003). Einige Arbeiten berichteten darüber hinaus eine Beeinträchtigung des verbalen Arbeitsgedächtnisses bei MDMA Konsumenten (Curran und Travill, 1997; McCann et al., 1999b; Gouzoulis-Mayfrank et al., 2000; Fox et al., 2001b; Verkes et al., 2001; Morgan et al., 2002). Die Schlußfolgerung von Fox (2001b), es handele sich möglicherweise um ein reines Speicher- oder Abrufproblem, welches eher einer Dysfunktion temporaler Strukturen entspringe (Fox et al., 2002), läßt sich durch die vorliegenden Daten nicht mit dieser Ausschließlichkeit unterstützen, da offensichtlich auch gestörte frontale Funktionen für diese Gedächtnisdefizite mitverantwortlich sind. Diese Sichtweise wird auch durch eine Vielzahl von Befunden gestützt, welche Störungen der - mit dem präfrontalen Kortex assoziierten - exekutiven Funktionen berichteten (McCann et al., 1999b; Wareing et al., 2000; Bhattachary und Powell, 2001; Fox et al., 2001a; Heffernan et al., 2001a; Zakzanis und Young, 2001b).

5.1.2 Impulsivität

MDMA Konsumenten zeigten in dieser Studie nur in der Mustervergleichsaufgabe MFF-12 ein signifikant erhöhtes Maß an Impulsivität. Die Effekte fallen aber gegenüber den Gedächtniseffekten wesentlich schwächer aus, so daß der Unterschied zwischen MDMA Konsumenten und der gesunden Kontrollgruppe erst nach Einbeziehung aller Items und unter Kontrolle des Faktors Alter, mit dem die Leistung im MFF-12 hoch korreliert war, signifikant wurde. Eine frühere Arbeit zeigte bereits ebenfalls diesen Zusammenhang mit dem Alter (Kirchner-Nebot und Amador-Campos, 1998). Die Cannabis-Gruppe unterschied sich in diesem Maß jedoch weder von der MDMA-Gruppe noch von den gesunden Kontrollen signifikant. Zusätzlich konnte ermittelt werden, daß MDMA Konsumenten besonders bei leichten Items der Aufgabe ein impulsiveres Verhalten zeigten. Die Hypothese I.II[2] wird daher angenommen.

In der Aufgabe zum passiven Vermeidungslernen (*Go/No-Go* Task) zeigte sich im Gegensatz dazu kein Hinweis für eine signifikant erhöhte Impulsivität der MDMA Konsumenten. Auch im β-Kriterium des CPT-IP, welches mehrfach als Impulsivitätsmaß vorgeschlagen wurde (Lezak, 1983; Nuechterlein, 1983), unterschieden sich MDMA Konsumenten und beide Kontrollgruppen nicht. Dickman und Meyer (1988) wandten aber nach einer Reihe von Experimenten ohnehin ein, daß eine liberale Reaktionsten-

---

[2] I.II Die Impulsivität von MDMA Konsumenten ist gesteigert.

denz - wie sie ein hohes β abbildet - auch abseits impulsiven Verhaltens auftreten könne, wie auch eine hohe Impulsivität gemeinsam mit einer konservativen Reaktionstendenz in Erscheinung treten könne. Der mangelnde Zusammenhang läßt das β-Kriterium als Maß für Impulsivität daher fragwürdig erscheinen.

Die unterschiedlichen Ergebnisse in den Impulsivitätsmaßen könnten damit zusammenhängen, daß diese jeweils unterschiedliche Aspekte von kognitiver Impulsivität abbilden. So wurden von mehreren Autoren verschiedene, voneinander unabhängige und an unterschiedliche Paradigmen gebundene Modelle vorgeschlagen, die alle unterschiedliche Facetten der Impulsivität beschreiben sollen (Monterosso und Ainslie, 1999; Moeller et al., 2001; Swann et al., 2002). Demnach würde der MFF-12 eher den *response disinhibiton/attentional* Paradigmen (Moeller et al., 2001) *bzw.* dem *rapid-response model* (Swann et al., 2002) und die *Go/No-Go* Task nach Newman und Kosson (1986) eher den *punishment and/or exstinction* Paradigmen (Moeller et al., 2001) zugeordnet werden können. Dies ist von besonderer Bedeutung, da bislang nur bei *response disinhibiton/attentional* und *reward-choice* nicht jedoch *punishment and/or exstinction* Paradigmen ein klarer Zusammenhang mit dem serotonergen System hergestellt werden konnte (Puumala und Sirviö, 1998; Evenden, 1999b; Harrison et al., 1999; Moeller et al., 2001). Die potentielle selektive serotonerge Neurotoxizität von MDMA könnte sich dadurch auch nur selektiv auf die Leistungen im MFF-12 nicht aber in der *Go/No-Go* Task ausgewirkt haben. Daß aber beide Aufgaben doch die Facetten eines Konstruktes abbilden, läßt sich an der positiven Korrelation von MFF I-Index und der Anzahl der Fehlreaktionen in der *Go/No-Go* Task ablesen. Erstaunlicherweise waren aber die I-Indizes beider Aufgaben in ihren Verteilungen unabhängig voneinander. Möglicherweise läßt sich dies dadurch erklären, daß in der *Go/No-Go* Task nicht explizit zu einer schnellen Reaktion aufgefordert wird, so daß hier der Anteil der Reaktionszeit am I-Index weniger durch impulsives Verhalten beeinflußt wurde.

Daß MDMA Konsumenten in erster Linie bei den leichten Items des MFF-12 impulsiver reagierten, liegt möglicherweise daran, daß bei den komplexeren Mustern der schwereren Items der Anteil anderer kognitiver Funktionen ansteigt und der der Impulskontrolle mehr in den Hintergrund tritt und sich weniger verhaltenswirksam zeigt.

In Aktivierungsstudien wurde für eine Vielzahl von Hirnregionen eine Beteiligung an der Inhibition von Verhalten berichtet (Liddle et al., 2001; Lee et al., 200; Rubia et al., 2001, 2003; Garavan et al., 2002; Watanabe et al., 2002; Horn et al., 2003). Überlappend werden aber vor allem Areale des präfrontalen, des inferioren parietalen und des cingulären Kortex genannt, die bei der Hemmung von Reaktionen aktiviert wurden. Auch zeigen Patienten nach frontalen Läsionen einen Anstieg impulsiver Verhaltensweisen (Miller und Milner, 1985; Miller, 1985, 1992). Die gesteigerte Impulsivität von MDMA Konsumenten könnte daher durch eine Schädigung insbesondere des präfrontalen Kortex oder inferoparietaler bzw. cingulärer Anteile verursacht sein. Nun könnte man einwenden, daß impulsive Personen eine erhöhte Vulnerabilität für Drogenkonsum aufweisen, so daß der gefundene Effekt nicht durch den Konsum erworben wurde, sondern vorbestand. Auf diese Frage soll erst in Abschnitt 5.4 unter Berücksichtigung der Konsumdaten gesondert eingegangen werden.

Die vorliegende Studie konnte damit die Vorbefunde für eine erhöhte kognitive Impulsivität bei MDMA Konsumenten bestätigen (Morgan, 1998; Morgan et al., 2002), auch wenn die hier gefundenen Effektstärken im I-Index [d = 0,49] geringer ausfielen als bei Morgan (1998) [d =0,66][3]. Dies könnte damit zusammenhängen, daß in den Arbeiten von Morgan (1998; Morgan et al., 2002) eine längere Version des MFF - der MFF-20 von Cairns und Cammock (1978) - zur Anwendung gekommen ist. Der MFF-12 wurde zwar als valide (Arzimendi et al., 1981; van den Broek et al., 1987) aber gegenüber dem MFF-20 als weniger reliabel eingestuft (Loper und Hallahan, 1980). Eine schlechtere Reliabilität könnte die Ursache für die unterschiedlichen Effektstärken darstellen. Für Folgestudien empfiehlt es sich daher, eher die längere Version des MFF-20 einzusetzen.

5.1.3 Decision-making

Es konnte in dieser Arbeit gezeigt werden, daß MDMA Konsumenten gegenüber beiden Kontrollgruppen signifikant schlechtere Leistungen in der *Iowa-Gambling Task* erbrachten. Sie waren demnach nicht in der Lage, die langfristigen Konsequenzen ihres Wahlverhaltens einzuschätzen und zu berücksichtigen und damit ihre Belohnung auf lange Sicht zu maximieren. Cannabis Konsumenten und gesunde Kontrollen unterschieden sich hingegen nicht in dieser Aufgabe. Die Hypothese I.III[4] wird daher angenommen. Dies ist damit der erste Befund zur Beeinträchtigung der *decision-making cognition* bei MDMA Konsumenten.

Dieses Ergebnis steht jedoch scheinbar im Widerspruch zu dem Befund von Fox et al. (2002), die mit der *Decision-making-task* von Rogers et al. (1999a) keine Defizite in diesem Funktionsbereich bei MDMA Konsumenten feststellen konnten. Es gibt jedoch einige Unterschiede zwischen den Studien. Einerseits lag die kumulative Gesamtdosis der MDMA Konsumenten dieser Studie um mehr als das 2,5fache höher im Vergleich zu der Studie von Fox et al. (2002), so daß sich ein neurotoxischer Effekt in der vorliegenden Studie eher durchgesetzt haben könnte. Andererseits unterscheiden sich die zur

---

[3] In der Arbeit von Morgan et al. (2002) werden leider keine Mittelwerte für den MFF-20 angegeben.
[4] I.III MDMA Konsumenten weisen eine defizitäre Risiko-Nutzen-Einschätzung auf.

Anwendungen gekommenen *Decision-Making-Tasks* auch relativ stark: Die Aufgabe von Rogers et al. (1999a) ist wesentlich komplexer und beansprucht die intellektuelle Leistungsfähigkeit der Probanden stärker. Dies kommt auch dadurch zum Ausdruck, daß die Leistung in der Aufgabe von Rogers et al. (1999a) signifikant mit dem IQ der Probanden korreliert war (Monterosso et al., 2001), während in der vorliegenden Studie die Leistung in der *Iowa-Gambling Task* von Bechara et al. (1994, 1997) nicht mit dem verbalen IQ zusammenhing. Ein weiterer entscheidender Unterschied besteht darin, daß in der Aufgabe von Rogers et al. (1999a) keine Verstärkungskontingenzen durch Versuch-und-Irrtum erlernt werden müssen, so daß hier eher das unmittelbare Risikoverhalten gepaart mit der Analysefähigkeit der Probanden und weniger die Fähigkeit zur langfristigen Gewinnmaximierung über die Leistung in dieser Aufgabe entscheiden. Monterosso et al. (2001) konnten an Kokain-abhängigen Probanden zeigen, daß die Leistungen im Wahlverhalten in den beiden Aufgaben von Bechara et al. (1994, 1997) und Rogers et al. (1999a) nicht miteinander korreliert waren. Der einzige Zusammenhang bestand zwischen der Reaktionszeit in der Aufgabe von Rogers et al. (1999a) und der Gesamtleistung in der Aufgabe von Bechara et al. (1994, 1997). Möglicherweise drückt dies einen gemeinsamen Impulsivitätsanteil beider Aufgaben aus. Insgesamt scheint die Aufgabe von Rogers et al. (1999a) eher „kognitive" oder „exekutive" und die *Iowa-Gambling Task* eher „emotionale" oder „impulsive" Anteile der *decision-making cognition* abzubilden. Diese Spekulation bedarf allerdings einer weiteren empirischen Untermauerung.

Ein vergleichbarer Befund stammt aus zwei Arbeiten mit Methamphetamin-abhängigen Personen: Paulus et al. (2002, 2003) konnten zeigen, daß Konsumenten dieser serotonerg und dopaminerg neurotoxischen Substanz in einer von den Autoren eigens entwickelten *Two-choice prediction task* ebenfalls *decision-making* Defizite aufwiesen.

Es wurden vor allem orbitofrontale/ventromediale (Eslinger und Damasio, 1984; Grafman et al., 1990; Damasio et al., 1991; Shallice und Burgess, 1991; Bechara et al., 1994; Rogers et al., 1999b) und/oder dorsolaterale/dorsomediale (Ernst et al., 2002; Manes et al., 2002) präfrontale Areale als das entscheidende strukturelle Korrelat der *decision-making cognition* vorgeschlagen. Paulus et al. (2002, 2003) konnten nachweisen, daß der orbitofrontale bzw. ventromediale und dorsolaterale präfrontale Kortex bei Methamphetamin Konsumenten während einer *Decision-making Task* signifikant weniger aktiviert wurde. Die Autoren interpretierten diese präfrontale Minderaktivität und die *decision-making* Defizite als Folge der neurotoxischen Einwirkung des Methamphetamins. Es verdichten sich mittlerweile die Hinweise dafür, daß zahlreiche Stimulanzien über die nachhaltige Modulation dopaminerger und serotonerger Einflüsse auf fronto-limbische bzw. fronto-striatale Regelkreise Beeinträchtigungen im *decision-*

making verursachen können (Jentsch und Taylor, 1999; Rogers et al., 1999; Paulus et al., 2002; Bolla et al., 2003). Die Hypothese, daß Beeinträchtigungen im *decision-making* erst Drogenmißbrauch bedingen, soll, zusammen mit dem ähnlichen Einwand in Bezug auf die Impulsivität, später noch ausführlicher diskutiert werden (siehe Kapitel 5.4).

Aufgrund dieser Vorbefunde könnten die Schwierigkeiten in der langfristigen Maximierung von Belohnung bei MDMA Konsumenten auch auf Veränderungen im orbitofrontalen/ventromedialen und/oder dorsolateralen/dorsomedialen präfrontalen Kortex hindeuten.

Zur Bewältigung von Glücksspielsimulationen müssen multiple kognitive wie auch emotionale Prozesse herangezogen werden. Dazu gehören das Erinnern zurückliegender Belohnungs- oder Bestrafungs-Ereignisse, das Lernen langzeitlicher Kontingenzen, die Evaluation des jeweiligen Gewinnes in Relation zu langfristigen Verlusten und letztlich Kontrollmechanismen, welche die Impulsivität und die Nachlässigkeit der Person begrenzen (Busemeyer und Stout, 2002). Eine verminderte Inhibitionsfähigkeit, wie sie auch bei MDMA Konsumenten nachgewiesen werden konnte, würde eine schlechtere Leistung in dieser Art von Aufgabe erwarten lassen. Tatsächlich war die Leistung in der Iowa-Gambling-Task mit dem I-Index des MFF-12 wie auch mit den Fehlreaktionen in der *Go/No-Go* Task signifikant korreliert. Möglicherweise entspringt daher das Defizit der MDMA Konsumenten auch ihrer mangelnden Verhaltenskontrolle.

Die Befunde zu anderen Bereichen exekutiver Funktionen bei MDMA Konsumenten bleiben widersprüchlich: Einige Forscher fanden Störungen exekutiver Funktionen (McCann et al., 1999b; Wareing et al., 2000; Bhattachary und Powell, 2001; Fox et al., 2001a; Heffernan et al., 2001a; Zakzanis und Young, 2001b), anderen gelang dies nicht (Morgan, 1998; Klugmann et al., 1999; Gouzoulis-Mayfrank et al., 2000; Verkes et al., 2001; Fox et al., 2002; Morgan et al., 2002; Thomasius et al., 2003; Curran und Verheyden, 2003). Allerdings herrscht in diesem Bereich eine unüberschaubare Methodenvielfalt, die es erschwert, Gemeinsamkeiten oder Tendenzen auszumachen. Insgesamt ließ sich gerade für die „klassischen" Aufgaben zu exekutiven Funktionen - wie z.B. *Wisconsin Card Sorting Test, Tower of London* oder Wortflüssigkeit- aufgrund der widerstreitenden Befunde bislang nicht entscheiden, ob MDMA Konsumenten eine exekutive Dysfunktion aufweisen. Die hier gezeigten Beeinträchtigungen in der *decision-making cognition* zusammengenommen mit der erhöhten Impulsivität und den defizitären Leistungen in den Parametern des VLMT, die mit exekutiven Funktionen assoziiert wurden, unterstützen die Sichtweise, daß MDMA Konsumenten auch im Bereich exekutiver Funktionen Defizite zeigen.

5.1.4 Aufmerksamkeit

Wie erwartet, unterschieden sich MDMA Konsumenten in ihrer Daueraufmerksamkeitsleistung nicht von den Kontrollgruppen. Auch die Cannabis Konsumenten und
die gesunden Kontrollen offenbarten untereinander keine Unterschiede in dieser kognitiven Funktion. Die Hypothese I.IV[5] wird daher angenommen.

Wie zuvor postuliert, sollten die selektiv serotonerg neurotoxischen Effekte des
MDMA auf die hauptsächlich cholinerg vermittelten Aufmerksamkeitsprozesse (Sarter
et al., 2001) keinerlei Auswirkung zeigen. Dieses Ergebnis bestätigt damit die Mehrzahl
der Befunde, welche bei MDMA Konsumenten keine defizitären Aufmerksamkeitsleistungen nachweisen konnten (Parrott et al., 1998; Parrott und Lasky, 1998; Klugman et
al. 1999; Rodgers, 2000; Verkes et al., 2001; Zakzanis et al., 2002).

5.2 Selbsteinschätzung kognitiver Defizite

MDMA Konsumenten berichteten signifikant häufiger eine Veränderung des psychischen Erlebens seit dem Beginn ihres Drogenkonsums als die Probanden der
Cannabis-Gruppe. Dabei klagten die MDMA Konsumenten signifikant häufiger über
depressive Verstimmungen, über eine Abnahme des Appetits und über eine Verschlechterung des Gedächtnisses. Darüber hinaus gaben sie tendenziell häufiger Schlaf-
probleme an. Kognitive Beeinträchtigungen mnestischer und exekutiver Funktionen
sind auch Symptome depressiver Erkrankungen (Austin et al., 2001; Shenal et al.,
2003). In diesem Zusammenhang muß jedoch beachtet werden, daß keiner der teilneh-
menden Probanden zum Zeitpunkt der Untersuchung die Kriterien für eine depressive
oder andere psychiatrische Erkrankung nach DSM-IV erfüllte. Es scheint daher weniger
wahrscheinlich, daß die berichteten kognitiven Defizite durch eine depressive Symptomatik mitverursacht worden sind. Eine Erhebung der Ausprägung der aktuellen Depres-
sivität anhand standardisierter psychiatrischer Skalen als Kontrollvariable wäre in diesem Zusammenhang im nachhinein allerdings wünschenswert gewesen, um den Einfluß
depressiver Symptome auf die Kognition zu kontrollieren.

Erstaunlicherweise war die subjektive Einschätzung von Gedächtnisproblemen
nicht mit der Gedächtnisleistung korreliert. Dies bestätigt den Befund von Rodgers
(2000), daß sich MDMA Konsumenten ihres schlechteren Gedächtnisses nicht notwendigerweise bewußt sein müssen. Es waren zwar generell keine signifikanten Zusammenhänge zwischen subjektiver Selbsteinschätzung und kognitiver Leistung zu beob-

---

[5] I.IV. Die Daueraufmerksamkeit ist bei MDMA Konsumenten unbeeinträchtigt.

achten, es bestanden jedoch einige interessante Trends: So gingen häufigere depressive Verstimmungen mit einer schlechteren Leistung in der Supraspanne, häufigere Schlafstörungen mit einem schlechteren verzögerten Abruf und einer schlechteren Konsolidierung sowie häufigere Konzentrationsstörungen mit einer verschlechterten Wiedererkennensleistung einher.

Einerseits schien das Auftreten depressiver Symptome nur mit der Leistung im Arbeitsgedächtnis zusammenzuhängen. Der überwiegende Teil der Arbeiten zu Gedächtnisstörungen bei akut depressiven Patienten berichtet aber intakte Funktionen des Arbeitsgedächtnisses (Beblo und Herrman, 2000). Dies spricht wiederum dafür, daß die berichtete Häufung affektiver Symptome nicht für die Gedächtnisdefizit verantwortlich gemacht werden kann. Andererseits ist bekannt, daß der Schlaf offenbar eine wichtige Rolle bei der Gedächtnisbildung - insbesondere bei der Konsolidierung im Langzeitgedächtnis - spielt (Peigneux et al., 2001). Wie Schlaf- und Gedächtnisprobleme bei MDMA Konsumenten zusammenhängen, wäre eine interessante Fragestellung für eine Folgestudie.

Zudem reagierten die MDMA Konsumenten, die vermehrt aggressive Stimmungen berichteten, auch in den neuropsychologischen Tests impulsiver und weniger effizient. Zusätzlich gingen bei ihnen vermehrte Aggressionen auch mit einer schlechteren Fähigkeit einher, in der *Iowa-Gambling Task* den Gewinn zu maximieren. Dies bestätigt die oft postulierte theoretische Verschränkung von Impulsivität und Aggression (Evenden, 1999a, 1999c). Offenbar war den Konsumenten, die eine gesteigerte Impulsivität aufwiesen, bewußt, daß sich ihre Verhaltenskontrolle verschlechtert hat.

Einschränkend muß gesagt werden, daß diese Beziehungen nur explorativer Natur sind und daß die Fragen zur subjektiven Einschätzung einer Erlebensveränderung mit ihrer dreifachen Abstufung nicht sehr stark differenzieren. Auch sind die Testgütekriterien dieser Fragen ungesichert. Die Ergebnisse dieser Fragen sollten daher mit der nötigen Vorsicht behandelt werden.

5.3 Messung des akustischen Schreckreflexes

Nach unserem Wissen ist dies die erste Untersuchung des akustischen Schreckreflexes (ASR) bei chronischen, abstinenten MDMA Konsumenten wie auch bei chronischen Cannabis Konsumenten im Vergleich zu einer gesunden und drogenunerfahrenen Vergleichsstichprobe.

Das Ziel dieser Untersuchung war die Bestimmung des funktionellen Status des serotonergen Systems bei chronischen aber kurzfristig abstinenten MDMA Konsumenten. Dabei diente die Messung der Prepulse inhibition (PPI) des ASR als funktioneller Marker des serotonergen Systems. Die Analyse dieser Daten zeigte, daß MDMA Konsumenten gegenüber gesunden Kontrollen wie auch gegenüber einer Gruppe von Cannabis Konsumenten eine signifikant verstärkte PPI aufweisen. In anderen Maßen der ASR, wie Habituation und Schreckreaktivität, unterschieden sich die MDMA Konsumenten nicht von den beiden Kontrollgruppen. Cannabis Konsumenten zeigten gegenüber den gesunden Kontrollgruppen dagegen keine Veränderungen der ASR Maße. Die Hypothese III[6] muß daher verworfen werden.

In Tierexperimenten konnte überzeugend gezeigt werden, daß eine mehrfache Gabe von MDMA eine selektive und anhaltende Reduktion der Serotonin-Spiegel im Gehirn verursacht (Stone et al., 1986; Commins et al., 1987; Schmidt, 1987; Battaglia et al., 1988b; Insel et al., 1989; Wilson et al., 1989; Ali et al., 1993; Scheffel et al., 1998; Hatzidimitriou et al., 1999; Taffe et al, 2001). Darüber hinaus bestehen Hinweise dafür, daß bei chronischen MDMA Konsumenten ebenfalls eine selektive Verminderung der serotonergen Neurotransmission vorliegt (McCann et al., 1994, 1999).

Die akute Depletion von Serotonin verursacht im Tier- wie im Humanversuch konsistent eine Verringerung der PPI (Fletcher et al., 2001; Phillips et al., 2000; Prinssen et al., 2002). Doch überraschenderweise fanden wir eine gesteigerte PPI bei den von uns untersuchten MDMA Konsumenten, was darauf hindeutet, daß weitere oder andere Veränderungen der Neurotransmission als eine serotonerge Depletion durch den MDMA Konsum verursacht worden sein könnten. Eine mögliche Erklärung dieses Effektes könnten spezifische Veränderungen auf Rezeptorebene durch den chronischen MDMA Gebrauch darstellen. So führt z.B. die akute Läsion des serotonergen Systems durch andere selektive serotonerge Neurotoxine zu einer Sensitivierung (*denervation supersensitivity*) postsynaptischer 5-HT Rezeptoren (Quattrone et al., 1981; Lucki et al., 1989; Berendsen et al., 1991).

Eine Steigerung der PPI infolge einer serotonergen Challenge ist aber laut der sehr guten Übersichten zur pharmakologischen Modulation des ASR von Braff et al. (2001) und Geyer et al. (2001) ein vergleichsweise ungewöhnliches Phänomen. So führte bislang nur eine akute Applikation des partiellen $5-HT_{1A}$ Agonisten Buspiron (Johansson et al., 1995) wie auch des $5-HT_{2A}$ Antagonisten M100907 (Zhang et al., 1997) bei Ratten ebenfalls zu einer Erhöhung der PPI. Ein ähnlicher Effekt läßt sich beim Menschen mit dem halluzinogen wirkenden gemischten $5-HT_2$ und $5-HT_1$ Agonisten Psilocybin beobachten, welcher ebenfalls eine Erhöhung der PPI verursacht (Gouzoulis-Mayfrank et al., 1998). Die hier berichtete Erhöhung der PPI bei MDMA Konsumenten könnte daher auf Veränderungen der Sensitivität oder der Dichte von $5-HT_2$ und/oder $5-HT_1$

---

[6] III MDMA Konsumenten weisen eine Verringerung der PPI des akustischen Schreckreflexes auf.

Rezeptoren infolge eines langzeitlichen Gebrauchs von MDMA hindeuten. Diese Annahme stimmt mit einer Reihe von tierexperimentellen Befunden zu Langzeit-
Veränderungen spezifischer 5-HT Rezeptoren nach MDMA Gabe überein: So fanden
McGregor und seine Mitarbeiter (2003) an Ratten dosisabhängige Veränderungen zerebraler 5- HT_{1B} und $5-HT_{2A/2C}$ infolge einer MDMA Behandlung. McCreary et al. (1999)
berichteten eine erhöhte Sensitivität der $5-HT_{1B}$ und/oder $5-HT_{1A}$ Rezeptoren nach Beendigung einer wiederholten Behandlung mit MDMA. In zwei weiteren Studien wurde
nach einer einfachen wie auch nach wiederholter Gabe von MDMA ein Anstieg der 5-
HT_{1A} Rezeptor Dichte im Frontokortex von Ratten beobachtet (Aguirre et al., 1995,
1998). Desweiteren wurde von einer vorübergehenden Hochregulation von $5-HT_{1B}$ Rezeptoren nach einer Hochdosisbehandlung mit MDMA an Ratten berichtet (Sexton et
al., 1999). In einer kombinierten tier- und humanexperimentellen Studie wurde gezeigt,
daß ehemalige MDMA Konsumenten wie auch Ratten 30 Tage nach einer MDMA Behandlung in kortikalen Regionen eine erhöhte $5-HT_{2A}$ Rezeptordichte aufwiesen.
MDMA Konsumenten mit einem aktuellen Konsum und Ratten, deren MDMA Behandlung erst 6 h zurücklag, wiesen hingegen eine erniedrigte $5-HT_{2A}$ Rezeptordichte in
kortikalen Regionen auf (Reneman et al., 2002). Die hier angewandte Methode der
Messung des ASR bietet leider bislang nicht die Möglichkeit, zwischen einer veränderten Dichte und Sensitivität von 5-HT Rezeptoren zu unterscheiden, und so bleibt die
Dekomposition dieser unterschiedlichen möglichen Effekte des MDMA vorerst eine
Aufgabe für zukünftige Studien.

Eine alternative Erklärung des gefundenen Effektes könnte möglicherweise aber
auch in einer seit der letzten Einnahme noch andauernden akuten Wirkung von MDMA
bei den untersuchten Probanden liegen, da die akute Gabe von MDMA beim Menschen
ebenfalls zu einer Erhöhung der PPI führt (Vollenweider et al, 1999; Liechti et al,
2001). Tatsächlich war die von den Probanden geforderte Abstinenz von mindestens
drei Tagen vielleicht zu kurz, um Akuteffekte ausschließen zu können, da vorübergehende Beeinträchtigungen der Stimmungslage noch über einen Zeitraum von einer Woche nach der letzten MDMA Einnahme beobachtet werden konnten (Parrott and Lasky,
1998). Allerdings lag die mittlere Abstinenzdauer von MDMA in der MDMA-Gruppe
in dieser Untersuchung bei 15,29 (SD 10,88) Tagen bei einem Median von 14 Tagen,
und mehr als 75% der hier untersuchten MDMA Konsumenten gaben an, daß die letzte
MDMA Einnahme mehr als eine Woche zurücklag. Zusätzlich war die Abstinenzdauer
von MDMA nicht mit der PPI korreliert. Diese Fakten legen den Schluß nahe, daß die
gesteigerte PPI der MDMA Konsumenten nicht durch einen akuten pharmakologischen
Effekt der Substanz zu erklären sind.

In der MDMA- wie auch in der Cannabis-Gruppe war die mittlere Abstinenzdauer
seit der letzten Einnahme von Cannabis allerdings erheblich kürzer (MDMA-Gruppe:

5,53 (4,96); Cannabis-Gruppe: 6,56 (4,88) Tage); und auch in Bezug auf Cannabis ist bekannt, daß ein über mehrere Tage andauerndes Entzugssyndrom nach einer chronischen Einnahme auftreten kann (Haney et al., 1999). Da aber der Zeitraum der Cannabisabstinenz in beiden Konsumentengruppen vergleichbar war, der Anstieg der PPI aber nur in der MDMA-Gruppe beobachtet wurde, erscheint ein akuter Effekt der Cannabinoide auf das PPI auch hier unwahrscheinlich. Diese Annahme wird weiterhin dadurch gestützt, daß auch hier keine signifikante Korrelation von Cannabisabstinenz und PPI nachgewiesen werden konnte.

Die Habituation wie auch die Schreckreaktivität der MDMA-Konsumenten war mit denen der beiden Kontrollgruppen vergleichbar. Da die MDMA-Gruppe eine zunächst langsamere über den Test hinweg aber auch nachhaltigere Habituation offenbarte, war der Gesamtverlauf zwischen den Gruppen nicht verschieden. Dieser Befund ist konsistent mit der bislang einzigen, mit Ratten durchgeführten Studie zur Wirkung chronischer Gabe von MDMA auf den Schreckreflex (Slikker et al., 1989).

Wir untersuchten eine „klinische" Kontrollgruppe von Cannabis Konsumenten, um einerseits den auch in unserer Stichprobe auftretenden Kokonsum von cannabinoidhaltigen Pflanzenteilen und andererseits den Einfluß einer möglichen „Drogennutzer-Persönlichkeit" bei den MDMA Konsumenten kontrollieren bzw. einschätzen zu können. Da also die ausgeprägtere PPI der MDMA Konsumenten gegenüber den gesunden Kontrollen wie auch gegenüber den Cannabis Konsumenten nachweisbar war, sind Cannabis Konsum allein oder mögliche den Drogenkosum begünstigende Persönlichkeitszüge als Erklärung für diesen Effekt eher unwahrscheinlich. Eine Interaktion des Cannabis Konsums mit MDMA oder anderen eingenommen Substanzen läßt sich anhand unserer Daten allerdings nicht ausschließen.

Cannabis Konsumenten zeigten gegenüber der gesunden Kontrollgruppe keine Veränderungen der Schreckreaktivität, der PPI oder der Habituation des ASR. Dies ist insofern bemerkenswert, da zuvor an Ratten gezeigt werden konnte, daß die akute Gabe eines Cannabinoid Rezeptoragonisten (CB_1) zu einer verminderten PPI (Schneider und Koch, 2002) und/ oder Schreckreaktivität (Mansbach et al., 1996; Martin et al., 2003) führte. Allerdings wurden auch entgegengesetzte Befunde hierzu publiziert: Stanley-Cary et al. (2002) berichteten, daß eine vergleichbare Dosis des CB_1 Rezeptoragonisten CP 55,940 eine stärkere Schreckreaktion und einen Anstieg der PPI verursachen würde. Allerdings handelt es sich bei diesen Befunden um Akuteffekte, und die Probanden der Cannabis-Gruppe gaben, an seit mindestens drei und im mittel seit 6,6 (SEM 4,9) Tagen keinen Cannabis Konsum gehabt zu haben. Tatsächlich verfügt Tetrahydrocannabinol (THC), als hauptsächliche Wirksubstanz des Cannabis über eine Halbwertszeit von 18 bis 50 Stunden nach Gabe von radioaktiv markiertem THC bezogen auf die Elimination aus dem Plasma (Huestis and Cone, 1998). Da die 95%ige Elimination einer Substanz 5

Halbwertszeiten in Anspruch nimmt, benötigt THC 3,8-10,4 Tage, um zumindest aus dem Plasma eliminiert zu sein. Aufgrund seiner hervorragenden Fettlöslichkeit ist es im Fettgewebe des Körpers durchaus noch länger nachweisbar. Trotzdem konnten wir zwischen der Cannabis-Gruppe und den gesunden Kontrollen keine signifikanten Unterschiede in der ASR feststellen. Nach unserem Wissen waren bislang keine anderen Daten zur Wirkung von Cannabis, seiner psychoaktiven Komponenten oder anderer Cannabinoid Rezeptoragonisten auf PPI, Habituation und Amplitude der ASR beim Menschen verfügbar.

Nach unseren Ergebnissen stellt sich nun die Frage, ob die mittlerweile empirisch gut gesicherten und auch durch unsere Daten unterstützten neurokognitiven Folgewirkungen eines chronischen MDMA Konsums wirklich - wie bisher angenommen - ein direkter Effekt einer durch das MDMA verursachten serotonergen Verarmung sind, oder ob nicht vielmehr Veränderungen auf Rezeptorebene, die auf eine solche, vielleicht nur vorübergehende, serotonerge Verarmung folgen, dafür verantwortlich sein könnten. Um die Hypothese zu erhärten, daß die kognitiven Defizite von MDMA Konsumenten durch Rezeptorveränderungen verursacht werden, sind aber weitere Studien, die sich einer kombinierten Untersuchung neurochemischer wie behavioraler Maße bedienen, notwendig. Desweiteren sollte im Tierversuch überprüft werden, ob der hier gefundene Effekt replizierbar ist, um mit Gewissheit alle alternativen Erklärungen, wie der Gebrauch anderer Substanzen, veränderter Lebenswandel oder andere bislang nicht berücksichtigte vorbestehende neurobiologische Veränderungen, auszuschließen.

5.4 Bildgebung

Die MDMA Konsumenten zeigten im 18-FDG PET gegenüber den Kontrollprobanden beider Gruppen vor allem in präfrontalen und frontalen, temporalen und temporomedialen, infero- und medioparietalen, diencephalen sowie met- und mesencephalen Strukturen einen signifikant verminderten zerebralen Glukoseumsatz in Ruhe. Frühere Studien haben gezeigt, daß eine regionale Minderaktivität im zerebralen Glukosemetabolismus in Ruhe auf den Verlust neuronaler Verbindungen und Projektionen in diesen Bereichen hindeutet (Phelps et al., 1979; Kew et al., 1993, 1994; Hampel et al., 2002). Somit könnten die regionalen Verminderungen der rMRGlu der MDMA-Konsumenten ebenfalls durch einen Verlust neuronaler Verbindungen und Projektionen verursacht worden sein und damit in Verbindung mit den Vorbefunden aus Tierstudien (z.B. Hatzidimitriou et al., 1999) als ein direkter neurotoxischer Effekt interpretiert werden. Inwieweit diese Veränderungen langfristiger Natur sind, läßt sich anhand der hier vorliegenden Daten allerdings nicht bestimmen. Chang et al. (2000) konnten jedoch zeigen, daß eine Verminderung des zerebralen Blutflusses in verschiedenen Hirnregionen, welche 2-3 Wochen nach Einnahme von MDMA gemessen im HMPAO-SPECT wurde, reversibel war. Die sehr unterschiedlichen Methoden lassen sich aufgrund der verschiedenen Meßgrößen allerdings nur schwer vergleichen. Ob es sich bei den gezeigten Veränderungen tatsächlich um den Verlust von Neuronen oder synaptischen Verschaltungen handelt, läßt sich anhand der angewandten bildgebenden Methode allein nicht sicher bestimmen. Im Nachhinein wäre die Coregistrierung anatomischer MRT-Scans hilfreich gewesen, um diese Interpretation zu untermauern.

Gegenüber den gesunden Kontrollen zeigten die Cannabis Konsumenten nur im linken präfrontalen Kortex, im rechten occipitalen und parietalen Kortex, im linken posterioren Cingulum sowie rechts temporal subgyral in einem Cluster, welcher das Schwanzteil des rechten Nucleus caudatus mit einschloß, eine signifikant verminderte rMRGlu.

Bei der MDMA-Gruppe zeigte sich nur in Bereichen der beidseitigen Temporobasis, des beidseitigen Occipitallappens und des rechten Planum temporales eine signifikant erhöhte rMRGlu. Bei den Cannabis Konsumenten hingegen war die rMRGlu im linken Planum temporale, im rechten vorderen lateralen Temporalkortex, an der linken Temporobasis, wie auch links inferoparietal signifikant erhöht.

Es fällt auf, daß die Muster der Vergleiche zwischen den MDMA Konsumenten und der gesunden Kontrollgruppe und gegenüber der Cannabis-Gruppe sehr große Überschneidungen aufweisen. Dagegen unterscheiden sich die Muster der Vergleiche MDMA Konsumenten vs. gesunde Kontrollen und Cannabis Konsumenten vs. gesunde Kontrollen bis auf die verminderte rMRGlu im linken dorsolateralen präfrontalen Kortex sehr stark.

In der MDMA-Gruppe treten die meisten Areale mit einem verminderten Glukosemetabolismus in beiden Hemisphären gleichermaßen auf. Diese morphologische Symmetrie der Befunde spricht gegen einen zufälligen oder artifiziellen, z.B. durch eine α-Fehler Akkumulation bedingten, Ursprung der Befunde. Zudem stärkt die symmetrische Verminderung des zerebralen Glukosemetabolismus die Annahme, daß es sich bei diesen Veränderungen tatsächlich um neurotoxische Effekte handelt, da man von einer chemischen Noxe erwarten würde, daß sie räumlich unspezifisch, d.h. in beiden Hemisphären gleichermaßen, ihre Wirkung entfaltet (Rosenberg, 1995). Weiterhin wurden in den Vergleichen gegenüber der MDMA-Gruppe fast ausschließlich Verminderungen der rMRGlu beobachtet, während sich bei den Cannabis Konsumenten Verminderungen und Steigerungen im Glukosemetabolismus in etwa die Waage zu halten scheinen. Die Konsistenz der Befunde in den Einzelvergleichen, die Unterschiede zwischen MDMA und Cannabis Konsumenten wie auch die überwiegende Verminderung der rMRGlu in

der MDMA-Gruppe sprechen dafür, daß MDMA Konsumenten stabile und für sie spezifische regionale Verminderungen des zerebralen Glukosestoffwechsels aufweisen.
Auch in früheren Bildgebungstudien wurden bereits Schädigungen frontaler und
parietaler Areale (McCann et al., 1998; Reneman et al., 2002a) sowie met- und mesen-
cephaler Strukturen und des Thalamus (McCann et al., 1998; Buchert et al., 2003) wie
auch des Hippocampus (Obrocki et al., 1999; Buchert et al., 2001) bei MDMA Konsumenten postuliert. Die Hypothese II[7] wird daher angenommen, während Hypothese II.I[8]
nur teilweise angenommen werden kann.

Doch wie lassen sich die kognitiven Defizite der MDMA Konsumenten den einzelnen, potentiell geschädigten Hirnregionen zuordnen? Betrachtet man die prominenten
Gedächtnisdefizite der MDMA Konsumenten, so zeigt sich eine deutliche Überlappung
der Hirnareale mit einer verminderten rMRGlu und anerkannten anatomischen Zuord-
nungen einzelner Gedächtnisfunktionen aus früheren Studien:
So wird der dorsolaterale präfrontale Kortex als Träger der zentralen Exekutive des
Arbeitsgedächtnisses diskutiert (Baddeley, 2003). Weiterhin konnte gezeigt werden, daß
dorsolaterale und ventrolaterale präfrontale Areale bei der Enkodierung, dem Abruf und
dem Wiedererkennen bei Arbeitsgedächtnis- und episodischen Langzeitgedächtnisauf-
gaben aktiviert werden (Ranganath et al., 2003; Ranganath und Knight, 2003). Desweiteren wurde der Prozeß des artikulatorischen *Rehearsals* dem prämotorische Kortex
(BA 6) und dem Broca-Areal und die kurzzeitige Speicherung von sprachlichen Material in der phonologischen Schleife dem linken inferioren Parietalkortex (BA 40) zugeordnet (Paulescu et al., 1993; Vallar et al., 1997; Baddeley, 2003).
Eine zentrale Struktur in der Formierung deklarativer Gedächtnisinhalte stellt der
Hippocampus dar (Thompson und Kim, 1996). Der Hippocampus und umliegende
Strukturen sind vor allem an der langfristigen Speicherung neuer Gedächtnisinhalte aber
auch am Abruf und am Wiedererkennen bestehender Inhalte beteiligt (Squire, 1992;
Squire und Zola, 1996). Medio-temporale Areale inklusive dem Hippocampus werden
sowohl bei der Enkodierung als auch beim Abruf von semantischem und episodischem
Material aktiviert (Cabeza und Nyberg, 2000). Aber auch diencephale Strukturen wie
der Thalamus sind an der Neugedächtnisbildung wie auch an Abrufprozessen beteiligt
(Aggleton und Brown, 1999; Daum und Schugens, 2002).
Die Arbeitsgedächtnisdefizite der MDMA Konsumenten könnten daher mit dem
verminderten Glukosemetabolismus im dorsolateralen präfrontalen und prämotorischen

---

[7] II MDMA Konsumenten zeigen Veränderungen im regionalen zerebralen Glukoseumsatz (rMRGlu).

[8] II.I MDMA Konsumenten zeigen eine Verringerung der rMRGlu im Hippocampus, in der Amygdala und im Cingulum und eine Steigerung in Brodmann Areal 10.

sowie im inferior parietalen Kortex zusammenhängen, während die möglichen Probleme bei der Speicherung und Konsolidierung sowie im Abruf und im Wiedererkennen mit dem präfrontal aber auch dem hippocampal-thalamisch verminderten rMRGlu im Zusammenhang stehen könnten. Da frontale Areale involviert zu sein scheinen, wird letztlich nicht zu entscheiden sein, ob es sich eher um ein Enkodier- oder Abrufproblem handelt, da der frontale Kortex beide Funktionen exekutiv wahrzunehmen scheint (Daum und Mayes, 2000). Damit bestätigt die morphologische Bildgebung die zuvor aufgrund der neuropsychologischen Daten angenommene, fronto-temporomediale Dysfunktion bei MDMA Konsumenten, die zusätzlich auch inferior parietale Anteile des verbalen Arbeitsgedächtnisses mit einschließen könnte.

Tierstudien konnten darüber hinaus zeigen, daß die Denervation serotonerger Axone durch MDMA im Frontokortex und im Hippocampus besonders ausgeprägt war, und daß zudem nach einer Erholungsphase die Reinnervation neuer serotonerger Axone in diesen Bereichen relativ schwach ausfiel (Ricaurte et al., 1992; Fischer et al., 1995; Hatzidimitriou et al., 1999). Diese Hirnregionen scheinen daher auch besonders empfänglich für die neurotoxische Wirkung des MDMA zu sein.

Die von Fox et al. (2002) und Gouzoulis-Mayfrank et al. (2003) postulierte Dissoziation präfrontaler und temporaler Funktionen bei MDMA Konsumenten kann daher nicht bestätigt werden. Beide Autorengruppen hatten zuvor allein temporale bzw. hippocampale Dysfunktionen hinter den Gedächtnisdefiziten von MDMA Konsumenten vermutet.

Die Steuerung und Regulation von Handlungsimpulsen wird heute allgemein als Funktion des Frontalhirnes betrachtet (Evenden, 1999c). In funktionellen Bildgebungsstudien wurden bei der Inhibition von Reaktionen vornehmlich Areale des dorsolateralen (Liddle et al., 2001; Rubia et al., 2001; Watanabe et al. 2002), ventrolateralen (Liddle et al., 2001, Garavan et al., 2002) aber auch des medialen präfrontalen Kortex (Rubia et al., 2001) sowie vielfach parietale Regionen als aktiviert berichtet (Rubia et al., 2001; Garavan et al., 2002; Watanabe et al. 2002). Die Impulsivitätssteigerung der MDMA Konsumenten könnte also auch hier mit den gezeigten Veränderungen der verschiedenen präfrontalen und parietalen Regionen assoziiert sein.

Ähnliches gilt für den Bereich des *decision-makings*: Hier wurden auf der Basis von Läsionsstudien vor allem Bereiche des dorsolateralen/dorsomedialen (Manes et al., 2002) und des orbitofrontalen/ventromedialen präfrontalen Kortex (Eslinger und Damasio, 1984; Grafman et al., 1990; Damasio et al., 1991; Shallice und Burgess, 1991; Bechara et al., 1994; Rogers et al., 1999b) als Träger dieser komplexen kognitiven Funktion vorgeschlagen. In Aktivierungsstudien wurden bei gesunden Kontrollen gleichzeitig ventromediale und ventrolaterale und anteriore präfrontale (Rodgers et al., 1999c) oder orbitofrontale und dorsolaterale Areale des präfrontalen Kortex (Ernst et al., 2002) während der Bearbeitung von Glücksspielsimulationen aktiviert. Ernst et al. (2002) fanden darüber hinaus noch zusätzliche Aktivierungen in der Insula, dem Thalamus und dem inferioren Parietokortex. So könnte auch hier die gefundene Verminderung der rMRGlu im dorsolateralen und ventrolateralen, ventromedialen und dorsomedialen präfrontalen Kortex aber möglicherweise auch jene in der Insula, dem Thalamus und dem inferioren Parietokortex zu den berichteten *decision-making* Defiziten der MDMA Konsumenten beitragen.

Die gefundene Verminderung des Glukosemetabolismus in weiten Bereichen des Hirnstammes ist insofern von Bedeutung, als dort die Raphé-Kerne liegen, von welchen alle serotonergen Projektionen auf oder absteigen. Dies könnte auf eine Schädigung des serotonergen Systems in seinem Ursprungsgebiet hindeuten. Allerdings konnten an nicht-menschlichen Primaten nach einer MDMA Behandlung keine Verluste serotonerger Neurone im Bereich der Raphé-Kerne festgestellt werden, obwohl ein starker Verlust serotonerger Axone im Di- und Telencephalon zu verzeichnen war (Hatzidimitriou et al., 1999).

5.5 Korrelationen mit dem rMRGlu

Es werden in der Folge nur die Korrelationen diskutiert, bei denen eine Verminderung der Ruhe-rMRGlu jeweils mit einer schlechteren kognitiven Leistung, einer Steigerung der PPI oder mit einem hohen Drogenkonsum einher ging. Die Hypothese IV[9] wird daher angenommen.

Gedächtnis

Innerhalb der MDMA-Gruppe war die mit dem Arbeitsgedächtnis assoziierte (Helmstaedter et al., 2001) Supraspanne mit der rMRGlu im beidseitigen inferioren Parietokortex (BA 7/40) und Precuneus (BA 19), im beidseitigen prämotorischen Kortex (BA 6/8), sowie im linken ventrolateralen präfrontalen Kortex (BA 47) korreliert. Innerhalb der gesunden Kontrollen waren es hingegen eher occipitale, temporolaterale und -basale sowie cerebelläre Areale. Dies deutet auf eine spezifische oder kombinierte Störung im artikulatorischen *Rehearsal* (BA 6/8, 47), in der phonologischen Schleife (BA 7/40)

---

[9] IV Die regionalen Veränderungen im zerebralen Glukosestoffwechsel von MDMA Konsumenten sind mit den spezifischen kognitiven Leistungsdefiziten assoziierbar.

und/oder der zentralen Exekutive (BA 6/8) der MDMA Konsumenten hin (Baddeley, 2003).

Auch die Abrufkonsistenz, welche vielfach mit den exekutiven Funktionen bzw. dem Arbeitsgedächtnis in Verbindung gebracht wurde (Alexander et al., 2003), war innerhalb der MDMA Konsumenten mit der rMRGlu im rechten dorsolateralen präfrontalen Kortex (BA 9), im linken prämotorischen Kortex (BA 8), im linken inferioren Parietokortex (BA 40) und im rechten primären somatosensorischen Kortex korreliert. Die gesunden Kontrollen zeigten hier nur Assoziationen zum temporalen und dorsolateralen und -medialen Parietokortex. Auch dieser Befund stützt die Annahme einer Störung des artikulatorischen *Rehearsals* (BA 8), in der phonologischen Schleife (BA 40) und/oder der zentralen Exekutive (BA 8, 9) der MDMA Konsumenten.

In Bezug auf die retroaktive Hemmung wurde ebenfalls eine Beteiligung frontaler Areale bzw. der exekutiven Funktionen vorgeschlagen (Torres et al., 2001). Dieses Maß war mit der rMRGlu im linken ventrolateralen präfrontalen Kortex (BA 44), im rechten dorsolateralen (BA 7) und posteriolateralen (BA 39) Parietokortex, beidseitig superior temporal (BA 41) und links temporolateral (BA 21/22), an der linken occipitalen Basis (BA 19) sowie im rechten posterioren Cingulum (BA 30) und im Precuneus (BA 31) innerhalb der MDMA-Gruppe korreliert. In der Kontrollgruppe zeigten sich hingegen Zusammenhänge zum dorsalen Cingulum (BA 23, 24, 32) und dorsomedialen und lateralen prämotorischen Kortex (BA 6), zur Insula (BA 13), zum linken occipitalen Pol (BA17), zu beidseitigen temporolateralen und -polaren (BA 22, 38) sowie inferioren und dorsolateralen Arealen (BA 7/40). Dieses Ergebnis sollte aber nur mit Vorsicht interpretiert werden, da innerhalb der Kontrollgruppe die Varianz der retroaktiven Hemmung sehr gering war. Abgesehen von einem Zusammenhang zu einem kleinen Bereich des linken Broca-Areals (BA 44) sind also eher hintere temporale und parietale Areale, der Gyrus fusiformis (BA 19) sowie das posteriore Cingulum mit der retroaktiven Hemmung in der MDMA-Gruppe assoziiert. Insbesondere der ventrolaterale präfrontale Kortex wurde als an exekutiven Funktionen beteiligt beschrieben (Owen, 1997; D'Esposito et al., 1998). Es könnte sich in diesem Bereich aber auch wieder um eine sich fortpflanzende Störung des artikulatorischen *Rehearsals* handeln (Baddeley, 2003). Desweiteren wird das rechte posteriore Cingulum beim Abruf episodischer Informationen (Desgranges et al., 1998) und der Precuneus beim Wiedererkennen (Tulving et al., 1999) aktiviert, so daß die gesteigerte retroaktive Hemmung der MDMA Konsumenten auch eine Störung des Abrufs widerspiegeln könnte.

Die Gesamtlernleistung war innerhalb der MDMA Konsumenten mit dem prämotorischen Kortex (BA 6, 8), dem rechten dorsolateralen (BA 9) und ventrolateralen (BA 11) sowie dem linken orbitalen (BA 47) präfrontalen Kortex und dem linken inferioren Parietokortex (BA 40) assoziiert. In der Kontrollgruppe fanden sich nur Zusammenhän-

ge zum Kleinhirn, zur occipitalen und temporalen Basis sowie zum lateralen Temporokortex. Die Beeinträchtigung des Lernens der MDMA Konsumenten scheint daher eher
durch eine Störung präfrontaler und inferior parietaler Areale verursacht zu sein, so daß
möglicherweise auch hier entweder die bereits diskutierte Störung des Arbeitsgedächtnisses oder eine Störung frontaler Enkodierungs- und/oder Abrufprozesse vorliegt.

   Der verzögerte Abruf bei den MDMA Konsumenten war mit dem beidseitigen dorsolateralen bis anterioren (BA 9, 10) sowie dem rechten ventrolateralen (BA 46),
präfrontalen und prämotorischen Kortex (BA 9), dem rechten inferioren Parietokortex
(BA 40), dem linken Cuneus (BA 18) und rechten superioren (BA 13/39) und lateralen
(BA 20/21), temporalen sowie lateralen occipitalen (BA 19) Bereichen assoziiert. Bei
den Kontrollen waren nur im beidseitigen medialen Parietokortex und in der rechten
temporalen Basis Korrelationen zur rMRGlu beobachtbar. Damit sind an der Störung
des verzögerten Abrufs der MDMA-Gruppe wiederum eher präfrontale und inferior
parietale Areale und zusätzlich posteriore Assoziationskortizes beteiligt, so daß neben
gestörten Arbeitsgedächtnis- und frontalen Enkodierungs- und/oder Abrufprozessen
auch eine beeinträchtigte Speicherung in oder ein fehlerhafter Abruf aus den Assoziationskortizes bzw. dem Langzeitgedächtnis vorliegen könnte (Helmstaedter et al., 2001).
In früheren PET-Studien wurde der Cuneus auch beim Wiedererkennen aktiviert (Tulving et al., 1999), was vor allem auf ein Abrufproblem hindeuten würde.

   Ein etwas anderes Bild bieten die regionalen Assoziationen zum Verlust nach Konsolidierung. Die MDMA-Gruppe zeigte im parieto-occipito-temporalen Übergang (BA
19, 21, 22, 39), im linken temporolateralen (BA 21) und linken posterioren parietolateralen Kortex (BA 19, 39), im beidseitigen ventrolateralen präfrontalen Kortex (rechts
BA 44; links BA 46), an der beidseitigen Temporobasis (BA 18, zusätzlich rechts BA
19) sowie im linken Cuneus (BA 17, 18) Korrelationen zum Verlust nach Konsolidierung. Die Gruppe der gesunden Kontrollprobanden zeigte hingegen an der linken Temporobasis, im linken Occipitokortex, im linken medialen Parietokortex, im rechten
mittleren Hippocampus mit dem darunter liegenden parahippocampalen Kortex sowie
im beidseitigen Cingulum einen Zusammenhang mit diesem Maß. Für den gesteigerten
Verlust nach der Einspeicherung bei den MDMA Konsumenten scheinen demnach nur
ventrolaterale präfrontale Enkodier- oder Abrufprozesse sowie ebenfalls eine mögliche
Dysfunktion posteriorer Assoziationskortizes eine Rolle zu spielen. Der Einfluß des
Arbeitsgedächtnisses scheint hier logischerweise reduziert zu sein.

   Die Leistung im Wiedererkennen war innerhalb der MDMA Konsumenten mit der
rMRGlu im rechten orbitofrontalen (BA 11), im beidseitigen anterioren temporalen
Kortex (BA 38), wie auch im linken ventrolateralen präfrontalen Kortex (BA 47), im
linken vorderen Hippocampus sowie links parietooccipital im Gyrus angularis (BA 38,
39) korreliert. In der Kontrollgruppe zeigten sich in der linken Insula, im linken primär

motorischen Kortex, im rechten inferioren Parietokortex sowie im linken cingulären Kortex und Precuneus die entsprechenden Assoziationen. Somit könnte die verminderte Leistung im Wiedererkennen auch durch eine Dysfunktion des Hippocampus verursacht worden sein (Aggleton und Brown, 1999). Allerdings überlappen die Korrelationen der MDMA Konsumenten (rMRGlu in Ruhe vs. Wiedererkennen) in beeindruckender Weise mit Regionen, die in PET-Studien während des Wiedererkennens Aktivierungen im präfrontalen (BA 11, 47) und im anterioren temporalen Kortex (BA 38) zeigen konnten (Tulving et al., 1999). Die Beeinträchtigungen von MDMA Konsumenten im Wiedererkennen scheinen daher durch Störungen des Hippocampus und präfrontaler und anterior temporaler Anteile verursacht zu werden.

Eingedenk der massiven bithalamischen Verminderung der rMRGlu der MDMA Konsumenten verwundert es geradezu, daß im Unterschied z.B. zu den zahlreichen Korrelationen zu frontalen und parietalen Arealen, keinerlei korrelative Beziehungen zwischen Thalamus und Gedächtnisleistung aufgedeckt werden konnten. Auffällig ist zum einen auch die geringe Überschneidung der Korrelationsmuster innerhalb der MDMA-Gruppe und der Kontrollen. Zum anderen sind bei den MDMA Konsumenten alle Gedächtnisparameter mit präfrontalen und frontalen sowie inferior parietalen Arealen assoziiert gewesen, während sich bei den Kontrollen kaum Korrelationen zum Frontokortex ergaben. Eine konsistente Dissoziation rechter oder linker frontaler Areale ergab sich allerdings nicht, so daß eine eindeutigere Zuordnung der Gedächtnisprobleme in Richtung einer Enkodier- oder Abrufstörung nicht möglich erscheint (Desgranges et al., 1998).

Die Defizite im Arbeitsgedächtnis, im Lernen und im Langzeitgedächtnis der MDMA Konsumenten scheinen daher primär durch eine fronto-parietale Dysfunktion erklärt werden zu können. Für die Beeinträchtigung im Wiedererkennen sind möglicherweise eine geschädigte Hippocampusregion sowie anterior temporale und präfrontale Areale verantwortlich. Die Hypothese IV[10] wird daher angenommen.

Decision-making und Impulsivität

Die Gesamtleistung in der *Iowa-Gambling Task* war innerhalb der MDMA-Gruppe mit der rMRGlu im beidseitigen hinteren Kleinhirnlappen, in der Medulla oblongata, im rechten dorsolateralen präfrontalen Kortex (BA 9, 10), im linken posterioren cingulären Kortex (BA 31), im rechten dorsalen primär somatosensorischen Kortex (BA 3) sowie im linken occipitalen Pol (BA 18) assoziiert. Bei den Kontrollen war nur ein Zusam-

---

[10] IV.I Die Gedächtnisleistung ist bei MDMA Konsumenten mit der rMRGlu in, mit dem Gedächtnissystem assoziierten, Regionen korreliert.

menhang zum parahippocampalen Kortex herstellbar. Der Zusammenhang zwischen *decision-making* Leistung und frontalen Arealen war hier innerhalb der MDMA Konsumenten nur auf ein kleines Cluster (30 Voxel) im rechten dorsolateralen präfrontalen Kortex (BA 9, 10) begrenzt. Die Hypothese IV.III[11] wird daher angenommen.

In der Studie von Ernst et al. (2002) wurden im PET während der Bearbeitung einer *Decision-Making Task* ebenfalls Aktivierungen im dorsolateralen präfrontalen Kortex und im Kleinhirn gefunden. Waren die zugrundeliegenden Regeln der Aufgabe bekannt, wurden allerdings keine frontalen Areale, sondern nur noch der Hippocampus und der posteriore cinguläre Kortex sowie Areale, die an der motorischen Kontrolle (Striatum, Cerebellum) beteiligt sind, aktiviert. Krawczyk (2003) weist dem dorsolateralen präfrontalen Kortex eine exekutive und kontrollierende Unterfunktion im *decision-making* zu. Während die Aktivierung des posterioren cingulären Kortex nach Ansicht von Ernst et al. (2002, Desgranges et al., 1998) eher die Beteiligung von Gedächtnisprozessen am *decision-making* repräsentiert. Möglicherweise spiegelt also die Beeinträchtigung der MDMA Konsumenten im *decision-making* eher ein exekutives und mnestisches Defizit wieder, da die in dieser Aufgabe erforderlichen Bewertungsprozesse dem orbitofrontalen Kortex zuzuordnen wären (Krawczyk, 2003). Mediale präfrontale oder orbitofrontale Areale zeigten jedoch keine Assoziationen zum *decision-making*.

Innerhalb der MDMA-Gruppe war der Impulsivitäts-Index des MFF-12 mit der rMRGlu im rechten ventrolateral frontalen (BA 46) und im linken dorsolateralen bzw. anterioren präfrontalen (BA 10) Kortex, in der rechten Insula (BA 13), im rechten temporo-occipitalen Übergang (BA 19, 21, 37), im rechten superioren Temporalkortex (BA 41), an der rechten temporalen Basis (Gyrus fusiformis und lingualis; BA 18, 19, 37) sowie links occipitolateral (BA 19) korreliert. In der Kontrollgruppe war der rMRGlu jedoch nur an der rechten lateralen Temporobasis und in der Pons mit dem Impulsivitäts-Index assoziiert. Die Assoziation zwischen präfrontalen Arealen und Impulsivität bei den MDMA Konsumenten war erwartet worden (Evenden, 1999c; Liddle, et al., 2001; Lee et al., 2001; Rubia et al., 2001, Garavan et al., 2002; Watanabe et al., 2002). Dysfunktionale frontale Areale scheinen aber nicht allein für die Impulsivitätssteigerung verantwortlich zu sein: Auch Watanabe et al. (2002) fanden in rechten occipitotemporalen Bereichen (BA 19) Aktivierungen während der Inhibition einer Reaktion, während sie in der Vorbereitung auf eine Reaktion bzw. Nicht-Reaktion auch Aktivierungen im rechten Gyrus fusiformis (BA 19) beobachteten. Das Inhibitionsdefizit der MDMA

---

[11] IV.III Das *decision-making* ist bei MDMA Konsumenten mit dem zerebralen Glukosestoffwechsel im orbitofrontalen bzw. ventromedialen und/oder dorsolateralen präfrontalen Kortex korreliert.

Konsumenten könnte daher durch eine Störung eines fronto-occipitotemporalen Netzwerkes, das zur Inhibition von Verhalten notwendig ist, sowie durch eine Störung im
Bereich der rechten Occipitobasis, die bei der Vorbereitung von Inhibition eine Rolle
spielt, erklärt werden. Die Hypothese IV.II[12] wird daher angenommen.

Prepulse Inhibition

In der MDMA-Gruppe waren PPI (78 dB und 86 dB PP Bedingungen zusammengefaßt)
und rMRGlu im linken prämotorischen und primären motorischen Kortex (BA 4, 6), im
rechten ventromedialen (BA 10) und ventrolateralen präfrontalen Kortex (BA 10, 46),
im beidseitigen anteriolateralen und superioren Temporokortex (BA 20, 21, 38), im
rechten anterioren (BA 32) und linken posterioren Cingulum (BA 31), im beidseitigen
lateralen Parietokortex (BA 39, 40), im occipitalen Kortex (BA 18), in der rechten sekundären somatosensiblen Rinde (BA 43) sowie im rechten hinteren Kleinhirnlappen
korreliert. In der Kontrollgruppe zeigten sich nur rechts occipito-temporal (BA 19, 21,
37), im rechten Putamen und Globus pallidus medialis, im medialen Parietokortex (BA
6) und dorsalen Gyrus cinguli (BA 31), im linken Precuneus (BA 31) und Cuneus (BA
18) sowie im linken vorderen Kleinhirnlappen Assoziationen zur rMRGlu.

Erstaunlich ist auch hier, daß thalamische Anteile, die entscheidend an der PPI beteiligt sind (Hazlett et al., 2001), in der Veränderung der PPI bei den MDMA Konsumenten keine Rolle gespielt zu haben scheinen. Eine Involvierung frontaler Areale bei
der PPI wurde ebenfalls postuliert (Hazlett et al., 1998; Koch, 1999; Hazlett und Buchsbaum, 2001). Tatsächlich existieren am Menschen kaum Bildgebungsstudien und keinerlei Läsionsstudien zur Lokalisation der Verarbeitung der PPI. Aus Tierversuchen
sind vornehmlich met- und mesencephale Regionen, der Hippocampus und frontale
Areale als in die Prozessierung der PPI eingebunden bekannt (Koch, 1999). Obwohl
auch im Met- und Mesencephalon, im Thalamus und im Hippocampus bei den MDMA
Konsumenten eine verminderte rMRGlu nachgewiesen werden konnte, scheinen nur die
Veränderungen des Frontokortex mit denen der PPI zusammenzuhängen.

Drogenkonsum

Die kumulative Gesamtdosis MDMA war mit der rMRGlu im linken dorsolateralen
(BA 8, 9, 10), im beidseitigen orbitalen (BA 11) und ventromedialen (BA 11) sowie im
beidseitigen anterioren medialen (BA 10) präfrontalen Kortex, im linken inferioren Parietokortex (BA 40) sowie im rechten posteriolateralen Temporokortex (BA 37) assoziiert. Die höchste Einzeldosis MDMA war mit dem linken dorsolateralen (BA 9, 10) und
orbitalen (BA 11), sowie dem rechten ventrolateralen (BA 44, 45, 46) präfrontalen

---

[12] IV.II Die Impulsivität ist bei MDMA Konsumenten mit dem zerebralen Glukosestoffwechsel in frontalen Arealen
korreliert.

Kortex, dem linken inferioren Parietokortex (BA 40), dem linken Cuneus (BA 18) sowie dem rechten posteriolateralen Temporokortex (BA 20, 37) assoziiert.

Der Cannabis Konsum war mit der rMRGlu mehr im rechten dorsolateralen (BA
10) und ventrolateralen präfrontalen Kortex (BA 46) und rechten lateralen prämotorischen Kortex (BA 6) sowie im linken lateralen primär somatosensorischen Kortex (BA
2), im beidseitigen parieto-occipitalen Übergang (rechts BA 39; links BA 22, 40) sowie
an der rechten Temporobasis (Gyrus fusiformis, BA 20) korreliert. Der Amphetamin
Konsum war dagegen auch mit dem linken dorsolateralen präfrontalen Kortex (BA 8, 9,
10), dem rechten lateralen prämotorischen (BA 6) und ventrolateralen frontalen Kortex
(BA 44, 45), dem rechten Putamen, dem linken inferioren Parietokortex (BA 40), einem
rechten temporo-occipitalen Bereich (BA 21, 37, 39) sowie der linken occipitalen Basis
(Gyrus lingualis und fusiformis, BA 18, 19) assoziiert.

MDMA könnte daher vor allem linksseitige dorsolaterale, beidseitig mediale und
basale sowie rechtsseitige ventrolaterale präfrontale sowie linke inferior parietale und
rechte posterior temporale Areale geschädigt haben. Allerdings war auch der Cannabis
Konsum mit rechtsseitigen ventrolateralen sowie der Amphetamin Konsum mit linksseitig dorsolateralen präfrontalen Arealen assoziiert.

Die Dauer der Abstinenz von MDMA war mit der rMRGlu im rechten Putamen, im
linken lateralen prämotorischen Kortex (BA 6) sowie im rechten hinteren Kleinhirnlappen korreliert. Die Dauer der Abstinenz von Cannabis war mit der rMRGlu ebenfalls im
rechten Putamen, im beidseitigen vorderen Thalamus (Nucleus ventralis anterior), im
beidseitigen dorsalen primär motorischen Kortex (BA 4), im linken lateralen Occipitokortex (BA 18, 19) sowie im beidseitigen hinteren Kleinhirnlappen korreliert. Darüber
hinaus war die Dauer der Abstinenz von Amphetamin mit der rMRGlu im beidseitigen
ventrolateralen frontalen Kortex (rechts BA 44, links BA 47), im beidseitigen lateralen
prämotorischen Kortex (BA 6), im beidseitigen superioren Temporokortex (BA 22)
sowie in einem kleinen Bereich des linken inferioren Parietokortex (BA 40; 36 Voxel)
assoziiert.

Obwohl in Bezug auf die neuropsychologischen und elektromyographischen Para-
menter pharmakologische Akuteffekte unwahrscheinlich sind, scheint vor allem die
Amphetaminabstinzdauer einen Einfluß auf den Glukoseumsatz in ventrolateralen
frontalen und prämotorischen sowie superior temporalen und parietalen Bereichen gehabt zu haben. Da die gezeigten Verminderungen der rMRGlu der MDMA Konsumenten und die Korrelationen zu ihrer Amphetaminabstinenz im linken ventrolateralen
frontalen (BA 47), im beidseitigen dorsalen prämotorischen Kortex (BA 6) sowie zum
Teil auch im inferioren Parietokortex überlappen (BA 40), könnte die rMRGlu dieser
Bereiche auch durch den letzten Amphetaminkonsum beeinflußt worden sein. Die Ef-

fekte in den anderen Bereichen, in denen aufgrund der vorliegenden Ergebnisse eine Schädigung durch den MDMA Konsum vermutet wird - wie der gesamte präfrontale Kortex, der Hippocampus, der größte Teil des Thalamus, aber auch viele parietale- und temporale Bereiche sowie die met- und mesencephalen Strukturen -, lassen sich durch eine Akutwirkung aber nicht erklären.

5.6 Serotonerge Neurotoxizität

Wie zuvor angenommen, zeigten die MDMA Konsumenten gerade in den kognitiven Domänen Defizite, die zuvor mit dem serotonergen System assoziiert wurden: So wurde dem serotonergen System in Bezug auf Lernen und Gedächtnis (Meneses, 1999; Buhot et al. 2000; Riedel et al., 2002), Impulskontrolle (Soubrié, 1986; Walderhaug et al., 2002; Rogers et al., 1999a) sowie exekutiven Funktionen (Rogers et al., 1999b; Rogers et al., 2003) eine bedeutende Rolle eingeräumt, und eben jene Funktionen stellten sich bei den MDMA Konsumenten als gestört heraus. Aufmerksamkeitsprozesse, die eher über das cholinerge und/oder dopaminerge/noradrenerge System gesteuert werden (Sarter et al., 2001; Rogers et al., 1999a), scheinen bei diesen Konsumenten hingegen unbeeinträchtigt zu sein. Die Hypothese I[13] wird daher angenommen.

Bevor man die Zusammenhänge von Kognition und Drogenkonsum beurteilt, sollte man sich noch einmal verdeutlichen, daß die Einnahme der verschiedenen Substanzen sehr stark interkorreliert war. Personen, die viel MDMA konsumiert hatten, zeigten auch einen hohen Konsum der anderen illegalen Substanzen, so daß einzelne Effekte nur schwer einzelnen Substanzen zuzuordnen sind.

Dennoch ließ sich zeigen, daß der MDMA Konsum - und hier insbesondere die Höchstmenge - den besten Prädiktor für nahezu alle gemessenen Parameter des verbalen Gedächtnisses darstellte. Nur für die Supraspanne und die Abrufkonsistenz waren andere Substanzen (Amphetamin bzw. Cannabis) bessere Schätzer, während die Gesamtlernleistung durch Cannabis, MDMA und Halluzinogen Konsum gleichermaßen vorhergesagt wurde. Ein unerwarteter Effekt ging vom Halluzinogen-Gesamtkonsum aus, der einen ebenfalls starken Einfluß auf den verzögerten Abruf und den Verlust nach Konsolidierung ausübte. Die Effekte des Amphetamins auf die Supraspanne könnten einen Hinweis auf die bekannte dopaminerge Neurotoxizität der Substanz darstellen (Sonsalla et al., 1992), da die Leistung des Arbeitsgedächtnisses auch eng mit der Funktionsfähigkeit des präfrontalen dopaminergen Systems verknüpft ist (Arnsten,

---

[13] I MDMA Konsumenten weisen nur in den mit dem serotonergen System assoziierten kognitiven Funktionen Defizite auf.

1998). Die Wirkung eines chronischen Halluzinogengebrauchs auf kognitive Funktionen ist hingegen bislang offenbar kaum untersucht worden. Durch den Nachweis, daß die Gruppe der Cannabis Konsumenten keine Störung der Gedächtnisfunktionen zeigten und daß mit Ausnahme der Abrufkonsistenz auch keine signifikante Korrelation des Cannabis Konsums mit den Variablen des VLMT vorlag, muß der Hypothese widersprochen werden, daß die Gedächtnisdefizite von MDMA Konsumenten durch den Cannabis Konsum verursacht seien (Croft et al. 2001b; Daumann et al., 2001; Gouzoulis-Mayfrank et al., 2002b). Diese Ergebnis bestätigt auch die Befunde von Bolla et al. (1998), Bhattachary und Powell (2001), Fox et al. (2001b) und Morgan et al. (2002), die ebenfalls signifikante Korrelationen von Gedächtnisleistung und MDMA Konsum berichteten.

Auch die Impulsivität im MFF-12 ließ sich am besten durch die eingenommene MDMA Höchstdosis vorhersagen. Allerdings war hier der Zusammenhang weniger ausgeprägt als bei den Gedächtnismaßen. Cannabis Konsum hatte keinen Einfluß auf die Impulsivität. Die Impulsivitäts-Maße der *Go/No-Go Task* waren jedoch nicht mit dem MDMA Konsum assoziiert. Hier zeigte sich aber eher ein Zusammenhang zum Kokain Konsum. Auch bei Kokain-abhängigen Personen wurde mehrfach eine gesteigerten Impulsivität berichtet (Monterosso et al., 2001; Moeller et al., 2002).

Die Zusammenhänge des Konsums mit dem Verhalten in *der Iowa-Gambling Task* waren weniger eindeutig. Am ehesten konnten jedoch auch hier MDMA bzw. die Höchstdosis MDMA (2. Quartil) und Amphetamin (3. Quartil) die Leistung in dieser Aufgabe vorhersagen. Zahlreiche Vorbefunde zeigten, daß ein chronischer Amphetaminkonsum allein auch die *decision-making cognition* beeinträchtigen kann (Rogers et al. 1999b; Paulus et al., 2002, 2003). Die Autoren führten aber diese Beeinträchtigung ebenfalls auf die serotonerge Neurotoxizität des Methamphetamins zurück. Darüber hinaus konnten Zakzanis und Young (2001b) zeigen, daß sich auch die exekutiven Funktionen mit steigendem MDMA Konsum verschlechterten.

In Bezug auf die Maße des akustischen Schreckreflexes konnten keine signifikanten Zusammenhänge zum Ausmaß des Drogenkonsums festgestellt werden.

Zusammenfassend bleibt daher festzuhalten, daß die Gedächtnisdefizite und die gesteigerte Impulsivität der MDMA Konsumenten primär durch den MDMA Konsum erklärt werden konnten. Der Cannabis Konsum zeigte dagegen nur schwache Effekte auf die kognitive Leistung. Impulsivität und die Leistung in der *Iowa-Gambling Task* wurden nicht durch den Cannabisgebrauch beeinflußt. In Bezug auf das *decision-making* war nicht zu entscheiden, ob es sich primär um einen Effekt des MDMA oder des Amphetamins oder möglicherweise um einen kombinierten Effekt beider Substanzen handelte. Die Hypothese V^{14} wird daher angenommen.

Die so gezeigten Dosis-Wirkungsbeziehungen legen nahe, daß es sich um durch den Konsum erworbene - und damit durch neurotoxische Effekte verursachte - und nicht um vorbestehende Eigenschaften handelt (Paule, 1995; Rosenberg, 1995). Faßt man nun das Befundmuster aus der Neuropsychologie, die Erhöhung der PPI, die Vorbefunde zur serotonergen Neurotoxizität des MDMA und die gefundenen Dosis-Wirkungsbeziehungen zusammen, liegt der Schluß nahe, daß die gefundenen Defizite gut durch eine selektive serotonerge Neurotoxizität von MDMA erklärt werden können. Dabei wird vor allem das Modell zum Mechanismus der Neurotoxizität von MDMA von Huether et al. (1997) durch die vorliegenden Daten gestützt:

Diese Autoren sagten vorher, daß nur MDMA Dosen, die eine bestimmte Schwelle überschreiten, neurotoxisch wirken sollten, da der durch MDMA verursachte exzessive Energieverbrauch serotonerger Zellen erst nach dem Verbrauch des verfügbaren ATP, zur Degeneration der Präsynapse führe.

Hält man sich vor Augen, daß die Cannabis-Gruppe keinerlei Veränderungen in Bezug auf Impulsivität und *decision-making* zeigte, ist auch dies ein weiteres Argument gegen die zu allgemeine Annahme, daß diese Eigenschaften einen Vulnerabilitätsfaktor für den Drogenkonsum darstellen (Bechara et al., 2001; Bechara und Damasio, 2002; Ernst et al., 2003). Die vorliegenden Daten stützen damit also eher die Annahme der Forscher, die behaupten, daß *decision-making* Defizite und Impulsivitätssteigerungen bei Konsumenten von Stimulanzien auf serotonerge oder dompaminerge neurotoxische Effekte der Substanzen zurückzuführen seien (Jentsch und Taylor, 1999; Rogers et al., 1999b; Paulus et al., 2002; Bolla et al., 2003). Bolla et al. (2003) wiesen allerdings darauf hin, daß es sich in Bezug auf Prädisposition und Neurotoxizität durchaus um gegenseitig verstärkende Faktoren handeln könne.

Geht man davon aus, daß MDMA tatsächlich serotonerge Präsynapsen schädigt, so ist nicht notwendigerweise gesichert, daß die gefundenen Effekte auch allein auf Modulation der serotonergen Neurotransmission zurückzuführen sind, da serotonerge Präsynapsen einen ganzen Cocktail von weiteren Neurotransmittern sezernieren können (Baumgarten und Grozdanovic, 1997). So setzen diese Präsynapsen unter anderem verschiedene Neuropeptide, vereinzelt auch GABA und freies Stickstoffoxid frei (Baum-

---

[14] V In der Gruppe der MDMA Konsumenten sind die defizitären kognitiven Leistungsbereiche mit dem Ausmaß des
    MDMA Konsums insoweit korreliert, daß ein stärkerer Konsum mit größeren Defiziten einher geht.

garten und Grozdanovic, 1997; Hökfelt et al., 2000). Die Fragen, welche Neurotransmitter in welcher Weise im Zusammenhang mit dem Verlust serotonerger Präsynapsen für Verhaltensänderungen verantwortlich sind, wird allerdings auch in Zukunft nicht leicht zu beantworten sein.

Saunders (1995) kritisierte, daß die tierexperimentell gewonnen Daten zur serotonergen Neurotoxizität des MDMA nicht auf den Menschen übertragbar seien, da die dort verabreichten Dosen um ein vielfaches höher lägen, verglichen mit den Mengen, die gewöhnlich von den Konsumenten eingenommen würden. Betrachtet man jedoch die Studien an nichtmenschlichen Primaten mit den niedrigsten Dosen von 5 mg/kg s.c. 2-mal täglich für vier Tage (also insgesamt 40 mg/kg), die noch massive und langfristige neurotoxische Effekte am serotonergen System nachweisen konnten (Ricaurte et al., 1992; Fischer et al., 1995; Hatzidimitriou et al., 1999, 2002) und vergleicht sie direkt mit den Quanten, welche die Konsumenten pro Woche oder als Höchst- und Gesamtdosis in der vorliegenden Studie angaben, so muß sehr wohl davon ausgegangen werden, daß zumindest die eingenommenen MDMA Mengen bei Ecstasy-Konsumenten mit denen in Experimenten an nichtmenschlichen Primaten zur Anwendung gekommenen Dosen vergleichbar sind: Legt man die durchschnittliche MDMA Menge der beschlagnahmten Ecstasy Pillen der letzten Jahre in der BRD in Höhe von ca. 65 mg (Rauschgiftjahresbericht der BRD, 2001) zugrunde und betrachtet das mittlere Körpergewicht (76,5 kg), die mittlere wöchentlich im Schnitt konsumierte Pillenmenge (1,97 Tabl.), die mittlere erinnerte höchste Einzeldosis (6,1 Tabl.; Range: 1-16) und die geschätzte mittlere Lebenszeitmenge an Pillen (457,9 Tabl.; Range: 52-1560) der hier untersuchten Probanden, so kommt man wöchentlich auf ca. 1,7 mg/kg, für die jeweilige einzeln eingenommene Höchstdosis von 16 Pillen auf 13,6 mg/kg und auf eine Lebenszeitmenge - bei im Mittel von 3,7 Jahren MDMA Konsum - von im Durchschnitt 389,1 mg/kg MDMA. Dies deutet auch nochmals darauf hin, daß insbesondere die Hochdosis-Einnahmen und weniger die wöchentliche Dosis, die Dauer oder die kumulative Gesamtdosis eine Gefahr für das serotonerge System darstellen. Geht man jetzt noch davon aus, daß das menschliche Gehirn empfindlicher auf neurotoxische Effekte reagiert als das von Ratten oder Affen (Ricaurte et al., 2000) und errechnet anhand der allometrischen Interspezies-Skalierung für die im Tierversuch sicher neurotoxische Dosis von 5 mg/kg, den entsprechenden Wert für Menschen, so könnte eine Dosis von 1,28 mg/kg ausreichen, um zuverlässig serotonerge neurotoxische Effekte auch beim Menschen zu erzeugen. Dieser Bereich (entspricht ca. 98 mg oder 1,5 Pillen bei 75 kg Körpergewicht) wurde aber tatsächlich von den meisten der hier untersuchten Konsumenten regelmäßig erreicht.

5.7 Limitationen der Studie

Eine Schwachstelle dieser Studie ist, daß das Ausmaß des Drogenkonsums der Konsumentengruppen nur über den subjektiven Report der Probanden erfolgte. Die Reliabilität dieser Angaben ist möglicherweise fraglich: Konnten sich die Probanden wirklich gut an die eingenommenen Drogenmengen erinnern oder haben sie ihre Angaben bewußt nach oben oder unten verfälscht, um von ihnen antizipierte soziale Erwartungen zu erfüllen? Eine mögliche Lösung diese Problems, wären z.B. toxikologische Haaranalysen gewesen. Allerdings stand diese Art der Untersuchung nicht zur Verfügung, zudem hätte eventuell die Compliance der Teilnehmer unter diesem hohen Ausmaß an Kontrolle leiden können. Auch Urin-Drogentests schienen nur bedingt tauglich, da sie länger zurückliegende Drogeneinnahmen insbesondere von gut wasserlöslichen Substanzen wie MDMA, Amphetamin oder Kokain nicht erfassen, da z.b. MDMA bzw. seine Metaboliten selbst mit sehr aufwendigen Methoden nur bis max. 8 Tage nach Einnahme nachgewiesen werden können (Ensslin et al., 1996). Im Nachhinein wäre ein Urintest, wie er bei der gesunden Kontrollgruppe zur Anwendung kam, auch in den Konsumentengruppen von Vorteil gewesen, um akute pharmakologische Effekte besser einschätzen oder auszuschließen zu können. Die bisherige Unmöglichkeit, objektiv den Umfang eingenommener psychotroper Substanzen über die Lebensspanne zu messen, gehört zu den großen, bislang ungelösten Problemen der neurotoxikologischen Forschung am Menschen (Curran, 2000). Stuerenburg et al. (2002) fanden jedoch in einer deutschen Stichprobe eine Übereinstimmung in Höhe von 91,3% zwischen den subjektiven Angaben des Drogenkonsums und toxikologischen Haaranalysen von MDMA Konsumenten. Dies deutet darauf hin, daß die subjektiven Angaben zum Drogenkonsum doch relativ reliabel zu sein scheinen.

Ein weiteres großes Problem in der Erforschung der Neurotoxizität illegaler Drogen besteht in dem verbreiteten polytoxikomanen Gebrauchsmuster der Konsumenten. Auch die hier untersuchten Personen haben viele verschiedene Substanzen eingenommen, auch wenn bei der Rekrutierung versucht wurde, nur Personen mit einem „vorherrschenden" MDMA Konsum in die Studie einzuschließen. Eine Dekomposition der einzelnen Substanzeffekte im Nachhinein gestaltet sich aber überaus schwierig, da der Konsum der einzelnen Substanzen hoch interkorreliert ist. Auch potentielle Interaktions- Summations- oder abschwächende Effekte der verschieden Substanzkombinationen auf die Neurotoxizität erschweren eine Interpretation. Da aber schon in der Rekrutierungsphase klar wurde, daß reine MDMA Konsumenten die Ausnahme darstellen, mußte diese Begrenzung der Studie in Kauf genommen werden.

Die Verfügbarkeit eines biologischen Markers für das zentrale serotonerge System - wie z.B. 5-HT bzw. 5-HIAA-Konzentrationen im Plasma oder der CSF oder neuroendokrine Belastungstests - hätte die Studie aufwerten können. Insbesondere die Zusammenhänge zur PPI und den kognitiven Funktionen wären diesbezüglich interessant gewesen. Diese Marker sind allerdings wenig valide und reliabel (Taffe et al., 2003), so daß der Gewinn für diese Studie wohl relativ gering ausgefallen wäre. Die Entwicklung zuverlässiger, nichtinvasiver biologischer Marker für den Status des zentralen serotonergen Systems wäre jedoch nicht nur für die Erforschung der neuropsychiatrischen Folgen des MDMA Konsums von großem Wert.

Die Anwendung eines für das serotonerge System spezifischen Radioliganden in der PET-Untersuchung wäre ebenfalls von großem Vorteil gewesen, denn die gezeigten Veränderungen im zerebralen Glukosemetabolismus können nicht ohne weiteres dem serotonergen System zugeordnet werden. Allerdings gilt auch hier, daß ein spezifischer Ligand z.B. für den Serotonin-Transporter bislang nicht zur Verfügung steht (Kish, 2002). Die Darstellung einzelner 5-HT Rezeptorsubtypen über zum Teil verfügbare hochspezifische Rezeptorliganden wäre auch nur von begrenztem Wert, da sich die einzelnen Rezeptorsubtypen unterschiedlich im Gehirn verteilen (Hoyer et al., 2002) und so der Status des gesamten zentralen serotonergen Systems und seiner potentiellen Schädigung nicht hätte erfaßt werden können.

5.8 Zusammenfassung und Ausblick

Das Ziel der vorliegenden Studie bestand in der Erforschung der neurobiologischen Grundlagen der kognitiven Defizite von MDMA Konsumenten. Zu diesem Zweck wurden 19 Personen mit einem mittleren bis starken Konsum von MDMA, 19 regelmäßige Cannabis Konsumenten und 19 gesunde drogenunerfahrene Kontrollprobanden neuropsychologisch und mit Hilfe der Positronen-Emmissions-Tomographie untersucht. Darüber hinaus wurde der akustische Schreckreflex elektromyographisch aufgezeichnet. Die Gruppe der Cannabis Konsumenten diente hierbei als eine weitere Kontrollgruppe, um die potentiellen Effekte des unter MDMA Konsumenten verbreiteten Cannabis Konsums auf die kognitive Leistung kontrollieren zu können.

Es konnte gezeigt werden, daß MDMA Konsumenten eine breite und ausgeprägte Beeinträchtigung verbal deklarativer Gedächtnisleistungen aufweisen. Dieses mnestische Defizit betrifft das Arbeits- ebenso wie das Kurzzeit- und das Langzeitgedächtnis. Dabei scheint es sich gleichermaßen um eine Störung der Organisation, der Enkodierung, der Konsolidierung als auch des Abrufs und des Wiedererkennens verbaler Ge-dächtnisinhalte zu handeln. Das neuropsychologische Profil zusammen mit den Daten der PET-Untersuchung deuten darauf hin, daß eine Störung präfrontaler, inferiorpa-rietaler und mediotemporaler Areale diese Gedächtnisdefizite verursachen könnte. Desweiteren konnte gezeigt werden, daß MDMA Konsumenten sich ihrer mnestischen Beeinträchtigungen nicht bewußt sind.

Darüber hinaus zeigten die MDMA Konsumenten eine gesteigerte Impulsivität: Sie reagierten in einer Mustervergleichsaufgabe schneller, begingen dabei aber mehr Fehler als ihre nach Alter und Bildung vergleichbaren Kontrollprobanden. Als Ursache dieser verminderten Impulskontrolle wurde eine Beeinträchtigung des fronto-occipitotemporalen Netzwerkes, das zur Inhibition von Verhalten notwendig ist, sowie eine Störung im Bereich der rechten Occipitobasis, die bei der Vorbereitung von Inhibi-tion eine Rolle spielt, vorgeschlagen.

Es konnte erstmals gezeigt werden, daß die Fähigkeit, in einer Glücksspielsimulati-on langfristig Gewinn zu maximieren, bei MDMA Konsumenten ebenfalls gestört war. Zusätzlich offenbarte sich, daß diese, als Teilbereich exekutiver Funktionen aufgefaßte, komplexe kognitive Leistung - im englischen Sprachraum auch *decision-making cogni-tion* genannt - stark mit der Impulskontrolle assoziiert war. Aufgrund der korrelativen Beziehungen zum zerebralen Glukosemetabolismus wurde eine Dysfunktion des rechten dorsolateralen präfrontalen Kortex und des posterioren Cingulums als Basis für diese Störung vermutet. Somit könnte die Leistungsbeeinträchtigung in dieser Aufgabe mög-licherweise eher durch ein exekutives und mnestisches Defizit, als durch fehlerhafte Bewertungsprozesse erklärt werden.

Die Messung des akustischen Schreckreflexes ergab, daß die PPI - als Maß früher attentionaler Prozesse - bei den MDMA Konsumenten gesteigert war. Dies war die erste Studie, welche den akustischen Schreckreflexes bei MDMA Konsumenten untersuchte und dabei die Messung der PPI als indirekter funktioneller Marker des zentralen seroto-nergen Systems einsetzte. Eine gesteigerte PPI war aber nicht mit der zunächst erwar-teten zentral verminderten serotonergen Neurotransmission vereinbar. Das gefundene Muster deutete vielmehr auf eine spezifische Veränderung bestimmter serotonerger Re-zeptoren an der postsynaptischen Membran hin. Dies führte zu der Vermutung, daß eine gesteigerte Sensitivität oder vermehrte Expression von 5-HT_1 oder 5-HT_2 Rezeptoren vorliegen könnte, die auch für die kognitiven Defizite verantwortlich sein könnte. Bis-her wurde eine anhaltende serotonerge Depletion für diese Defizite der MDMA Kon-sumenten verantwortlich gemacht. Diese Veränderungen an der postsynaptischen Mem-bran werden aber wahrscheinlich erst durch längere Phasen einer serotonergen Verar-mung nach der Einnahme von MDMA hervorgerufen. Aufgrund der Assoziationen von zerebralem Glukoseumsatz und PPI lag der Schluß nahe, daß eine Dysfunktion des Frontokortex zur Steigerung der PPI beiträgt.

Die aufgezeigten kognitiven Defizite der MDMA Konsumenten betrafen mit dem Gedächtnis, der Impulskontrolle und den exekutiven Funktionen nur Leistungen, die zuvor stark mit dem serotonergen System in Verbindung gebracht wurden. Die Daueraufmerksamkeit, die eher dem cholinergen System zugeordnet wird, war hingegen ungestört. Diese neurochemische Dissoziation ist ein Hinweis für eine selektive Schädigung des serotonergen Systems. Regressionsanalysen bestätigten diesen Eindruck. So konnte gezeigt werden, daß die Mehrzahl der Gedächtnisparameter und die Impulsivität am besten durch den MDMA Konsum vorhergesagt werden konnte. Es zeigte sich aber auch ein unerwarteter Einfluß des zurückliegenden Halluzinogen Konsums auf das Langzeitgedächtnis. Da die Mehrzahl der gebräuchlichen halluzinogenen Substanzen ebenfalls eine starke Affinität zum serotonergen Systems besitzt, könnten sich die Substanzen in ihrer neurotoxischen Wirkung möglicherweise gegenseitig verstärken. In Bezug auf das *decision-making* zeigte sich, daß sowohl der Konsum von MDMA als auch der von Amphetamin einen Einfluß auf diese Fähigkeit ausgeübt hat. Der Cannabis Konsum zeitigte unerwarteterweise nur einen geringen Effekt auf die Kognition. Darüber hinaus waren nahezu alle signifikanten Unterschiede zwischen den MDMA Konsumenten und den gesunden Kontrollen auch gegenüber der Cannabis-Gruppe nachweisbar, so daß Cannabis als Ursache für die kognitiven Störungen der MDMA Konsumenten ausgeschlossen werden muß. Der Konsum von MDMA erklärt damit einen großen Teil der kognitiven Defizite, so daß davon ausgegangen werden muß, daß es sich um eine neurotoxische Substanz handelt. Dabei scheinen besonders Einnahmen von MDMA im Hochdosisbereich den stärksten neurotoxischen Effekt auszuüben. Dieser Befund bestätigt die Annahme, daß der Schädigungsmechanismus von MDMA mit dem Energiehaushalt serotoner Neurone zusammenhängen könnte. Desweiteren lassen die vorliegenden Daten den Schluß zu, daß es sich bei der gesteigerten Impulsivität und der verschlechterten Risiko-Nutzen-Einschätzung nicht um Dispositionen für den MDMA Konsum, sondern um durch den Drogengebrauch erworbene Defizite handelt.

Der zerebrale Glukosemetabolismus in Ruhe der MDMA Konsumenten stellte sich ebenso als beeinträchtigt heraus. Präfrontale und frontale sowie infero- und medioparietale Areale, der Thalamus wie auch der temporale und temporomediale Kortex sowie met- und mesencephale Strukturen der MDMA Konsumenten wiesen einen verminderten Glukoseumsatz in Ruhe auf, was als Hinweis auf strukturelle Schädigungen der Hirnsubstanz gedeutet wurde. Es zeigten sich auch in Bezug auf die Veränderungen im Hirnstoffwechsel, daß der MDMA Konsum dafür verantwortlich gemacht werden konnte, da vor allem der Glukoseumsatz im präfrontalen Kortex, im inferioren Parieto-kortex und temporalen Arealen mit dem MDMA Konsum assoziiert war. Einen kleiner Teil der metabolisch minderaktiven Hirnareale der MDMA Konsumenten scheint sich allerdings auch auf einen postakuten Effekt des letzten Amphetamin Konsums zurück-führen zu lassen.

Diese Daten stellen die Bedeutung neurotoxischer Drogenwirkung nicht nur für die neuropsychiatrische Praxis heraus. Der verbreitete Ecstasykonsum könnte sich in einigen Jahren zu einem volkswirtschaftlichen Problem auswachsen. Es ist bekannt, daß ein einmal geschädigtes Gehirn für alle folgenden schädlichen Umwelteinflüsse sensibler wird und eine erhöhte Anfälligkeit für neurodegenerative Erkrankungen aufweist (Mayeux, 2003). So steht zu befürchten, daß es in zwei bis drei Jahrzehnten zu einem sprunghaften Anstieg von pflegebedürftigen neurologischen Patienten kommt, die in ihrer Jugend intensiv MDMA konsumiert hatten. Bislang existieren kaum Daten zur Reversibilität der Schädigungen am serotonergen System nach MDMA Konsum beim Menschen. Daten aus Tierversuchen mit nichtmenschlichen Primaten zeigten, daß die Schädigungen - vor allem der neokortikalen Bereiche - langfristiger Natur waren (Hatzidimitriou et al., 1999). Es werden daher longitudinale Studien an aktuellen und ehemaligen MDMA Konsumenten nötig sein, um die langfristige neurotoxische Wirkung der Substanz am Menschen zu erforschen.

Ein weiteres interessantes Forschungsfeld besteht in der Erforschung der postulierten Rezeptorveränderungen nach MDMA Konsum beim Menschen. Es wurde spekuliert das insbesondere $5\text{-}HT_1$ und $5\text{-}HT_2$ Rezeptoren für die kognitiven Defizite verantwortlich sein könnten. Es ist bekannt, daß neben dem D_1 auch der $5\text{-}HT_{2A}$ Rezeptor für das Arbeitsgedächtnis von Bedeutung ist (Williams et al., 2002). Die Bedeutung des $5\text{-}HT_{2A}$ Rezeptoren für das Gedächtnis konnte jüngst auch in einer genetischen Studie bestätigt werden (de Quervain et al., 2003) und auch eine präfrontale Abnahme von $5\text{-}HT_{2A}$ Rezeptoren bei schizophrenen Patienten wird im Zusammenhang mit den kognitiven Defiziten dieser Patientengruppe diskutiert (Dean, 2003). Zur Erforschung der Beteiligung des $5\text{-}HT_{2A}$ Rezeptors an den kognitiven Defiziten bei MDMA Konsumenten bietet sich daher z.B. eine funktionelle PET-Untersuchung mit dem hoch spezifischen $5\text{-}HT_{2A}$-Rezeptorliganden $[^{18}F]$Altanserin (Forutan et al., 2002) und einer Arbeitsgedächtnisaufgabe bei MDMA Konsumenten an.

6 Literatur

Abel K, Waikar M, Pedro B, Hemsley D, Geyer M (1998). Repeated testing of prepulse inhibition and habituation of the startle reflex: a study in healthy human controls. *J Psychopharmacol* 12: 330-7.

Aggleton JP, Brown MW (1999). Episodic memory, amnesia, and the hippocampal - anterior thalamic axis. *Behav Brain Sci* 22: 425-89.

Aguirre N, Galbete JL, Lasheras B, Delrio J (1995). Methylenedioxymethamphetamine induces opposite changes in central pre- and postsynaptic 5-HT$_{1A}$ receptors in rats. *Eur J Pharmacol* 281: 101-5.

Aguirre N, Ballaz S, Lasheras B, Delrio J (1998). MDMA (Ecstasy) enhances 5-HT$_{1A}$ receptor density and 8-OH-DPAT-induced hypothermia-blockade by drugs preventing 5-hydroxytryptamine depletion. *Eur J Pharmacol* 346: 181-8.

Aguirre N, Barrionuevo M, Ramírez MJ, Del Rio J, Lasheras B (1999). α-Lipoic acid prevents 3,4-methylenedioxymethamphetamine (MDMA)-induced neurotoxicity. *Neuroreport* 10: 3675-80.

Alexander MP, Stuss DT, Fansabedian N (2003). California Verbal Learning Test: performance by patients with focal frontal and non-frontal lesions. *Brain 126*: 1493-503.

Ali SF, Newport GD, Scallet AC, Binienda Z, Ferguson SA, Bailey JR, Paule MG, Slikker W (1993). Oral administration of 3,4-methylenedioxymethamphetamine (MDMA) produces selective serotonergic depletion in the nonhuman primate. *Neurotoxicol Teratol* 15: 91-6.

Allen RP, McCann DU, Ricaurte GA (1993). Persistent effects of (+/-)3,4-methylenedioxymethamphetamine (MDMA, 'Ecstasy') on human sleep. *Sleep* 16: 560-4.

Allport DA (1980). Attention and performance. In Claxton G (ed.): *Cognitive psychology*. London: Routledge and Kegan Paul.

Amelang M, Bartussek D (2001). *Differentielle Psychologie und Persönlichkeitsforschung*. 5. Aufl. Stuttgart: Kohlhammer.

Andreu V, Mas A, Bruguera M, Salmerón JM, Moreno V, Nogué S, Rodes J (1998). Ecstasy: a common cause of severe acute hepatotoxicity. *J Hepatol* 29: 394-7.

Arimany J, Medallo J, Pujol A, Vingut A, Borondo JC, Valverde JL (1998). Intentional overdose and death with 3,4-methylenedioxyethamphetamine (MDEA; „eve"): case report. *Am J Forensic Med Pathol* 19: 148-51.

Arizmendi T, Paulsen K, Domino G (1981). The Matching Familiar Figures Test: a primary, secondary, and tertiary evaluation. *J Clin Psychol 37*: 812-8.

Arnsten AF (1998). Catecholamine modulation of prefrontal cortical cognitive function. *Trends in Cognitive Sciences 2*: 436-447.

Aston-Jones G, Rajkowski J, Kubiak P, Valentino RJ, Shipley MT (1996). Role of locus coeruleus in emotional activation. *Prog Brain Res* 107: 379-402.

Austin MP, Mitchell P, Goodwin GM (2001). Cognitive deficits in depression: possible implications for functional neuropathology. *Br J Psychiatry 178*: 200-6.

Baddeley AD, Hitch GJ (1974). Working memory. In Bower GA (ed.): *The psychology of learning and motivation: Advances in research and theory*. New York: Academic Press. pp. 47-90.

Baddeley AD (2003). Working memory: looking back and looking forward. *Nat Rev Neurosci 4*: 829-39.

Baldo JV, Delis D, Kramer J, Shimamura AP (2002). Memory performance on the California Verbal Learning Test-II: findings from patients with focal frontal lesions. *J Int Neuropsychol Soc 8*: 539-46.

Baltissen R, Sartory G (1998). Orientierungs-, Defensiv- und Schreckreaktionen in Grundlagenforschung und Anwendung. In Rösler F (ed.*): Enzyklopädie der Psychologie. Themenbereich C, Theorie und Forschung. Serie I, Biologische Psychologie. Band 5, Ergebnisse und Anwendungen der Psychophysiologie*. Hogrefe, Göttingen. pp. 1-45.

Bankson MG, Cunningham KA (2001). 3,4-Methylenedioxymetamphetamine (MDMA) as aunique model of serotonin receptor function and serotonin-dopamine interactions. *J Pharmacol Exp Ther* 297: 846-52.

Barkley RA (2001). The executive functions and self-regulation: an evolutionary neuropsychological perspective. *Neuropsychol Rev* 11: 1-29.

Barrat ES (1985). Impulsiveness subtraits: Arousal and information processing. In Spence JT, Izard CE (eds.): *Motivation, emotion, and personality*. North-Holland: Elsevier. pp. 137-56.

Bartenstein P, Asenbaum S, Catafau A, Halldin C, Pilowski L, Pupi A, Tatsch K (2002). European Association of Nuclear Medicine procedure guidelines for brain imaging using [(18)F]FDG. *Eur J Nucl Med Mol Imaging* 29: BP43-8.

Battaglia G, Yeh SY, O'Hearn E, Molliver ME, Kuhar MJ, DeSouza EB (1987). 3,4-Methylenedioxymethamphetamine and 3,4-Methylenedioxyamphetamine destroy serotonin nerve terminals in rat brain: Quantification by measurement of [³H]-paroxetine-labelled uptake sites. *J Pharmacol Exp Ther* 242: 911-6.

Battaglia G, Brooks BP, Kulsakdinum C, DeSouza EB (1988a). Pharmacologic Profile of MDMA (3,4-methylenedioxymethamphetamine) at various brain recognition sites. *Eur J Pharmacol* 149: 159-63.

Battaglia G, Yeh SY, DeSouza EB (1988b). MDMA-induced neurotoxicity: parameters of degeneration and recovery of brain serotonin neurones. *Pharmacol Biochem Behav* 29: 267-74.

Baum RM (1985) New variety of street drugs poses growing problem. *Chem Eng News* 63: 7-16.

Baumgarten HB, Zimmermann B (1992). Neurotoxic phenylalkylamines and indolealkylamines. In: Herken H, Hucho F (eds.): *Handbook of Experimental Pharmacology: Selective Neurotoxicity*. New York: Springer. pp. 225-76.

Baumgarten HG, Grozdanovic Z (1997). Anatomy of central serotonergic projection systems. In Baumgarten HG, Göthert M (eds.): *Handbook of Experimental Pharmacology Vol. 12: Serotoninergic Neurons and 5-HT Receptors in the CNS*. Berlin: Springer. pp. 41-89.

Beblo T, Herrmann M (2000). [Neuropsychological deficits in depressive disorders]. *Fortschr Neurol Psychiatr* 68: 1-11.

Bechara A, Damasio AR, Damasio H, Tranel D, Anderson SW (1994). Insensitivity to future consequences following damage to human prefrontal cortex. *Cognition* 50: 7-15.

Bechara A, Damasio H, Tranel D, Damasio AR (1997). Deciding advantageously before knowing the advantageous strategy. *Science* 275: 1293-5.

Bechara A, Damasio H, Tranel D, Anderson SW (1998). Dissociation of working memory from decision making within the human prefrontal cortex. *J Neurosci* 18: 428-37.

Bechara A, Dolan S, Denburg N, Hindes A, Anderson SW, Nathan PE (2001). Decision-making deficits, linked to a dysfunctional ventromedial prefrontal cortex, revealed in alcohol and stimulant abusers. *Neuropsychologia* 39: 376-89.

Bechara A, Damasio H (2002). Decision-making and addiction (part I): impaired activation of somatic states in substance dependent individuals when pondering decisions with negative future consequences. *Neuropsychologia* 40: 1675-89.

Beck J, Rosenbaum M (1994). *The Pursuit of Ecstasy: The MDMA Experience*. New York: Suny.

Benkert O, Wetzel H, Szegedi A (1993). Serotonin dysfunction syndromes: a functional common denominator for classification of depression, anxiety, and obsessive-compulsive disorder. *Int Clin Psychopharmacol* 8 (Suppl 1): 3-14.

Berendsen HH, Broekkamp CL, van Delft AM (1991). Depletion of brain serotonin differently affects behaviors induced by 5HT1A, 5HT1C, and 5HT2 receptor activation in rats. *Behav Neural Biol* 55: 214-26.

Besser GM, Butler PWP, Laudon J, Rees L (1969). Influence of amphetamines on plasma corticosteroid and groth hormone levels in man. *Br J Med* 4: 528-30.

Bhattachary S, Powell JH (2001). Recreational use of 3,4-methylenedioxymethamphetamine (MDMA) or 'ecstasy': evidence for cognitive impairment. *Psychol Med* 31: 647-58.

Bigler ED, Rosa L, Schultz F, Hall S, Harris J (1989). Rey-Auditory Verbal Learning and Rey-Osterrieth Complex Figure Design performance in Alzheimer's disease and closed head injury. *J Clin Psychol* 45: 277-80.

Birbaumer N, Schmidt RF (1999). *Biologische Psychologie*. Berlin: Springer.

Birken DL, Oldendorf WH (1989). N-acetyl-L-aspartic acid: a literature review of a compound prominent in 1H-NMR spectroscopic studies of brain. *Neurosci Biobehav Rev* 13: 23-31.

Bobes J, Sáiz PA, González MP, Bascarán MT, Bousoño M, Ricaurte GA, McCann DU (2002). Use of MDMA and other illicit drugs by young adult males in northern Spain. *Eur Addict Res* 8: 147-54.

Bolla KI, McCann DU, Ricaurte GA (1998). Memory impairment in abstinent MDMA („Ecstasy") users. *Neurology* 51: 1532-7.

Bolla KI, Rothman RB, Cadet JL (1999). Dose-related neurobehavioral effects of chronic cocaine use. *J Neuropsychiatry Clin Neurosci* 11: 361-9.

Bolla KI, Funderburk FR, Cadet JL (2000). Differential effects of cocaine and cocaine + alcohol on neurocognitive performance. *Neurology* 54: 2285-92.

Bolla KI, Eldreth DA, London ED, Kiehl KA, Mouratidis M, Contoreggi C, Matochik JA, Kurian V, Cadet JL, Kimes AS, Funderburk FR, Ernst M (2003). Orbitofrontal cortex dysfunction in abstinent cocaine abusers performing a decision-making task. *Neuroimage* 19: 1085-94.

Boot BP, Mechan AO, McCann UD, Ricaurte GA (2002). MDMA- and p-chlorophenylalanine-induced reduction in 5-HT concentrations: effects on serotonin transporter densities. *Eur J Pharmacol* 453: 239-44.

Bortz J (1993). *Statistik. Für Sozialwissenschaftler*. 4. Aufl. Berlin: Springer.

Boy C, Klimke A, Holschbach M, Herzog H, Muhlensiepen H, Rota Kops E, Sonnenberg F, Gaebel W, Stocklin G, Markstein R, Muller-Gartner HW (1998). Imaging dopamine D4 receptors in the living primate brain: a positron emission tomography study using the novel D1/D4 antagonist [^{11}C]SDZ GLC 756. *Synapse* 30: 341-50.

Brady KT, Randall CL (1999). Gender differences in substance use disorders. *Psychiatr Clin North Am* 22: 241-52.

Braff DL, Grillon C, Geyer MA (1992). Gating and habituation of the startle reflex in schizophrenic patients. *Arch Gen Psychiatry* 49:206-15.

Braff DL, Geyer MA, Swerdlow NR (2001). Human studies of prepulse inhibition of startle: normal subjects, patient groups, and pharmacological studies. *Psychopharmacology* 156: 234-58.

Brauer RB, Heidecke CD, Nathrath W, Beckurts KTE, Vorwald P, Zilker TR, Schweigart U, Holscher AH, Siewert JR (1997). Liver transplantation for the treatment of fulminat hepatic failure induced by the ingestion of ecstasy. *Transpl Int* 10: 229-33.

Broadbent DE (1958). *Perception and Communication*. London: Pergamon Press.

Broening HW, Morford LL, Inman-Wood SL, Fukumura M, Vorhees CV (2001). 3,4-methylenedioxymethamphetamine (ecstasy)-induced learning and memory impairments depend on the age of exposure during early development. *J Neurosci* 21: 3228-35.

Buchert R, Obrocki J, Thomasius R, Vaterlein O, Petersen K, Jenicke L, Bohuslavizki KH, Clausen M (2001). Long-term effects of 'ecstasy' abuse on the human brain studied by FDG PET. *Nucl Med Commun* 22: 889-97.

Buchert R, Thomasius R, Nebeling B, Petersen K, Obrocki J, Jenicke L, Wilke F, Wartberg L, Zapletalova P, Clausen M (2003). Long-Term Effects of "Ecstasy" Use on Serotonin Transporters of the Brain Investigated by PET. *J Nucl Med* 44: 375-84.

Buckner RL, Kelley WM, Petersen SE (1999). Frontal cortex contributes to human memory formation. *Nat Neurosci* 2: 311-4.

Buhot MC, Martin S, Segu L (2000). Role of serotonin in memory impairment. *Ann Med* 32: 210-21.

Bundeszentrale für gesundheitliche Aufklärung (2001). *Drogenaffinität Jugendlicher in der Bundesrepublik Deutschland 2001*. Köln: BZgA.

Burrows KB, Gudelsky G, Yamamoto BK (2000). Rapid and transient inhibition of mitochondrial function following methamphetamine or 3,4-methylenedioxymethamphetamine administration. *Eur J Pharmacol* 398: 11-8.

Busemeyer JR, Stout JC (2002). A contribution of cognitive decision models to clinical assessment: decomposing performance on the Bechara Gambling Task. *Psychological Assessment* 14: 253-62.

Cabeza R, Nyberg L (2000). Imaging cognition II: An empirical review of 275 PET and fMRI studies. *J Cogn Neurosci* 12: 1-47.

Cairns E, Cammock T (1978). Development of a more reliable version of the Matching Familiar Figures Test. *Developmental Psychology* 14: 555-560.

Callahan BT, Cord BJ, Ricaurte GA (2001). Long-term impairment of anterograde axonal transport along fiber projections originating in the rostral raphe nuclei after treatment with fenfluramine or methylenedioxymethamphetamine. *Synapse* 40: 113-21.

Carlsson A (1995). The dopamine theory revisited. In Hirsch SR and Weinberger DR (eds.): *Schizophrenia*. Oxford:Blackwell.

Carlton PL, Advokat C (1973). Attenuated habituation due to parachlorophenylalanine. *Pharmacol Biochem Behav* 1:657-63.

Castellenos FX, Fine EJ, Kaysen D, Marsh WL, Rapoport JL, Hallett M (1996). Sensorimotor gating in boys with Tourette's syndrome and ADHD: preliminary results. *Biol Psychiatry* 39:33-41.

Chang LW (1995). Neuromorphological and neuropathological approaches. An introductory overview. In Chang LW, Slikker W (eds.), *Neurotoxicology. Approaches and methods*. San Diego: Academic Press.

Chang LW, Ernst T, Poland RE, Jenden D (1996). In vivo proton magnetic resonance spectroscopy of the normal human aging brain. *Life Sci* 58: 2049-56.

Chang LW, Ernst T, Grob CS, Poland RE (1999). Cerebral (1)H-MRS alterations in recreational 3, 4-methylenedioxymethamphetamine (MDMA, "ecstasy") users. *J Magn Reson Imaging* 10: 521-6.

Chang LW, Grob S, Ernst T, Itti L, Mishkin FS, Jose-Melchor R, Poland RE (2000). Effect of ecstasy [3,4-methylenedioxymethamphetamine (MDMA)] on cerebral blood flow: a co-registered SPECT and MRI study. *Psychiatry Res* 98: 15-28.

Chappell W, Mordenti J (1991). Extrapolation of toxicological and pharmacological data from animals to humans. In Testa B (ed.): *Advances in drug research*. San Diego: AcademicPress. pp. 1-116.

Chelazzi L, Corbetta M (2000). Cortical mechanisms of visospatial attention in the primate brain. In Gazzaniga MS (ed.): *The new cognitive neuroscience*, 2nd ed. Cambridge: MIT Press.

Christophersen, AS (2000). Amphetamine designer drugs - an overview and epidemiology. *Toxicol Lett* 112-113: 127-31.

Coccaro EF, Siever LJ (1995). The neuropsychopharmacology of personality disorders. In Bloom FE, Kupfer DJ (eds.): *Psychopharmacology: the fourth generation of progress*. New York: Raven Press.

Cohen J (1988) *Statistical Power Analysis for the Behavioral Sciences*, 2nd Edition. Hillsdale: Lawrence Erlbaum Associates.

Cohen RS (1995). Subjective reports on the effects of the MDMA ("Ecstasy") experience in humans. *Prog Neuro-Psychopharmacol & Biol Psychiat* 19: 1137-45.

Colado MI, Green AR (1995). The spin trap reagent α-phenyl-N-tert-butyl nitrone prevents 'ecstasy'-induced neurodegeneration of 5-hydroxytryptamine neurones. *Eur J Pharmacol* 280: 343-6.

Colado MI, O'Shea E, Granados R, Esteban B, Green AR (1998). Role of hyperthermia in the protective action of clomethiazole against   MDMA-induced neurodegeneration, comparison with the novel NMDA channel blocker AR-R15896AR. *Br J Pharmacol* 124: 479-84.

Colado MI, Granados R, O'Shea E, , Murray TK, Green AR (1997). In vivo evidence for free radical involvement in the degeneration of rat brain 5-HT following administration of MDMA ('ecstasy') and p-chloroamphetamine but not the degeneration following fenfluramine. *Br J Pharmacol* 121: 889-900.

Colado MI, Camarero J, Mechan AO, Sanchez V, Esteban B, Elliott JM, Green AR (2001). A study of the mechanisms involved in the neurotoxic action of 3,4- methylenedioxymethamphetamine (MDMA, 'ecstasy') on dopamine neurones in mouse brain. *Br J Pharmacol* 134: 1711-23.

Colby CL (1991). The neuroanatomy and neurophysiology of attention. *J Child Neurol* 6: 90-118.

Cole JC, Sumnall HR, Wagstaff GF (2002a). Methodological problems with ecstasy and the SCL-90. *Psychopharmacology* 162: 215-7.

Cole JC, Bailey M, Sumnall HR, Wagstaff GF, King LA (2002b). The content of ecstasy tablets: implications for the study of their long-term effects. *Addiction* 97: 1531-6.

Collette F, Salmon E, Van der Linden M, Degueldre C, Franck G (1997). Functional anatomy of verbal and visuospatial span tasks in Alzheimer's disease. *Hum Brain Mapp* 5: 110-8

Collette F, Van der Linden M (2002). Brain imaging of the central executive component of working memory. *Neurosci Biobehav Rev* 26: 105-25.

Commins DL, Vosmer G, Virus RM, Woolverton WL, Schuster CR, Seiden LS (1987). Biochemical and histological evidence that methylenedioxymethamphetamine (MDMA) is toxic to neurons in the rat brain. *J Pharmacol Exp Ther* 241: 338-45

Conner RL, Stolk JM, Barchas JD, Levine S (1970). Parachlorophenylalanine and habituation to repetitive auditory startle stimuli in rats. *Physiol Behav* 5:1215-9.

Cornblatt BA, Risch NJ, Faris G, Friedman D, Erlenmeyer-Kimling L (1988). The Continuous Performance Test, identical pairs version (CPT-IP): I. New findings about sustained attention in normal
families. *Psychiatry Res* 26: 223-38.

Costa PT, McCrae RR (1985). *The NEO Personality Inventory Manual*. Odessa: Psychological Assessment Resources.

Cox DE, Williams KR (1996). "ADAM or EVE"? - a toxicological conundrum. *For Sci Int* 77: 101-8.

Croft RJ, Klugman A, Baldeweg T, Gruzelier JH (2001a). Electrophysiological evidence of serotonergic
impairment in long-term mdma ("ecstasy") users. *Am J Psychiatry* 158: 1687-92.

Croft RJ, Mackay AJ, Mills AT, Gruzelier JG (2001b). The relative contributions of ecstasy and cannabis
to cognitive impairment. *Psychopharmacology* (Berl) 153: 373-9.

Curran HV (2000). Is MDMA ('Ecstasy') neurotoxic in humans? An overview of evidence and of methodological problems in research. *Neuropsychobiology* 42: 34-41

Curran HV, Travill RA (1997). Mood and cognitive effects of 3,4-methylenedioxymethamphetamine
(MDMA, 'ecstasy'): week-end 'high' followed by mid-end 'low'. *Addiction* 92: 821-31.

Curran HV, Verheyden SL (2003). Altered response to tryptophan supplementation after long-term abstention from MDMA (ecstasy) is highly correlated with human memory function. *Psychopharmacology* 69:91-103.

Dafters RI, Lynch E (1998). Persistent loss of thermoregulation in the rat induced by 3,4- methylenedioxymethamphetamine (MDMA or "Ecstasy") but not by fenfluramine. *Psychopharmacology* (Berl)
138: 207-12.

Dafters RI, Duffy F, O'Donnell PJ, Bouquet C (1999). Level of use of 3,4-
methylenedioxymethamphetamine (MDMA or Ecstasy) in humans correlates with EEG power and
coherence. *Psychopharmacology* (Berl) 145: 82-90.

Damasio AR, Tranel D, Damasio H (1991). Somatic markers and the guidance of behavior: Theory and
preliminary testing. In Levin HS, Eisenberg HM, Benton AL (eds.): *Frontal lobe function and dysfunction*. New York: Oxford University Press. pp. 217-29.

Damasio AR (1994). *Descartes' error: emotion, reason, and the human brain*. New York: Gros-
set/Putnam.

Daniel DG, Weinberger DR, Jones DW, Zigun JR, Coppola R, Handel S, Bigelow LB, Goldberg TE,
Berman KF, Kleinman JE (1991). The effect of amphetamine on regional cerebral blood flow during
cognitive activation in schizophrenia. *J Neurosci* 11: 1907-17.

Daum I, Mayes AR (2000). Memory and executive function impairments after frontal or posterior cortex
lesions. *Behav Neurol 12*: 161-173.

Daum I, Schugens M (2002). Biologische Grundlagen des Gedächtnisses. In Elbert T, Birbaumer N: *Enzyklopädie der Psychologie. Themenbereich C, Theorie und Forschung. Serie I, Biologische Psychologie. Band 6, Biologische Grundlagen der Psychologie*. Göttingen: Hogrefe. pp. 409-43.

Daumann J, Pelz S, Becker S, Tuchtenhagen F, Gouzoulis-Mayfrank F (2001). Psychological profile of
abstinent recreational Ecstasy (MDMA) users and significance of concomitant cannabis use. *hum
Psychopharmacol Clin* Exp 16: 627-33

Daumann J, Fimm B, Willmes K, Thron A, Gouzoulis-Mayfrank E (2003). Cerebral activation in abstinent ecstasy (MDMA) users during a working memory task: a functional magnetic resonance imaging (fMRI) study. *Brain Res Cogn Brain Res* 16: 479-87.

Davis M, Sheard MH (1976). p-Chloroamphetamine (PCA): acute and chronic effects on habituation and
sensitization of the acoustic startle response in rats. *Eur J Pharmacol* 35:261-73.

Davis MT, Parisi DS, Gendelman M, Tischler JH (1982). Habituation and sensitization of startle reflexes
elicited electrically from the brainstem. *Science* 218:688-90.

Dean B (2003). The cortical serotonin2A receptor and the pathology of schizophrenia: a likely accompli-
ce. *J Neurochem 85*: 1-13.

Dehaene S, Dehaene-Lambertz G, Cohen L (1998). Abstract representations of numbers in the animal and
human brain. *Trends Neurosci 21*: 355-61.

De la Torre R, Farre M, Ortuno J, Mas M, Brenneisen R, Roset PN, Segura J, Cami J (2000). Non-linear
pharmacokinetics of MDMA ('ecstasy') in humans. *Br J Clin Pharmacol* 49: 104-9.

Delis DC, Kramer J, Kaplan E, Ober BA (1987). *California Verbal Learning Test (CVLT) Manual*. San
Antonio (TX): Psychological Corporation.

Demirkiran M, Jankovic J, Dean JM (1997). Ecstasy intoxication: an overlap between the serotonine syndrome and neuroleptic malignancy syndrome. *Clin Neuropharmacol* 19: 157-64.

Demisch L, Neubauer M (1979). Stimulation of human prolactin secretion by mescaline. *Psychopharmacology* 64: 361-3.

de Quervain DJ, Henke K, Aerni A, Coluccia D, Wollmer MA, Hock C, Nitsch RM, Papassotiropoulos A (2003). A functional genetic variation of the 5-HT2a receptor affects human memory. *Nat Neurosci* 6: 1141-2.

Desgranges B, Baron JC, Eustache F (1998). The functional neuroanatomy of episodic memory: the role of the frontal lobes, the hippocampal formation, and other areas. *Neuroimage* 8: 198-213.

D'Esposito M, Aguirre GK, Zarahn E, Ballard D, Shin RK, Lease J (1998). Functional MRI studies of spatial and non-spatial working memory. *Cognitive Brain Research* 7: 1-13.

Dickman S (1985). Impulsivity and perception: individual differences in the processing of the local and global dimensions of stimuli. *J Pers Soc Psychol* 48: 133-49

Dickman SJ, Meyer DE (1988). Impulsivity and speed-accuracy tradeoffs in information processing. *J Pers Soc Psychol* 54: 274-90

Dickman SJ (1990). Functional and dysfunctional impulsivity: personality and cognitive correlates. *J Pers Soc Psychol* 58: 95-102.

Dickman SJ (2000). Impulsivity, arousal and attention. *Personality and Individual Differences* 28: 563-81.

Dowling GP, McDonough ET, Bost RO (1987). "Eve" and "Ecstasy". A report of five deaths associated with the use of MDEA and MDMA. *JAMA* 257: 1615-7.

Dughiero G, Schifano F, Forza G (2001). Personality dimensions and psychopathological profiles of ecstasy users. *Hum Psychopharmacol Clin Exp* 16: 635-9.

Duncan J, Owen AM (2000). Common regions of the human frontal lobe recruited by diverse cognitive demands. *Trends Neurosci* 23: 475-83.

Duncan E, Madonick S, Chakravorty S, Parwani A, Szilagyi S, Efferen T, Gonzenbach S, Angrist B, Rotrosen J (2001). Effects of smoking on acoustic startle and prepulse inhibition in humans. *Psychopharmacology* 156: 266-72.

Eberling JL, Reed BR, Baker MG, Jagust WJ (1993). Cognitive correlates of regional cerebral blood flow in Alzheimer's disease. *Arch Neurol* 50: 761-6.

Edwards J, Fox RA, Rogers C (2002). Final consonant discrimination in children: Effects of phonological disorder, vocabulary size, and articulatory accuracy. *Journal of Speech, Language, and Hearing Research* 45: 231-42.

Elliott R (2003). Executive functions and their disorders. *Br Med Bull* 65: 49-59

Ellis AJ, Wendon JA, Portmann B, Williams R (1996). Acute liver damage and ecstasy ingestion. *Gut* 38: 454-8.

Ellison G, Eison MS, Huberman HS, Daniel F (1978). Long-term changes in dopaminergic innervation of caudate nucleus after continuous amphetamine administration. *Science* 201:276-8.

Ensslin HK, Kovar KA, Maurer HH (1996). Toxicological detection of the designer drug 3,4-methylenedioxyethylamphetamine (MDE, "Eve") and its metabolites in urine by gas chromatography-mass spectrometry and fluorescence polarization immunoassay. *J Chromatogr B Biomed Appl* 683: 189-97.

Erdfelder E, Faul F, Buchner A (1996). GPOWER: A general power analysis program. *Behavior Research Methods, Instruments & Computers* 28: 1-11.

Ernst M, Bolla K, Mouratidis M, Contoreggi C, Matochik JA, Kurian V, Cadet JL, Kimes AS, London ED (2002). Decision-making in a risk-taking task: a PET study. *Neuropsychopharmacology* 26: 682-91.

Ernst M, Grant SJ, London ED, Contoreggi CS, Kimes AS, Spurgeon L (2003). Decision making in adolescents with behavior disorders and adults with substance abuse. *Am J Psychiatry* 160: 33-40.

Eslinger P, Damasio AR (1984). Behavioral disturbances associated with rupture of anterior communicationg artery aneurysms. *Sem Neurol* 4: 385-9.

Eslinger P, Damasio AR (1985). Severe disturbance of higher cognition after bilateral frontal lobe ablation: patient EVR. *Neurology* 35: 1731-41.

Esteban B, O'Shea E, Camarero J, Sanchez S, Green RA, Colado MI (2001). 3,4-Methylenedioxymethamphetamine induces monoamine release, but not toxicity, when administered centrally at a concentration occurring following a peripherally injected neurotoxic dose. *Psychopharmacology* 154: 251-60.

European Monitoring Centre for Drugs and Drugs Addiction (EMCDDA) (1998). *Annual report on the state of the drugs problem in the European Union*. Lisboa: EMCDDA

Evenden JL (1999a). Varieties of impulsivity. *Psychopharmacology* 146: 348-61.

Evenden JL (1999b). The pharmacology of impulsive behaviour in rats, VII: the effects of serotonergic agonists and antagonists on responding under a discrimination task using unreliable visual stimuli. *Psychopharmacology* 146: 422-31.

Evenden JL (1999c). Impulsivity: a discussion of clinical and experimental findings. *J Psychopharmacol* 13: 180-92.

Eysenck HJ (1956). The questionnaire measurment of neuroticism and extraversion. *Rev Psychol* 50: 113-40.

Eysenck HJ, Eysenck SGB (1968). *The manual to the Eysenck-Personality Inventory*. San Diego: Educational and Industrial Testing Service.

Eysenck SGB, Eysenck HJ (1977). The place of impulsiveness in a dimensional system of personality description. *Br J Soc Clin Psychol* 2: 46-55.

Eysenck HJ, Eysenck SGB (1991). *Adult impulsiveness, venturesomeness and empathy scale*. London: Hodder and Stoughton.

Farfel GM, Vosmer GL, Seiden LS (1992): MK-801 protects against serotonin depletions induced by injections of methamphetamine, 3,4- methylenedioxymethamphetamine, and p-chloroamphetamine. *Brain Res* 591: 121-7.

Farr SA, Flood JF, Morley JE (2000). The effect of cholinergic, GABAergic, serotonergic, and glutamatergic receptor modulation on posttrial memory processing in the hippocampus. *Neurobiol Learn Mem* 73: 150-67.

Finnegan KT, Ricaurte GA, Ritchie CD, Irwin I, Peroutka SJ, Langston JW (1988). Orally administered MDMA causes a long-term depletion of serotonin in rat brain. *Brain Res* 447: 141-4.

Fischer C, Hatzidimitriou G, Wlos J, Katz J, Ricaurte G (1995). Reorganization of ascending 5-HT axon projections in animals previously exposed to the recreational drug (+/-)3,4-methylenedioxymethamphetamine (MDMA, "ecstasy"). *J Neurosci* 15: 5476-85.

Fisseni HJ (1997). *Lehrbuch der psychologischen Diagnostik*, 2. Aufl. Göttingen: Hogrefe.

Fletcher PC, Henson RN (2001). Frontal lobes and human memory: insights from functional neuroimaging. *Brain* 124: 849-81.

Fletcher PJ, Selhi ZF, Azampanah A, Sills TL (2001b). Reduced brain serotonin activity disrupts prepulse inhibition of the acoustic startle reflex. Effects of 5,7-dihydroxytryptamine and p-chlorophenylalanine. *Neuropsychopharmacology* 24:399-409.

Fone KC, Beckett SR, Topham IA, Swettenham J, Ball M, Maddocks L (2002). Long-term changes in social interaction and reward following repeated MDMA administration to adolescent rats without accompanying serotonergic neurotoxicity. *Psychopharmacology* (Berl) 159: 437-44.

Forrester G, Geffen G (1991). Performance measures of 7- to 15-year-old children on the Auditory Verbal Learning Test. *The Clinical Neuropsychologist* 5: 345-59.

Forutan F, Estalji S, Beu M, Nikolaus S, Hamacher K, Coenen HH, Vosberg H, Muller-Gartner HW, Larisch R (2002). Distribution of 5HT2A receptors in the human brain: comparison of data in vivo and post mortem. *Nuklearmedizin 41*: 197-201.

Fox HC, Parrott AC, Turner JJ (2001a). Ecstasy use: cognitive deficits related to dosage rather than self-reported problematic use of the drug. *J Psychopharmacol* 15: 273-81.

Fox HC, Toplis AS, Turner JJD, Parrott AC (2001b). Auditory verbal learning in drug-free Ecstasy poly-drug users. *Hum Psychopharmacol Clin Exp* 16: 613-8

Fox HC, McLean A, Turner JJ, Parrott AC, Rogers R, Sahakian BJ (2002). Neuropsychological evidence of a relatively selective profile of temporal dysfunction in drug-free MDMA ("ecstasy") polydrug users. *Psychopharmacology* (Berl) 162: 203-14.

Frackowiak RSJ, Friston KJ, Frith CD, Dolan RJ, Mazziotta JC (1997). *Human Brain Function*. San Diego: Academic Press.

Frederick DL, Ali SF, Slikker W, Jr., Gillam MP, Allen RR, Paule MG (1995). Behavioral and neuro-chemical effects of chronic methylenedioxymethamphetamine (MDMA) treatment in rhesus monkeys. *Neurotoxicol Teratol* 17: 531-43.

Frederick DL, Paule MG (1997). Effects of MDMA on complex brain function in laboratory animals. *Neurosci Biobehav Rev* 21: 67-78.

Frei E, Gamma A, Pascual-Marqui RD, Lehmann D, Hell D, Vollenweider FX (2001). Localization of MDMA-induced brain activity in healtzhy volunteers using low resolution brain electromagnetic tomography (LORETA). *Human Brain Mapping* 14: 152-65.

Frey K, Kilbourn MR, Robinson T, (1997). Reduced striatal vesicular monoamine transporter after neurotoxic but not after behaviourally-sensitizing doses of methamphetamine. *Eur J Pharmacol* 334: 273-9.

Fritschy J, Grzanna R (1992). Restoration of ascending noradrenergic projections by residual locus coeruleus neurons: Compensatory response to neurotoxin-induced cell death in the adult rat brain. *J Comp Neurol* 312: 421-41.

Fuller RW, Hemrick-Luecke S (1980). Long-lasting depletion of striatal dopamine by a single injection of amphetamine in iprindole-treated rats. *Science* 209: 305-7.

Funahashi S (2001). Neuronal mechanisms of executive control by the prefrontal cortex. *Neurosci Res* 39: 147-65.

Fuster JM (1997a). Network memory. *Trends in Neurosciences* 20: 451-9.

Fuster JM (1997b). *The prefrontal cortex: anatomy, physiology and neuropsychology of the frontal lobe*, 3rd ed. Philadelphia: Lippincott-Raven.

Gabrieli JDE (1998). Cognitive neuroscience of human memory. *Annual Review of Psychology* 49: 87-115.

Gamma A, Buck A, Berthold T, Hell D, Vollenweider FX (2000a). 3,4-Methylenedioxy-methamphetamine (MDMA) modulates cortical and limbic brain activity as measured by [H(2)(15)O]-PET in healthy humans. *Neuropsychopharmacology* 23: 388-95.

Gamma A, Frei E, Lehmann D, Pascual-Marqui RD, Hell D, Vollenweider FX (2000b). Mood state and brain electric activity in ecstasy users. *Neuroreport* 11: 1-6.

Gamma A, Buck A, Berthold T, Vollenweider FX (2001). No difference in brain activation during cognitive performance between ecstasy (3,4-methylenedioxymethamphetamine) users and control subjects: a [H2(15)O]-positron emission tomography study. *J Clin Psychopharmacol* 21: 66-71.

Garavan H, Ross TJ, Murphy K, Roche RAP, Stein EA (2002). Dissociable executive functions in the dynamic control of behavior: inhibition, error detection, and correction. *Neuroimage* 17: 1820-9.

Geffen GM, Butterworth P, Forrester GM, Geffen LB (1994). Auditory verbal learning test components as measures of the severity of closed-head injury. *Brain Inj* 8: 405-11.

Gerra G, Zaimovic A, Giucastro G, Maestri D, Monica C, Sartori R, Caccavari R, Delsignore R (1998). Serotonergic function after (+/-)3,4-methylene-dioxymethamphetamine ('Ecstasy') in humans. *Int Clin Psychopharmacol* 13: 1-9.

Gerra G, Zaimovic A, Ferri M, Zambelli U, Timpano M, Neri E, Marzocchi GF, Delsignore R, Brambilla F (2000). Long-lasting effects of (+/-)3,4-methylenedioxymethamphetamine (ecstasy) on serotonin system function in humans. *Biol Psychiatry* 47: 127-36.

Gerra G, Zaimovic A, Ampollini R, Giusti F, Delsignore R, Raggi MA, Laviola G, Macchia T, Brambilla F (2001). Experimentally induced aggressive behavior in subjects with 3,4-methylene-dioxymethamphetamine ("ecstasy") use history and psychobiological correlates. *Journal of Substance Abuse* 13: 471-91.

Gerra G, Zaimovic A, Moi G, Giusti F, Gardini S, Delsignore R, Laviola G, Macchia T, Brambilla F (2002). Effects of (+/-) 3,4-methylene-dioxymethamphetamine (ecstasy) on dopamine system function in humans. *Behav Brain Res* 134: 403-10.

Geschwinde T (1996). *Rauschdrogen. Marktformen und Wirkungsweisen.* Berlin: Springer.

Geyer MA, Braff DL (1982). Habituation of the Blink reflex in normals and schizophrenic patients. *Psychophysiology* 19: 1-6.

Geyer MA, Braff DL (1987). Startle habituation and sensorimotor gating in schizophrenia and related animal models. *Schizophr Bull* 13:643-68.

Geyer MA, Tapson GS (1988). Habituation of tactile startle is altered by drugs acting on serotonin- 2 receptors. *Neuropsychopharmacology* 1:135-47.

Geyer MA, Krebs-Thomson K, Braff DL, Swerdlow NR (2001). Pharmacological studies of prepulse inhibition models of sensorimotor gating deficits in schizophrenia: a decade in review. *Psychopharmacology* 156: 117-54.

Gillman PK (1998). Serotonin syndrome: history and risk. *Fundam Clin Pharmacol* 12: 482-91.

Gillman PK (1999). The serotonin syndrome and its treatment: *J Psychopharmacol* 13: 100-9.

Gledhill JA, Moore DF, Bell D, Henry JA (1993). Subarachnoidal haemorrhage associated with MDMA abuse. *J Neurol Neurosurg Psychiatry* 56: 1036-7.

Goad PT (1985). Report: Acute and subacute oral toxicity study of methylenedioxymethamphetamine in rats. EMD-AT-001. Intox laboratory, Redfield, AR.

Godefroy O (2003). Frontal syndrome and disorders of executive functions. *J Neurol* 250: 1-6.

Goldman-Rakic PS (1996). Regional and cellular fractionation of working memory. *Proc Natl Acad Sci U S A* 93: 13473-80.

Gore SM (1999). Fatal uncertainly: death-rate from use of ecstasy or heroin. *Lancet* 354: 1265-6.

Gouzoulis E, Steiger A, Ensslin M, Kovar KA, Hermle L (1992). Sleep-EEG effects of 3,4-Methylenedioxyethylamphetamine (MDE; „Eve") in healthy volunteers. *Biol Psychiatry* 32: 1109-17.

Gouzoulis E, von Bardeleben U, Rupp A, Kovar KA, Hermle L (1993). Neuroendocrine and cardiovascular effects of 3,4-Methylenedioxyethylamphetamine (MDE; „Eve") in healthy volunteers. *Neuropsychopharmacology* 8: 187-93.

Gouzoulis-Mayfrank E, Hermle L, Kovar KA, Sass H (1996). [Entactogenic drugs "ecstasy" (MDMA), "eve" (MDE) and other ring- substituted methamphetamine derivatives. A new class of substances among illegal designer drugs?]. *Nervenarzt* 67: 369-80.

Gouzoulis-Mayfrank E, Heekeren K, Thelen B, Lindenblatt H, Kovar KA, Sass H, Geyer MA (1998). Effects of the hallucinogen psilocybin on habituation and prepulse inhibition of the startle reflex in humans. *Behav Pharmacol* 9: 561-6.

Gouzoulis-Mayfrank E (1999). Psychotrope und neurobiologische Wirkungen. In Thomasius R (ed.): *Ecstasy – Wirkungen, Risiken, Interventionen.* Stuttgart: Enke.

Gouzoulis-Mayfrank E, Thelen B, Habermeyer E, Kunert HJ, Kovar KA, Lindenblatt H, Hermle L, Spitzer M, Sass H (1999). Psychopathological, neuroendocrine and autonomic effects of 3,4-Methylenedioxyethylamphetamine (MDE), psilocybin and d-methamphetamine in healthy volunteers. Results of an experimental double-blind placebo-controlled study. *Psychopharmacology* 142: 41-50.

Gouzoulis-Mayfrank E, Daumann J, Tuchtenhagen F, Pelz S, Becker S, Kunert HJ, Fimm B, Sass H (2000). Impaired cognitive performance in drug free users of recreational ecstasy (MDMA). *J Neurol Neurosurg Psychiatry* 68: 719-25.

Gouzoulis-Mayfrank, E, Hermle L, Kovar KA, Sass H (1996). [Entactogenic drugs "ecstasy" (MDMA), "eve" (MDE) and other ring- substituted methamphetamine derivatives. A new class of substances among illegal designer drugs?]. *Nervenarzt* 67(5): 369-80.

Gouzoulis-Mayfrank E, Daumann J, Sass H (2002a). [Chronic neurotoxic damage in ecstasy (MDMA) users. Review of the current state of research]. *Nervenarzt* 73: 405-21.

Gouzoulis-Mayfrank E, Becker S, Pelz S, Tuchtenhagen F, Daumann J (2002b). Neuroendocrine abnormalities in recreational ecstasy (MDMA) users: is it ecstasy or cannabis? *Biol Psychiatry* 51: 766-9.

Gouzoulis-Mayfrank E, Thimm B, Rezk M, Hensen G, Daumann J (2003). Memory impairment suggests hippocampal dysfunction in abstinent ecstasy users. *Prog Neuropsychopharmacol Biol Psychiatry* 27: 819-27.

Graeff FG, Guimaraes FS, De Andrade TG, Deakin JF (1996). Role of 5-HT in stress, anxiety, and depression. *Pharmacol Biochem Behav* 54: 129-41.

Grafman J, Jonas B, Salazar A (1990). Wisconsin Card Sorting Test performance based on location and size of neuroanatomical lesion in vietnam veterans with penetrating head injury. *Percept Mot Skills* 71: 1120-2.

Graham FK (1975). The more or less startling effects of weak prestimulation. *Psychophysiology* 12:238-48.

Grant S, Contoreggi C, London ED (2000). Drug abusers show impaired performance in a labratory test of decision-making. *Neuropsychologia* 38: 1180-7.

Gray JA, Owen S, Davis N, Tsaltas (1983). Psychological and physiological relations between anxiety and impulsivity. In Zuckerman (ed.): *Biological bases of sensation seeking, impulsivity, and anxiety.* Mahwah, New Jersey: Erlbaum.pp.181-217.

Green DM, Swets JA (1966). *Signal detection theory and psychophysics.* London: J. Wiley.

Green AR, Cross AJ, Goodwin GM (1995). Review of the pharmacology and clinical pharmacology of 3,4- methylenedioxymethamphetamine (MDMA or "Ecstasy"). *Psychopharmacology* (Berl) 119: 247-60.

Greer GR, Tolberg R (1986). Subjective reports of the effects of MDMA in a clinical setting. *J Psychoactive Drugs* 18: 802-5.

Greer GR, Tolberg R (1990). The therapeutic use of MDMA. In Peroutka SJ (ed.): *Ectasy. The clinical, pharmalogical and neurotoxicological effects of the drug MDMA.* Boston: Kluwer.

Grob CS, Poland RE, Chang L, Ernst T (1996). Psychobiologic effects of 3,4-methylenedioxymethamphetamine in humans: methodological considerations and preliminary observations. *Behav Brain Res* 73: 103-7.

Grob CS (2000). MDMA Neurotoxicity Research: Methodological Concerns. In: Turner JJ, Parrott AC, 'Is MDMA a human neurotoxin?': diverse views from the discussants. *Neuropsychobiology* 42: 42-8.

Groves PM, Thompson RF (1970). Habituation: a dual-process theory. *Psychol Rev* 77:419-50.

Gudelsky GA, Nash JF (1996). Carrier-mediated release of serotonin by 3,4-methylenedioxymethamphetamine: implications for serotonin-dopamine interactions. *J Neurochem* 66: 243-9.

Gudelsky GA, Yamamoto BK, Nash JF (1994). Potentiation of 3,4-methylenedioxymethamphetamine-induced dopamine release and serotonin neurotxicity by 5-HT2 receptor agonists. *Eur J Pharmacol* 264: 325-30.

Gustafson E, Moore R (1987). Noradrenaline neuron plasticity in developing rat brain: Effects of neonatal 6-hydroxydopamine demonstrated by dopamine-B-hydroxylase immunocytochemistry. *Dev Brain Res* 37: 143-55.

Halaris A, Jones B, Moore R (1976). Axonal transport in serotonin neurons of the midbrain raphe. *Brain Res* 107: 555-74.

Hampel H, Teipel SJ, Alexander GE, Pogarell O, Rapoport SI, Möller HJ (2002). In vivo imaging of region and cell type specific neocortical neurodegeneration in Alzheimer's disease. perspectives of MRI derived corpus callosum measurment for mapping disease progression and effects of therapy. evidence from studies with MRI, EEG and PET. *J Neural Transm* 109: 837-55.

Hansen JP, Riddle EL, Sandoval V, Brown JM, Gibb JW, Hanson GR, Fleckenstein AE (2002). Methylenedioxymethamphetamine decreases plasmalemmal and vesicular dopamine transport: mechanisms and implications for neurotoxicity. *J Pharmacol Exp Ther* 300: 1093-100.

Haney M, Ward AS, Comer SD, Foltin RW, Fischman MW (1999). Abstinence symptoms following smoked marijuana in humans. *Psychopharmacology* 141: 395-404

Hardman HF, Haavik CO, Seevers MH. (1973). Relationship of the structure of mescaline and seven analogs to toxicity and behavior in five species of laboratory animals. *Toxicolgy and Applied Pharmacology* 25: 299-309.

Harries DP, De Silva R (1992). 'Ecstasy' and intracerebral haemorrhage. *Scott Med J* 37: 150-2.

Harris DS, Baggott M, Mendelson JH, Mendelson JE, Jones RT (2002). Subjective and hormonal effects of 3,4- methylenedioxymethamphetamine (MDMA) in humans. *Psychopharmacology* 162: 396-405.

Harrison AA, Everitt BJ, Robbins TW (1999). Central serotonin depletion impairs both the acquisition and performance of a symmetrically reinforced go/no-go conditional visual discrimination. *Behav Brain Res 100*: 99-112.

Hatzidimitriou G, McCann DU, Ricaurte GA (1999). Altered serotonin innervation patterns in the forebrain of monkeys treated with (+/-)3,4-methylenedioxymethamphetamine seven years previously: factors influencing abnormal recovery. *J Neurosci* 19: 5096-107.

Hatzidimitriou G, Tsai EH, McCann UD, Ricaurte GA (2002). Altered prolactin response to M-chlorophenylpiperazine in monkeys previously treated with 3,4-methylenedioxymethamphetamine (MDMA) or fenfluramine. *Synapse* 44: 51-7.

Hazlett EA, Buchsbaum MS, Haznedar MM, Singer MB, Germans MK, Schnur DB, Jimenez EA, Buchsbaum BR, Troyer BT (1998). Prefrontal cortex glucose metabolism and startle eyeblink modification abnormalities in unmedicated schizophrenia patients. *Psychophysiology 35*: 186-98.

Hazlett EA, Buchsbaum MS (2001). Sensorimotor gating deficits and hypofrontality in schizophrenia. *Front Biosci 6*: D1069-72.

Hazlett EA, Buchsbaum MS, Tang CY, Fleischman MB, Wei TC, Byne W, Haznedar MM (2001). Thalamic activation during an attention-to-prepulse startle modification paradigm: a functional MRI study. *Biol Psychiatry 50*: 281-91.

Heal DJ, Philpot J, Molyneux SG, Merz A (1985). Intracerebroventricular administration of 5,7-dihydrotryptamine to mice increases both head-twitch response and the number of cortical 5-HT$_2$ receptors. *Neuropharmacology* 24: 1201-3.

Heckel RV, Hiers JM, Laval CJ, Allen SS (1980). Adult norms on the Kagan Matching Familiar Figures Test of Impulsivity/Reflection. *Catalog of Selected Documents in Psychology*. 11: 5.

Heckel RV, Allen SS, Andrews L, Roeder G, Ryba P, Zook W (1989). Normative data on the Kagan Matching Familiar Figures test for adult male incarcerates. *J Clin Psychol* 45: 155-60.

Heffernan TM, Jarvis H, Rodgers J, Scholey AB, Ling J (2001a). Prospective memory, everyday cognitive failure and central executive function in recreational users in ecstasy. *hum Psychopharmacol Clin Exp* 16: 607-12

Heffernan TM, Ling J, Scholey AB (2001b). Subjective ratings of prospective memory deficits in MDMA ('ecstasy') users. *Hum Psychopharmacol* 16: 339-44.

Hegadoren KM, Baker GB, Bourin M (1999). 3,4-Methylenedioxy analogues of amphetamine: defining the risks to humans. *Neurosci Biobehav Rev* 23: 539-53.

Hegerl U, Juckel G (1993). Intensity dependence of auditory evoked potentials as indicator of central serotonergic neurotransmission - a new hypothesis. *Biol Psychiatry* 33: 173-87.

Hegerl U, Juckel G, Möller HJ (1996). Ereigniskorrelierte Hirnpotentiale als Indikatoren neurochemischer Dysfunktionen bei psychiatrischen Patienten. *Nervenarzt* 67: 360-8.

Heinz A, Jones DW (2000). Serotonin transporters in ecstasy users. *Br J Psychiatry* 17: 193-5.

Helmers KF (2000). Impulsivity. In Kazdin AE (ed.): *Encyclopedia of Psychology*, Volume 4. New York: Oxford University Press.

Helmstaedter C, Elger CE (1996). Cognitive consequences of two-thirds anterior temporal lobectomy on verbal memory in 144 patients: a three-month follow-up study. *Epilepsia 37*: 171-80.

Helmstaedter C, Grunwald T, Lehnertz K, Gleissner U, Elger CE (1997). Differential involvement of left temporolateral and temporomesial structures in verbal declarative learning and memory: evidence from temporal lobe epilepsy. *Brain Cogn 35*: 110-31.

Helmstaedter C, Lendt M, Lux S (2001). *Verbaler Lern- und Merkfähigkeitstest*. Göttingen: Beltz.

Henry JA, Jeffreys KJ, Dawling S (1992). Toxicity and deaths from 3,4-methylenedioxymethamphetamine (ecstasy). *Lancet* 340: 384-7.

Herpertz S, Sass H (1997). [Impulsiveness and impulse control. On the psychological and psychopathological conceptualization]. *Nervenarzt* 68: 171-83.

Hervias I, Lasheras B, Aguirre N (2000). 2-Deoxy-D-glucose prevents and nicotinamide potentiates 3,4-methylenedioxymethamphetamine-induced serotonin neurotoxicity. *Neurochem* 75: 982-90.

Herzog H (2001). In vivo functional imaging with SPECT and PET. *Radiochim Acta* 89: 203-14.

Hiramatsu M, Kumagai Y, Unger SE, Cho AK (1990). Metabolism of methylenedioxymethamphetamine: formation of dihydroxymethampetamine and a quinone identified as ist glutathione adduct. *J Pharmacol Exp Ther* 254: 521-7.

Hirschfeld RM (2000). History and evolution of the monoamine hypothesis of depression. *J Clin Psychiatry* 61: 4-6.

Hökfelt T, Broberger C, Xu ZQ, Sergeyev V, Ubink R, Diez M (2000). Neuropeptides--an overview. *Neuropharmacology 39*: 1337-56.

Hoffman HS, Ison JR (1980). Reflex modification in the domain of startle: I. Some empirical findings and their implications for how the nervous system processes sensory input. *Psychol Rev* 87:175-89.

Hoffman HS, Searle JL (1968). Acoustic and temporal factors in the evocation of startle. *J Acoust Soc Am* 43:269-82.

Holden R, Jackson MA (1996). Near-fatal hyponatraemic coma due to vasopressin over-secretion after „ecstasy" (3,4-MDMA). *Lancet* 347: 1052.

Holmes SB, Banerjee AK, Alexander WD (1999). Hyponatraemia and seizures after ectasy use. *Postgrad Med J* 75: 32-3.

Hooft PJ, van der Voorde HP (1994). Reckless behaviour related to the use of 3,4-methylenedioxymethamphetamine (ecstasy): apropous of a fatal accident during car-surfing. *Int J Legal Med* 106: 328-9.

Horn NR, Dolan M, Elliott R, Deakin JF, Woodruff PW (2003). Response inhibition and impulsivity: an fMRI study. *Neuropsychologia* 41: 1959-66.

Hotchkiss AJ, Gibb JW (1980). Long-term effects of multiple doses of methamphetamine on tryptophan hydroxylase and tyrosine hydroxylase activity in rat brain. *J Pharmacol Exp Ther* 214: 257-62.

Hoyer D, Hannon JP, Martin GR (2002). Molecular, pharmacological and functional diversity of 5-HT receptors. *Pharmacol Biochem Behav* 71: 533-54.

Huestis MA, Cone EJ (1998). Urinary excretion half-life of 11-nor-9-carboxy-delta9-tetrahydrocannabinol in humans. *Ther Drug Monit* 20: 570-6

Hüther G, Rüther E (2000). *Das serotonerge System*. Bremen: Uni Med Verlag.

Hüther G, Zhou D, Rüther E (1997). Causes and consequences of the loss of serotonergic presynapses elicited by the consumption of 3,4-methylenedioxymethamphetamine (MDMA, "ecstasy") and its congeners. *J Neural Transm* 104: 771-94

Insel TR, Battaglia G, Johannessen JN, Marra S, De Souza EB (1989). 3,4-Methylene-dioxymethamphetamine ("ecstasy") selectively destroys brain serotonin terminals in rhesus monkeys. *J Pharmacol Exp Ther* 249: 713-20.

Iwersen S, Schmoldt A (1996). Two very different fatal cases associated with the use of methylenedioxyethylamphetamine (MDEA): Eve as deadly as Adam. *J Toxicol Clin Toxicol* 34:241-4.

Jacks AS, Hykin PJ (1998). Retinal haemorrhage caused by "ecstasy". *Br J Ophthalmol* 82: 842-3.

Jacobs BL, Fornal CA (1995). Serotonin and behavior. A general hypothesis. In Bloom FE, Kupfer DJ (eds.): *Psychopharmacology: The fourth generation of progress*. New York: Raven Press.

James W (1890). *Principles of psychology*. New York: Holt.

Jansen KL (1999). Ecstasy (MDMA) dependence. *Drug Alcohol Depend* 53: 121-4.

Jentsch JD, Taylor JR (1999). Impulsivity resulting from frontostriatal dysfunction in drug abuse: implications for the control of behavior by reward-related stimuli. *Psychopharmacology* (Berl) 146: 373-90.

Johansson C, Jackson DM, Zhang J, Svensson L (1995). Prepulse inhibition of acoustic startle, a measure of sensorimotor gating: effects of antipsychotics and other agents in rats. *Pharmacol Biochem Behav* 52: 649-54.

Johnson EA, Shvedova AA, Kisin E, O'Callaghan JP,Kommineni C, Miller DB (2002). d-MDMA during vitamin E deficiency: effects on dopaminergic neurotoxicity and hepatotoxicity. *Brain Res* 933: 150-63.

Jones AL, Simpson KJ (1999). Mechanisms and managment of hepatotoxicity in ecstasy (MDMA) and amphetamine intoxications. *Aliment Pharmacol Ther* 13: 129-33.

Jonsson G, Sachs C (1982). Changes in the development of central noradrenergic neurons after neonatal leasions. *Brain Res Bull* 9: 641-50.

Jonsson G, Pollare T, Hallman H, Sachs C (1978). Development plasticity of central serotonin neurons after 5,7-dihydroxytryptamine treatment. *Ann NY Acad Sci* 305: 328-45.

Kagan J, Rosman BL, Day, D, Albert J, Phillips W (1964). Information processing in the child: Significance of analytic and reflective attitudes. *Psychological Monographs* 78, No. 578.

Kagan J (1966). Reflection-Impulsivity: The Generality and Dynamics of Conceptual Tempo. *Journal of Abnormal Psychology* 71: 17-24.

Kalant H (2001). The pharmacology and toxicology of "ecstasy" (MDMA) and related drugs. *CMAJ* 165: 917-28.

Kalia M (2000). Do validated biological measures of neurotoxicity really support the claim that MDMA is neurotoxcic to man? In: Turner JJ, Parrott AC, 'Is MDMA a human neurotoxin?': diverse views from the discussants. *Neuropsychobiology* 42: 42-8.

Kato Y, Nakai Y, Imura H, Chihara K, Ogo S (1974). Effect of cyproheptadine on 5-hydroxytrypthphan on plasma prolactin levels in man. *J Clin Endocrinol Metab* 38:696-703.

Kawachi T, Ishii K, Sakamoto S, Matsui M, Mori T, Sasaki M (2002). Gender differences in cerebral glucose metabolism: a PET study. *J Neurol Sci* 199: 79-83

Kehne JH, Padich RA, McCloskey TC, Taylor VL, Schmidt CJ (1996). 5-HT modulation of auditory and visual sensorimotor gating: I. Effects of 5-HT releasers on sound and light prepulse inhibition in Wistar rats. *Psychopharmacology* 124:95-106.

Keilp JG, Herrera J, Stritzke P, Cornblatt BA (1997). The continuous performance test, identical pairs version (CPT-IP): III. Brain functioning during performance of numbers and shapes subtasks. *Psychiatry Res* 74: 35-45.

Kety S (1974). From rationalization to reason. *Am J Psychiatry* 131: 957-63.

Kew JJ, Leigh PN, Playford ED, Passingham RE, Goldstein LH, Frackowiak RS, Brooks DJ (1993). Cortical function in amyotrophic lateral sclerosis. A positron emission tomography study. *Brain* 116 (Pt 1): 655-80.

Kew JJ, Brooks DJ, Passingham RE, Rothwell JC, Frackowiak RS, Leigh PN (1994). Cortical function in progressive lower motor neuron disorders and amyotrophic lateral sclerosis: a comparative PET study. *Neurology* 44: 1101-10.

Kirchner-Nebot T, Amador-Campos JA (1998). Internal consistency of scores on Matching Familiar Figures Test-20 and correlation of scores with age. *Percept Mot Skills* 86: 803-7.

Kish SJ, Furukawa Y, Ang L, Vorce SP, Kalasinsky KS (2000). Striatal serotonin is depleted in brain of a human MDMA (Ecstasy) user. *Neurology* 55: 294-6.

Kish SJ (2002a). How strong is the evidence that brain serotonin neurons are damaged in human users of ecstasy? *Pharmacol Biochem Behav* 71: 845-55.

Kish SJ (2002b). Effects of MDMA (ecstasy) use and abstention on serotonin neurons. *Lancet* 359:1616-8.

Klaassen T, Riedel WJ, Deutz NE, van Someren A, van Praag HM (1999). Specificity of the tryptophan depletion method. *Psychopharmacology* (Berl) 141: 279-86.

Klinger MR, Greenwald AG (1995). Unconscious priming of association judgements. *Journal of Experimental Psychology: Learning, Memory, and Cognition* 21: 569-81.

Klugman A, Hardy S, Baldeweg T, Gruzelier J (1999). Toxic effect of MDMA on brain serotonin neurons. *Lancet* 353: 1269-70; author reply 1270-1.

Klunk WE, Panchalingam K, Moossy J, McClure RJ, Pettegrew JW (1992). N.acetyl-L-aspartate and other amino acid metabolites in Alzheimer's disease brain: a preliminary proton nuclear magnetic resonance study. *Neurology* 42: 1578-85.

Koch M (1999). The neurobiology of startle. *Prog Neurobiol* 59:107-28.

Kofler M, Muller J, Reggiani L, Valls-Sole J (2001). Influence of gender on auditory startle responses. *Brain Res* 921: 206-10

Kraemer T, Maurer HH (2002). Toxicokinetics of amphetamines: metabolism and toxicokinetic data of designer drugs, amphetamine, methamphetamine, and their N-alkyl derivatives. *Ther Drug Monit* 24: 277-89.

Kraus L, Augustin R (2001). *Repräsentativerhebung zum Gebrauch psychoaktiver Substanzen bei Erwachsenen in Deutschland 2000*. München: IFT.

Krawczyk DC (2002). Contributions of the prefrontal cortex to the neural basis of human decision making. *Neurosci Biobehav Rev* 26: 631-64

Krystal JH, Price LH, Opsahl C, Ricaurte GA, Heninger GR (1992). Chronic 3,4-methylenedioxymethamphetamine (MDMA) use: effects on mood and neuropsychological function? *Am J Drug Alcohol Abuse* 18: 331-41

Kuhl ED, Edwards RQ (1963). Image separation radioisotope scanning. *Radiology* 80: 653-62.

Kuikka JT, Ahonen AK (1999). Toxic effect of MDMA on brain serotonin neurons. *Lancet* 353: 1269.

Kumari V, Gray JA (1999). Smoking withdrawal, nicotine dependence and prepulse inhibition of the acoustic startle reflex. *Psychopharmacology* 141: 11-5.

LaBerge D (2000). Networks of Attention. In Gazzaniga MS (ed.): *The new cognitive neuroscience*, 2nd ed. Cambridge: MIT Press.

Lavelle A, Honner V, Docherty JR (1999). Investigation of the prjunctional alpha2-adrenoreceptor mediated actions of MDMA in rat atrium and vas deferens. *British Journal of Pharmacology* 128: 975-80.

Lawrence AD, Sahakian BJ, Hodges JR, Rosser AE, Lange KW, Robbins TW (1996). Executive and mnemonic functions in early Huntington's disease. *Brain* 119: 1633-45.

Leathem JM, Body CM (1997). Neuropsychological sequelae of head injury in a New Zealand adolescent sample. *Brain Inj 11*: 565-75.

Lee TM, Liu HL, Feng CM, Hou J, Mahankali S, Fox PT, Gao JH (2001). Neural correlates of response inhibition for behavioral regulation in humans assessed by functional magnetic resonace imaging. *Neurosci Lett* 309: 109-12.

Lehrl S (1999). *Mehrfachwahl-Wortschatz-Intelligenztest (MWT-B)*. 4. Überarbeitete Auflage. Göttingen: Hogrefe.

LeMarquand D, Pihl RO, Benkelfat C (1994a). Serotonin and alcohol intake, abuse, and dependence: clinical evidence. *Biol Psychiatry* 36: 326-37.

LeMarquand D, Pihl RO, Benkelfat C (1994b). Serotonin and alcohol intake, abuse, and dependence: findings of animal studies. *Biol Psychiatry* 36: 395-421.

LeMarquand DG, Benkelfat C, Pihl RO, Palmour RM, Young SN (1999). Behavioral disinhibition induced by tryptophan depletion in nonalcoholic young men with multigenerational family histories of paternal alcoholism. *Am J Psychiatry* 156: 1771-9.

LeSage M, Clark R, Poling A (1993). MDMA and memory: the acute and chronic effects of MDMA in pigeons performing under a delayed-matching-to-sample procedure. *Psychopharmacology* 110: 327-32

Lester SJ, Baggott M, Welm S, Schiller NB, Jones RT, Foster E, Mendelson J (2000). Cardiovascular effects of 3,4- methylenedioxymethamphetamine. A double-blind, placebo-controlled trial. *Ann Int Med* 133: 969-73.

Lew R, Sabol KE, Chou C, Vosmer, GL, Seiden LS (1996). Methylenedioxymethamphetamine-induced serotonin deficits are followed by partial recovery over a 52-week period. II. Radioligand binding and autoradiography studies. *J Pharmacol Exp Ther* 276: 855-65.

Lezak MD (1983). *neuropsychological assessment* (2nd ed.). New York: Oxford University Press.

Liddle PF, Kiehl KA, Smith AM (2001). Event-related fMRI study of response inhibition. *Human Brain Mapping* 12: 100-9.

Lieb R, Schuetz C, Pfister H, von Sydow K, Wittchen H (2002). Mental disorders in ecstasy users: a prospective-longitudinal investigation. *Drug Alcohol Depend* 68: 195.

Liechti ME, Baumann C, Gamma A, Vollenweider FX (2000). Acute psychological effects of 3,4-methylenedioxymethamphetamine (MDMA, "Ecstasy") are attenuated by the serotonin uptake inhibitor citalopram. *Neuropsychopharmacology* 22: 513-21.

Liechti ME, Geyer MA, Hell D, Vollenweider FX (2001). Effects of MDMA (Ecstasy) on Prepulse Inhibition and Habituation of Startle in Humans after Pretreatment with Citalopram, Haloperidol, or Ketanserin. *Neuropsychopharmacology* 24: 240-52.

Liechti ME, Vollenweider FX (2001). Which neuroreceptors mediate the subjective effects of MDMA in humans? A summary of mechanistic studies. *Hum Psychopharmacol Clin Exp* 16: 589-98

Loper AB, Hallahan DP (1980). A comparison of the reliability and validity of the standard MFF and MFF 20 with learning-disabled children. *J Abnorm Child Psychol 8*: 377-84.

Lora-Tamayo C, Tena T, Rodriguez A (1997). Amphetamine derivative related deaths. *Forensic Sci Int* 85: 149-57.

Lucki I, Ward HR, Frazer A (1989). Effect of 1-(m-chlorophenyl)piperazine and 1-(m-trifluoromethylphenyl)piperazine on locomotor activity. *J Pharmacol Exp Ther* 249: 155-64.

Lurija AR (1993). *Das Gehirn in Aktion*. Reinbeck: Rowohlt.

Lyon RA, Glennon RA, Titeler M (1986). 3,4-Methylenedioxymethamphetamine (MDMA): Stereoselective interactions at brain 5-HT1 and 5-HT2 receptors. *Psychopharmacology* 88: 525-6.

MacInnes N, Handley SL, Harding GF (2001). Former chronic methylenedioxymethamphetamine (MDMA or ecstasy) users report mild depressive symptoms. *J Psychopharmacol* 15: 181-6.

Malberg JE, Seiden LS (1998). Small changes in ambient temperature causes large changes in 3,4- methylenedioxymethamphetamine (MDMA)-induced serotonin neurotoxicity and core body temperature in the rat. *J Neurosci* 18: 5086-94.

Manchanda S, Connolly MJ (1993). Cerebral infarction in association with ecstasy abuse. *Postgrad Med J* 69: 874- 5.

Manes F, Sahakian B, Clark L, Rogers R, Antoun N, Aitken M, Robbins T (2002). Decision-making processes following damage to the prefrontal cortex. *Brain* 125: 624-39.

Mansbach RS, Braff DL, Geyer MA (1989). Prepulse inhibition of the acoustic startle response is disrupted by N- ethyl-3,4-methylenedioxyamphetamine (MDEA) in the rat. *Eur J Pharmacol* 167:49-55.

Mansbach RS, Rovetti CC, Winston EN, Lowe JA, 3rd (1996). Effects of the cannabinoid CB1 receptor antagonist SR141716A on the behavior of pigeons and rats. *Psychopharmacology* (Berl) 124: 315-22

Marston HM, Reid ME, Lawrence JA, Olverman HJ, Butcher SP (1999). Behavioural analysis of the acute and chronic effects of MDMA treatment in the rat. *Psychopharmacology* (Berl) 144: 67-76.

Martin RS, Secchi RL, Sung E, Lemaire M, Bonhaus DW, Hedley LR, Lowe DA (2003). Effects of cannabinoid receptor ligands on psychosis-relevant behavior models in the rat. *Psychopharmacology* (Berl) 165: 128-35

Martinez DL, Geyer MA (1997). Characterization of the disruptions of prepulse inhibition and habituation of startle induced by alpha-ethyltryptamine. *Neuropsychopharmacology* 16:246-55.

Mas M, Farré M, de la Torre R, Roset PN, Ortuno J, Segura J, Cami J (1999). Cardiovascular and neuroendocrine effects and pharmacokinetics of 3,4-methylenedioxymethamphetamine in humans. *J Pharmacol Exp Ther* 290: 136-45.

Maurer HH, Bickeboeller-Friedrich J, Kraemer T, Peters FT (2000). Toxicokinetics and analytical toxicology of amphetamine-derived designer drugs (‚ecstasy‘). *Toxicol Lett* 112-3: 133-42.

Mayer E, Reicherts M, Deloche G, Willadino-Braga L, Taussik I, Dordain M, Van der Linden M, Annoni JM (2003). Number processing after stroke: anatomoclinical correlations in oral and written codes. *J Int Neuropsychol Soc 9*: 899-912.

Mayeux R (2003). Epidemiology of neurodegeneration. *Annu Rev Neurosci 26*: 81-104.

Mazas CA, Finn PR, Steinmetz JE (2000). Decision making biases, antisocial personality, and early-onset alcoholism. *Alcoholism: Clinical and Experimental Research* 24: 1036-40.

McCann UD, Ricaurte GA (1991). Lasting neuropsychiatric sequelae of (+/-)3,4-methylenedioxymethamphetamine ("Ecstasy") in recreational users. *J Psychopharmacol* 11: 302-5.

McCann UD, Ridenour A, Shaham Y, Ricaurte GA (1994). Serotonin neurotoxicity after (+/-)3,4-methylenedioxymethamphetamine (MDMA; "Ecstasy"): a controlled study in humans. *Neuropsychopharmacology* 10: 129-38.

McCann UD, Lowe KA, Ricaurte GA (1997). Longlasting effects of recreational drugs of abuse on the central nerve system. *Neuroscientist* 3: 399-411.

McCann UD, Szabo Z, Scheffel U, Dannals RF and Ricaurte GA (1998). Positron emission tomographic evidence of toxic effect of MDMA („Ecstasy") on brain serotonin neurons in human beings. *Lancet* 352: 1433-7.

McCann UD, Eligulashvili V, Mertl M, Murphy DL, Ricaurte GA (1999a). Altered neuroendocrine and behavioral responses to m- chlorophenylpiperazine in 3,4-methylenedioxymethamphetamine (MDMA) users. *Psychopharmacology* (Berl) 147: 56-65.

McCann UD, Mertl M, Eligulashvili V, Ricaurte GA (1999b). Cognitive performance in (+/-) 3,4-methylenedioxymethamphetamine (MDMA, „ecstasy") users: a controlled study. *Psychopharmacology* (Berl) 143: 417-25.

McCann UD, Eligulashvili V, Ricaurte GA (2000). (+/-)3,4-Methylenedioxymethamphetamine ('Ecstasy')-induced serotonin neurotoxicity: clinical studies. *Neuropsychobiology* 42: 11-16.

McCreary AC, Bankson MG, Cunningham KA (1999). Pharmacological studies of the acute and chronic effects of (+)-3, 4- methylenedioxymethamphetamine on locomotor activity: role of 5- hydroxytryptamine(1A) and 5-hydroxytryptamine(1B/1D) receptors. *J Pharmacol Exp Ther* 290: 965-73.

McGregor IS, Clemens KJ, van der Plasse G, Li KM, Hunt GE, Chen F, Lawrence AJ (2003). Increased Anxiety 3 Months after Brief Exposure to MDMA ('Ecstasy') in Rats: Association with Altered 5-HT Transporter and Receptor Density. *Neuropsychopharmacology* 28: 1472-84

McGuire PK, Cope H, Fahy TA (1994). Diversity of psychopathology associated with use of 3,4- methylenedioxymethamphetamine ('Ecstasy'). *Br J Psychiatry* 165: 391-5.

McKenna DJ, Peroutka SJ (1990). Neurochemistry and neurotoxicity of 3,4-methylenedioxymethamphetamine (MDMA, 'ecstasy'). *J Neurochem* 54: 14-22.

McMillan DE, Owens SM (1995). Extrapolating scientific Data from animals to humans in behavioral toxicology and behavioral pharmacology. In Chang LW, Slikker W (eds.), *Neurotoxicology. Approaches and methods.* San Diego: Academic Press.

Meltzer HY, Fesseler RG, Simonovic M, Fang VS (1978). The effect of mescaline, 3,4-dimethoxyphenethylamine and 2,5-dimethoxy-4-methylamphetamine on rat plasma prolactine: evidence for serotonergic mediation. *Life Sci* 23: 1185-92.

Meltzer HY, Simonovic M, Fang VS, Goode DJ (1981). Neuroendocrine effects of psychomimetic drugs. *J McLean Hosp* 6: 115-37.

Meneses A (1999). 5-HT system and cognition. *Neurosci Biobehav Rev* 23: 1111-25.

Messer SB, Brodzinsky DM (1981). Three year stablility of reflection-impulsivity in young adolescents. *Dev Psychol* 17: 848-50.

Miller L (1985). Cognitive risk-taking after frontal or temporal lobectomy - I: the synthesis of fragmented visual information. *Neuropsychologia* 23: 359-69.

Miller L (1992). Impulsivity, risk-taking, and the ability to synthsize fragmented information after frontal lobectomy. *Neuropsychologia* 30: 69-79.

Miller L, Milner B (1985). Cognitive risk-taking after frontal or temporal lobectomy - I: the synthesis of phonemic and semantic information. *Neuropsychologia* 23: 371-9.

Milroy CM, Clark JC, Forrest ARW (1996). Pathology of deaths associated with "ectsasy" and "eve" misuse. *J Clin Pathol* 49: 149-53.

Mithoefer M, Jerome L, Doblin R (2003). MDMA ("ecstasy") and neurotoxicity. *Science* 300: 1504-5.

Moeller FG, Barratt ES, Dougherty DM, Schmitz JM, Swann AC (2001). Psychiatric aspects of impulsivity. *Am J Psychiatry* 158: 1783-93.

Moeller FG, Dougherty DM, Barratt ES, Oderinde V, Mathias CW, Harper RA, Swann AC (2002). Increased impulsivity in cocaine dependent subjects independent of antisocial personality disorder and aggression. *Drug Alcohol Depend* 68: 105-11.

Moir AT, Aschcroft TB, Crawford D, Eccleston D, Gulbert H (1970). Cerebral metabolites in cerebrospinal fluid as a biochemical approach to the brain. *Brain* 93: 357-68.

Molliver ME, Berger UV, Mamounas LA, Molliver DC, O'Hearn EG, Wilson MA (1990). Neurotoxicity of MDMA and related compounds: Anatomic studies. *Ann NY Acad Sci* 600: 640-64.

Monterosso J, Ainslie G (1999). Beyond discounting: possible experimental models of impulse control. *Psychopharmacology* (Berl) 146: 339-47

Monterosso J, Ehrman R, Napier KL, O'Brien CP, Childress AR (2001). Three decision-making tasks in cocaine-dependent patients: do they measure the same construct? *Addiction* 96: 1825-37

Montoya AG, Sorrentino R, Lukas SE, Price BH (2002). Long-term neuropsychiatric consequences of "ecstasy" (MDMA): a review. *Harv Rev Psychiatry* 10: 212-20.

Mordenti J, Chappell W (1989). The use of interspezies scaling in toxicokinetics. In Yacobi A, Kelly J, Batral V (eds.): *Toxicokinetics in new drug development.* New York: Pergamon Press, S. 42-96.

Morgan MJ (1998). Recreational use of "ecstasy" (MDMA) is associated with elevated impulsivity. *Neuropsychopharmacology* 19: 252-64.

Morgan MJ (1999). Memory deficits associated with recreational use of „ecstasy" (MDMA). *Psychopharmacology* (Berl) 141: 30-6.

Morgan MJ (2000). Ecstasy (MDMA): a review of its possible persistent psychological effects. *Psychopharmacology* (Berl) 152: 230-48.

Morgan MJ, McFie L, Fleetwood H, Robinson JA (2002). Ecstasy (MDMA): are the psychological problems associated with its use reversed by prolonged abstinence? *Psychopharmacology* (Berl) 159: 294-303.

Morley KC, Gallate JE, Hunt GE, Mallet PE, McGregor IS (2001). Increased anxiety and impaired memory in rats 3 months after administration of 3,4-methylenedioxymethamphetamine ("ecstasy"). *Eur J Pharmacol* 433: 91-9.

Motter BC (1998). Neurophysiology of visual attention. In Parasuraman R (ed.): *The attentive brain.* Cambridge: MIT Press.

Müller H, Hasse-Sander I, Horn R, Helmstaedter C, Elger CE (1997). Rey Auditory-Verbal Learning Test: structure of a modified German version. *J Clin Psychol* 53: 663-71.

Müller HJ, Krummenacher J (2002). Aufmerksamkeit. In Müsseler J, Prinz W (eds.): *Lehrbuch Allgemeine Psychologie.* Heidelberg: Spektrum Akademischer Verlag.

Murphy DL, Lesch KP, Aulakh CS, Pigott TA (1991). Serotonin-selective arylpiperazines with neuroendocrine, behavioral, temperature and cardiovascular effects in humans. *Pharmacol Rev* 43: 527-52.

Murphy DL, Anndrews AM, Wichems CH, Li Q, Tohda M, Greenberg B (1998). Brain serotonin neurotransmission: an overview and update with an emphasis on serotonin subsystem heterogeneity, multiple receptors, interactions with other neurotransmitter systems, and consequent implications for understanding the actions of serotonergic drugs. *J Clin Psychiatry* 59 (suppl 15):4-12.

Myhrer T (2003). Neurotransmitter systems involved in learning and memory in the rat: a meta-analysis based on studies of four behavioral tasks. *Brain Res Brain Res Rev* 41: 268-87.

Näätänen R (1992). *Attention and brain function.* Hillsdale, New York: Erlbaum.

National Institute of Drug Abuse (NIDA) (1993). NIDA capsules, CAP 16. US Departmet of Health and Human Services.

Naudon L, Leroux-Nicollet I, Constentin J (1994). Short-term treatments with haloperidol or bromocryptine do not alter the density of the vesicular monoamine transporter. *Neurosci Lett* 173: 1-4.

Newman JP (1987). Reaction to punishment in extroverts and psychopaths: Implications for the impulsive behavior of disinhibited individuals. *Journal of Research in Personality* 21: 464-80.

Newman JP, Kosson DS (1986). Passive avoidance learning in psychopathic and nonpsychopathic offenders. *J Abnorm Psychol* 95: 252-6.

Newman JP, Patterson CM, Howland EW, Nichols SL (1990). Passive avoidance in psychopaths: The effects of reward. *Person Individ Diff* 11: 1101-14.

Nichols DE (1986). Differences between the mechanisms of action of MDMA, MBDB, and the classic hallucinogens. Identification of a new therapeutic class: Enactogens. *Journal of Psychoactive Drugs* 18: 305-15.

Nixdorf WL, Burrows KB, Gudelsky G, Yamamoto BK (2001). Enhancement of 3,4-methylenedioxymethamphetamine neurotoxicity by the energy inhibitor malonate. *Neurochem* 77: 647-54.

Nuechterlein KH (1983). Signal detection in vigilance tasks and behavioral attributes among offspring of schizophrenic mothers and among hyperactive children. *J Abnorm Psychol* 92: 4-28.

Obergriesser T, Ende G, Braus DF, Henn FA (2001). Hippocampal 1H-MRSI in ecstasy users. *Eur Arch Psychiatry Clin Neurosci* 251: 114-6.

Obrocki J, Buchert R, Vaterlein O, Thomasius R, Beyer W, Schiemann T (1999). Ecstasy--long-term effects on the human central nervous system revealed by positron emission tomography. *Br J Psychiatry* 175: 186-8.

Obrocki J, Schmoldt A, Buchert R, Andresen B, Petersen K, Thomasius R (2002). Specific neurotoxicity of chronic use of ecstasy. *Toxicol Lett* 127: 285-97.

O'Callaghan JP, Miller DB (1994). Neurotoxicity profiles of substituted amphetamines in the C57BL/6J mouse. *J Pharmacol Exp Ther* 270: 741-51.

O'Hearn E, Battaglia G, De Souza EB, Kuhar MJ, Molliver ME (1988). 3,4-Methylenedioxyamphetamine (MDA) and 3,4-Methylenedioxymethamphetamine (MDMA) cause ablation of serotonergic axon terminals in forebrain: immunocytochemical evidence. *J Neurosci* 8: 2788-803.

O'Shea E, Esteban B, Camarero J, Green AR, Colado MI (2001). Effect of GBR 12909 and fluoxetine on the acute and longterm changes induced by MDMA ('ecstasy') on the 5-HT and dopamine concentrations in mouse brain. *Neuropharmacology* 40: 65-74.

Overstreet DH (1977). Pharmacological approaches to habituation of the acoustic startle response in rats. *Physiol Psychol* 5:230-8.

Owen AM, James M, Leigh PN, Summers BA, Marsden CD, Quinn NP, Lange KW, Robbins TW (1992). Fronto-striatal deficits at different stages of Parkinson's disease. *Brain* 115: 1727-51.

Owen AM, Evans AC, Petrides M (1996). Evidence for a two stage model of spatial working memory processing within the lateral frontal cortex: a PET study. *Cereb Cortex* 6: 31-38.

Owen AM (1997). The functional organization of working memory processes within the human lateral frontal cortex: the contribution of functional neuroimaging. *Eur J Neurosci* 9: 1329-39.

Pacifici R, Zuccaro P, Farre M, Pichini S, Di Carlo S, Roset PN, Hernandez Lopez C, Ortuno J, Segura J, Cami J, de la Torre R (2000). Immunomodulating activity of MDMA. *Ann N Y Acad Sci* 914: 215-24

Pacifici R, Zuccaro P, Farre M, Pichini S, Di Carlo S, Roset PN, Palmi I, Ortuno J, Menoyo E, Segura J, de la Torre R (2002). Cell-mediated immune response in MDMA users after repeated dose administration: studies in controlled versus noncontrolled settings. *Ann N Y Acad Sci* 965: 421-33.

Paris JM, Cunningham KA (1991). Lack of serotonin neurotoxicity after intraraphe microinjection of (+)-methylenedioxymethamphetamine(MDMA). *Brain Res Bull* 28: 115-9.

Parkes JD, Debono AG, Jenner P, Walters J (1977). Amphetamine, growth hormone and narcolepsy. *Br J Clin Pharmacol* 4: 343-9.

Parnefjord R (1999). *Das Drogentaschenbuch*. Stuttgart: Thieme.

Parrott AC, Lasky J (1998). Ecstasy (MDMA) effects upon mood and cognition: before, during and after a Saturday night dance. *Psychopharmacology* (Berl) 139: 261-8.

Parrott AC, Lees A, Garnham NJ, Jones M, Wesnes K (1998). Cognitive performance in recreational users of MDMA or 'ecstasy': evidence for memory deficits. *J Psychopharmacol* 12: 79-83.

Parrott AC (2000). Human research on MDMA (3,4-methylenedioxymethamphetamine) neurotoxicity: cognitive and behavioural indices of change. *Neuropsychobiology* 42: 17-24.

Parrott AC, Sisk E, Turner JJ (2000). Psychobiological problems in heavy 'ecstasy' (MDMA) polydrug users. *Drug Alcohol Depend* 60: 105-10.

Parrott AC (2001). Human psychopharmacology of Ecstasy (MDMA): a review of 15 years of empirical research. *hum Psychopharmacol Clin Exp* 16: 557-77.

Parrott AC, Milani RM, Parmar R, Turner JD (2001). Recreational ecstasy/MDMA and other drug users from the UK and Italy: psychiatric symptoms and psychobiological problems. *Psychopharmacology* (Berl) 159: 77-82.

Parrott AC (2002). Recreational Ecstasy/MDMA, the serotonin syndrome, and serotonergic neurotoxicity. *Pharmacol Biochem Behav* 71: 837-44.

Parsey RV, Kegeles LS, Hwang DR, Simpson N, Abi-Dargham A, Mawlawi O, Slifstein M, Van Heertum RL, Mann JJ, Laruelle M (2000). In vivo quantification of brain serotonin transporters in humans using [11C]McN 5652. *J Nucl Med* 41:1465-77.

Parwani A, Duncan EJ, Bartlett E, Madonick SH, Efferen TR, Rajan R, Sanfilipo M, Chappell PB, Chakravorty S, Gonzenbach S, Ko GN, Rotrosen JP (2000). Impaired prepulse inhibition of acoustic startle in schizophrenia. *Biol Psychiatry* 47: 662-9.

Patton JH, Stanford MS, Barratt ES (1995). Factor structure of the Barratt impulsiveness scale. *J Clin Psychol* 51: 768-74.

Paule MG (1995). Approaches to utilizing aspects of cognitive function as indicators of neurotoxicity. In Chang LW, Slikker W (eds.), *Neurotoxicology. Approaches and methods*. San Diego: Academic Press.

Paulescu E, Frith CD, Frackowiak RS (1993). The neural correlates of the verbal component of working memory. *Nature* 362: 342-5.

Paulus MP, Hozack NE, Zauscher BE, Frank L, Brown GG, Braff DL, Schuckit MA (2002). Behavioral and functional neuroimaging evidence for prefrontal dysfunction in methamphetamine-dependent subjects. *Neuropsychopharmacology* 26: 53-63.

Paulus MP, Hozack N, Frank L, Brown GG, Schuckit MA (2003). Decision making by methamphetamine-dependent subjects is associated with error-rate-independent decrease in prefrontal and parietal activation. *Biol Psychiatry* 53: 65-74.

Peigneux P, Laureys S, Delbeuck X, Maquet P (2001). Sleeping brain, learning brain. The role of sleep for memory systems. *Neuroreport* 12: A111-24.

Pentney, A. R. (2001). An exploration of the history and controversies surrounding MDMA and MDA. *J Psychoactive Drugs* 33(3): 213-21.

Peroutka SJ (1987). Incidence of recreational use of MDMA 'ectasy' on an underground campus. *N Engl J Med* 317:1542-3.

Peroutka SJ (1990). Recreational use of MDMA. In Peroutka SJ (ed.): *Ecstasy. The clinical, pharmacological and neurotoxicological effects of the drug MDMA*. Boston: Kluwer.

Peroutka SJ, Pascoe N, Faull KF (1987). Monoamine metabolites in the cerebrospinal fluid of recreational users of 3,4-methylenedioxymethamphetamine (MDMA: 'Ecstasy'). *Res Comm Substance Abuse* 8: 125-38.

Peroutka SJ, Newman H, Harris H (1988). Subjective effects of 3,4-methylenedioxymethamphetamine in recreational user. *Neuropsychopharmacology* 1: 273-7.

Pessoa L, Kastner S, Ungerleider LG (2003). Neuroimaging studies of attention: from modulation of sensory processing to top-down control. *J Neurosci* 23: 3990-8.

Petrides M (2000). Dissociable roles of mid-dorsolateral prefrontal and anterior inferotemporal cortex in visual working memory. *J Neurosci* 20: 7496-503.

Petry NM, Bickel WK, Arnett M (1998). Shortened time horizons and insensitivity to future consequences in heroin addicts. *Addiction* 93: 729-38.

Phelps ME, Huang SC, Hoffman EJ, Selin C, Sokoloff L, Kuhl DE (1979). Tomographic measurement of local cereral glucose metabolic rate in humans with (F-18)2-fluoro-2-deoxy-D-glucose: validation of method. *Ann Neurol* 6: 371-88.

Phillips MA, Oxtoby EK, Langley RW, Bradshaw CM, Szabadi E (2000). Effects of acute tryptophan depletion on prepulse inhibition of the acoustic startle (eyeblink) response and the N1/P2 auditory evoked response in man. *J Psychopharmacol* 14:258-65.

Posner, MI (1978). *Chronometric Explorations of Mind.* Hillsdale, New York: Erlbaum.

Posner MI, Peterson SE (1990). The attention system of the human brain. *Annu Rev Neurosci* 13: 25-45.

Posner MI, DiGirolamo GJ (2000). Attention in cognitive neuroscince. In Gazzaniga MS (ed.): *The new cognitive neuroscience*, 2nd ed. Cambridge: MIT Press

Postle BR, Berger JS, D'Esposito M (1999). Functional double dissociation of mnemonic and executive control processes contributing to working memory performance. *Proc Natl Acad Sci USA* 96: 12959-64.

Price LH, Ricaurte GA, Krystal JH, Heninger GR (1989). Neuroendocrine and mood responses to intravenous L-tryptophan in MDMA users. *Arch Gen Psychiatry* 46: 20-22.

Price LH, Charney DS, Delgado PL, Goodman WK, Krystal JH, Woods SW, Heninger GR (1990). Clinical studies of 5-HT function using i.v. L-Tryptophan. *Prog Neuropsychopharmacol Biol Psychiatry* 14: 459-72.

Prinssen EP, Assie MB, Koek W, Kleven MS (2002). Depletion of 5-HT disrupts prepulse inhibition in rats: dependence on the magnitude of depletion, and reversal by a 5-HT precursor. *Neuropsychopharmacology* 26:340-7.

Puumala T, Sirviö J (1998). Changes in activities of dopamine and serotonin systems in the frontal cortex underlie poor choice accuracy and impulsivity of rats in an attention task. *Neuroscience* 83: 489-99.

Quattrone A, Schettini G, Annunziato L, Di Renzo G (1981). Pharmacological evidence of supersensitivity of central serotonergic receptors involved in the control of prolactin secretion. *Eur J Pharmacol* 76: 9-13.

Ranganath C, Johnson MK, D'Esposito M (2003). Prefrontal activity associated with working memory and episodic long-term memory. *Neuropsychologia 41*: 378-89.

Ranganath C, Knight RT (2003). Prefrontal cortex and episodic memory: integrating findings from neuropsychology and functional brain imaging. In Wilding E, Parker A, Bussey T (eds.): *Memory encoding and retrieval. a cognitive neuroscience perspective.* New York: Psychology Press.

Rattray M (1991). Ecstasy: towards an understanding of the biochemical basis of the actions of MDMA. *Essays Biochem* 26: 77-87.

Rauschgiftjahresbericht der Bundesrepublik Deutschland (1996). Wiesbaden: Bundeskriminalamt.

Rauschgiftjahresbericht der Bundesrepublik Deutschland (1997). Wiesbaden: Bundeskriminalamt.

Rauschgiftjahresbericht der Bundesrepublik Deutschland (1998). Wiesbaden: Bundeskriminalamt.

Rauschgiftjahresbericht der Bundesrepublik Deutschland (1999). Wiesbaden: Bundeskriminalamt.

Rauschgiftjahresbericht der Bundesrepublik Deutschland (2000). Wiesbaden: Bundeskriminalamt.

Rauschgiftjahresbericht der Bundesrepublik Deutschland (2001). Wiesbaden: Bundeskriminalamt.

Reiman EM, Lane RD, Ahern GK, Schwartz GE, Davidson RJ, Friston KJ, Yun LS, Chen K (1997). Neuroanatomical correlates of externally and internally generated human emotion. *Am J Psychiatry* 154: 918-25.

Reneman L, Habraken JB, Majoie CB, Booij J, den Heeten GJ (2000a). MDMA ("Ecstasy") and its association with cerebrovascular accidents: preliminary findings. *AJNR Am J Neuroradiol* 21: 1001-7.

Reneman L, Booij J, Schmand B, van den Brink W, Gunning B (2000b). Memory disturbances in „Ecstasy" users are correlated with an altered brain serotonin neurotransmission. *Psychopharmacology* (Berl) 148: 322-4.

Reneman L, Lavalaye J, Schmand B, de Wolff FA, van den Brink W, den Heeten GJ, Booij J (2001a). Cortical serotonin transporter density and verbal memory in individuals who stopped using 3,4-methylenedioxymethamphetamine (MDMA or "ecstasy"): preliminary findings. *Arch Gen Psychiatry* 58: 901-6.

Reneman L, Booij J, de Bruin K, Reitsma JB, de Wolff FA, Gunning WB, den Heeten GJ, van den Brink W (2001b). Effects of dose, sex, and long-term abstention from use on toxic effects of MDMA (ecstasy) on brain serotonin neurons. *Lancet* 358: 1864-9.

Reneman L, Booij J, Majoie CB, van den Brink W, den Heeten GJ (2001c). Investigating the potential neurotoxicity of Ecstasy (MDMA): an imaging approach. *Hum Psychopharmacol Clin Exp* 16

Reneman L, Majoie CB, Habraken JB, den Heeten GJ (2001d). Effects of ecstasy (MDMA) on the brain in abstinent users: initial observations with diffusion and perfusion MR imaging. *Radiology* 220: 611-7.

Reneman L, Majoie CB, Schmand B, van den Brink W, den Heeten GJ (2001e). Prefrontal N-acetylaspartate is strongly associated with memory performance in (abstinent) ecstasy users: preliminary report. *Biol Psychiatry* 50: 550-4.

Reneman L, Endert E, de Bruin K, Lavalaye J, Feenstra MG, de Wolff FA, Booij J (2002a). The acute and chronic effects of MDMA ("ecstasy") on cortical 5-HT2A receptors in rat and human brain. *Neuropsychopharmacology* 26: 387-96.

Reneman L, Booij J, Lavalaye J, de Bruin K, Reitsma JB, Gunning B, den Heeten GJ, van Den Brink W (2002b). Use of amphetamine by recreational users of ecstasy (MDMA) is associated with reduced striatal dopamine transporter densities: a [123I]beta-CIT SPECT study--preliminary report. *Psychopharmacology* (Berl) 159: 335-40.

Reneman L, Booij J, Habraken JB, de Bruin K, Hatzidimitriou G, den Heeten GJ, Ricaurte GA (2002c). Validity of [123I]beta-CIT SPECT in detecting MDMA-induced serotonergic neurotoxicity. *Synapse* 46: 199-205.

Reneman L, Majoie CB, Flick H, den Heeten GJ (2002d). Reduced N-acetylaspartate levels in the frontal cortex of 3,4-methylenedioxymethamphetamine (ectasy) users: preliminary results. *Am J Neuroradiol* 23: 231-7.

Rey, A (1964). *L'examen de Clinique en Psychologie*. Paris: Presses Universitaire de France.

Ricaurte GA, Schuster CR, Seiden LS (1980). Long-term effects of repeated methylamphetamine administration on dopamine and serotonin neurons in the rat brain: a regional study. *Brain Res* 193: 153-63.

Ricaurte GA, Bryan G, Strauss L, Seiden LS, Schuster CR (1985). Hallucinogenic amphetamine selectively destroys brain serotonin nerve terminals. *Science* 229: 986-8.

Ricaurte GA, Forno LS, Wilson MA, DeLanney LE, Irwin I, Molliver ME, Langston JW (1988a). (±)3,4-Methylenedioxymethamphetamine (MDMA) selectively damages central serotonergic neurons in non-human primates. *JAMA* 260: 51-55.

Ricaurte GA, DeLanney LE, Irwin I, Langston JW (1988b). Toxic effects of MDMA on central serotonergic neurons in the primate: Importance of route and frequency of drug administration. *Brain Res* 446: 141-4.

Ricaurte GA, DeLanney LE, Wiener SG, Irwin I, Langston JW (1988c). 5-Hydroxyindoleacetic acid in cerebrospinal fluid reflects serotonergic damage induced by 3,4-methylenedioxymethamphetamine in CNS of non-human primates. *Brain Res* 474: 359-63.

Ricaurte GA, Finnegan KT, Irwin I, Langston JW (1990). Aminergic metabolites in cerebrospinal fluid of humans previously exposed to MDMA: preliminary observations. *Ann N Y Acad Sci* 600: 699-708.

Ricaurte GA, Martello AL, Katz JL, Martello MB (1992). Lasting (±)3,4-methylenedioxymethamphetamine on central serotonergic neurons in non-human primates: Neurochemical observations. *J Pharmacol Exp Ther* 261: 616-22.

Ricaurte GA, Markowska AL, Wenk GL, Hatzidimitriou G, Wlos J, Olton DS (1993). 3,4-Methylenedioxymethamphetamine, serotonin and memory. *J Pharmacol Exp Ther* 266: 1097-105.

Ricaurte GA, Sabol KE, Seiden LS (1994). Functional consequences of neurotoxic amphetamine exposure. In: Cho AK, Segal DS (eds.): *Amphetamine and its analogs*. San Diego: Academic Press: pp. 297-313.

Ricaurte GA, Yuan J, McCann UD (2000). (+/-)3,4-Methylenedioxymethamphetamine ('Ecstasy')-induced serotonin neurotoxicity: studies in animals. *Neuropsychobiology* 42: 5-10.

Ricaurte GA, McCann DU (2001). Assessing long-term effects of MDMA (Ecstasy). *Lancet* 358: 1831-2.

Ricaurte GA, Yuan J, Hatzidimitriou G, Cord BJ, McCann UD (2002). Severe Dopaminergic Neurotoxicity in Primates After a Common Recreational Dose Regimen of MDMA ("Ecstasy"). *Science* 297: 2260-3.

Riedel WJ, Klaassen T, Schmitt JA (2002). Tryptophan, mood, and cognitive function. *Brain Behav Immun* 16: 581-9.

Robbins TW, James M, Owen AM, Lange KW, Lees AJ, Leigh PN, Marsden CD, Quinn NP, Summers BA (1994). Cognitive deficits in progressive supranuclear palsy, Parkinson's disease and multiple system atrophy in tests sensitive to frontal lobe dysfunction. *J Neurol Neurosurg Psychiatry* 57: 79-88.

Robinson TE, Castaneda E, Whishaw IQ (1993). Effects of cortical serotonin depletion induced by 3,4-methylenedioxymethamphetamine (MDMA) on behavior, before and after additional cholinergic blockade. *Neuropsychopharmacology* 8: 77-85.

Rochester JA, Kirchner JT (1999). Ecstasy (3,4-methylenedioxymethamphetamine): history, neurochemistry, and toxicology. *J Am Board Fam Pract* 12: 137-42.

Rodgers J (2000). Cognitive performance amongst recreational users of "ecstasy". *Psychopharmacology* (Berl) 151: 19-24.

Rodgers J, Buchanan T, Scholey AB, Heffernan TM, Ling J, Parrott AC (2001). Differential effects of Ecstasy and cannabis on self-reports of memory ability: a web-based study. *hum Psychopharmacol Clin Exp* 16: 619-25

Rogers RD, Blackshaw AJ, Middleton HC, Matthews K, Hawtin K, Crowley C, Hopwood A, Wallace C, Deakin JF, Sahakian BJ, Robbins TW (1999a). Tryptophan depletion impairs stimulus-reward learning while methylphenidate disrupts attentional control in healthy young adults: implications for the monoaminergic basis of impulsive behaviour. *Psychopharmacology* (Berl) 146: 482-91.

Rogers RD, Everitt BJ, Baldacchino A, Blackshaw AJ, Swainson R, Wynne K, Baker NB, Hunter J, Carthy T, Booker E, London M, Deakin JF, Sahakian BJ, Robbins TW (1999b). Dissociable deficits in the decision-making cognition of chronic amphetamine abusers, opiate abusers, patients with focal damage to prefrontal cortex, and tryptophan-depleted normal volunteers: evidence for monoaminergic mechanisms. *Neuropsychopharmacology* 20: 322-39.

Rogers RD, Owen AM, Middleton HC, Williams EJ, Pickard JD, Sahakian BJ, Robbins TW (1999c). Choosing between small, likely rewards and large, unlikely rewards activates inferior and orbital prefrontal cortex. *J Neurosci* 19: 9029-38.

Rogers RD, Tunbridge EM, Bhagwagar Z, Drevets WC, Sahakian BJ, Carter CS (2003). Tryptophan depletion alters the decision-making of healthy volunteers through altered processing of reward cues. *Neuropsychopharmacology* 28: 153-62.

Rogers RD, Robbins TW (2001). Investigating the neurocognitive deficits associated with chronic drug misuse. *Curr Opin Neurobiol* 11: 250-7.

Rosenberg NL (1995). Basic principles of clinical neurotoxicology. In Chang LW, Slikker W, Jr. (eds.): *Neurotoxicology - Approaches and methods*. Academic press

Rosvold HE, Mirsky AF, Sarason I, Bransome ED Jr., Beck LH (1956). A continuous performance test of brain damage. *Journal of consulting Psychology* 20: 343-50.

Rothman RB, Baumann MH, Dersch CM, Romero DV, Rice KC, Carroll FI, Partilla JS (2001). Amphetamine-type central nervous system stimulants release norepinephrine more potently than they release dopamine and serotonin. *Synapse* 39: 32-41.

Rothwell PM, Grant R (1993). Cerebral venous sinus thrombosis induced by 'ecstasy'. *J Neurol Neurosurg Psychiatry* 56: 1052.

Rowe JB, Toni I, Josephs O, Frackowiak RS, Passingham RE (2000). The prefrontal cortex: response selection or maintenance within working memory? *Science* 288: 1656-60.

Rubia K, Russell T, Overmeyer S, Brammer MJ, Bullmore ET, Sharma T, Simmons A, Williams SCR, Giampietro V, Andrew CM, Taylor E (2001). Mapping Motor Inhibition: Conjunctive brain activations across different versions of Go/No-Go and stop tasks. *Neuroimage* 13: 250-61.

Rubia K, Smith AB, Brammer MJ, Taylor E (2003). Right inferior prefrontal cortex mediates response inhibition while mesial prefrontal cortex is responsible for error detection. *Neuroimage 20*: 351-8.

Rudnick G, Wall SC (1992). The molecular mechanism of 'ectasy' (3,4-methylenedioxymethamphetamine, MDMA): serotonin transporters are targets for MDMA-induced serotonin release. *Proc Natl Acad Sci USA* 89: 1817-21.

Sabol KE, Lew R, Richards JB, Vosmer GL, Seiden LS (1996). Methylenedioxymethamphetamine-induced serotonin deficits are followed by partial recovery over a 52-week period. I. Synaptosomal uptake and tissue concentrations. *J Pharmacol Exp Ther* 276: 846-54.

Sachs C, Jonsson G (1975). 5,7-dihydroxytryptamine-induced changes in the postnatal development of central 5-hydroxytryptamine neurons. *Med Biol* 53: 156-64.

Salkind NJ, Wright JC (1977). The development of reflection-impulsivity and cognitive efficiency: An integrated model. *Human Development* 20: 377-87.

Scanzello CR, Hatzidimitriou G, Martello AL, Katz JL, Ricaurte GA (1993). Serotonergic recovery after (±)3,4-(methylenedioxy)methamphetamine injury: Observations in rats. *J Pharmacol Exp Ther* 264: 1484-91.

Saper CB, Iversen S, Frackowiak R (2000). Integration of sensory and motor function: the association areas of the cerebral cortex and the cognitive capabilities of the brain. In Kandel ER, Schwartz JH, Jessell TM (eds.): *Principles of neural science*, 4th ed. New York: McGraw-Hill. pp. 349-80.

Sarter M, Givens B, Bruno JP (2001). The cognitive neuroscience of sustained attention: where top-down meets bottom-up. *Brain Res Brain Res Rev* 35: 146-60.

Satchell SC, Connaughton M (1994). Inappropriate antidiuretic hormone secretion and extreme rise in serum creatinine kinase following MDMA ingestion. *Br J Hosp Med* 51: 495.

Saunders N (1995). *Ecstasy and the Dance Culture*. London: Neal's Yard Desktop Publishing.

Schacter DL (1987). Implicit memory: History and current staus. *Journal of Experimental Psychology. Learning, Memory and Cognition* 13: 501-18.

Scheffel U, Lever JR, Stathis M, Ricaurte GA (1992). Repeated administration of MDMA causes transient down-regulation of serotonin 5-HT2 receptors. *Neuropharmacology* 31: 881-93.

Scheffel U, Szabo Z, Mathews WB, Finley PA, Dannals RF, Ravert HT, Szabo K, Yuan J, Ricaurte GA (1998). In vivo detection of short- and long-term MDMA neurotoxicity--a positron emission tomography study in the living baboon brain. *Synapse* 29: 183-92.

Schell AM, Wynn JK, Dawson ME, Sinaii N, Niebala CB (2000). Automatic and controlled attentional processes in startle eyeblink modification: effects of habituation of the prepulse. *Psychophysiology* 37: 409-17.

Schifano F, Magni G (1994). MDMA ("ecstasy") abuse: psychopathological features and craving for chocolate: a case series. *Biol Psychiatry* 36: 763-7.

Schifano F, Furia L, Forza G, Minicuci N, Bricolo R (1998). MDMA (ecstasy) consumption in the context of polydrug abuse: a report on 150 patients. *Drug Alcohol Depend* 52: 85-90.

Schifano F, Oyefeso A, Webb L, Pollard M, Corkery J, Ghodse AH (2003). Review of deaths related to taking ecstasy, England and Wales, 1997- 2000. *Bmj* 326: 80-1.

Schlaeppi M, Prica A, de Torrente A (1999). Hemorragie cérébrale et "ecstasy". *Schweiz Rundsch Med Prax* 88: 568-72.

Schmidt CJ, Gibb JW (1985). Role of the serotonin uptake carrier in the neurochemical response to methamphetamine: Effects of citalopram and clomipramine. *Neurochem Res* 10: 637-48.

Schmidt CJ, Ritter JK, Sonsalla PK, Hanson GR, Gibb JW (1985). Role of dopamine in the neurotoxic effects of methamphetamine. *J Pharmacol Exp Ther* 233: 539-44.

Schmidt CJ, Wu L, Lovenberg W (1986). Methylenedioxymethamphetamine: A potentially neurotoxic amphetamine analog. *Eur J Pharmacol* 124: 175-8.

Schmidt CJ (1987) Neurotoxicity of the psychedelic amphetamine, methylenedioxymethamphetamine. *J Pharmacol Exp Ther* 240: 1-7.

Schmidt CJ, Levin JA, Lovenberg W (1987). In vitro and in vivo neurochemical effects of methylenedioxymethamphetamine on striatal monoaminergic systems in the rat brain. *Biochem Pharmacol* 36: 747-55.

Schmidt CJ, Taylor VL (1987). Depression of rat brain tryptophan hydroxylase following the acute administration of methylenedioxymethamphetamine. *Biochem Pharmacol* 36: 4095-102.

Schmidt CJ, Taylor VL (1988). Direct central effects of acute methylenedioxymethamphetamine on serotonergic neurons. *Eur J Pharmacol* 156:121-31.

Schmidt CJ, Black CK, Taylor VL (1990). Antagonism of the neurotoxicity due to a single administration of methylenedioxymethamphetamine. *Eur J Pharmacol* 181:59-70.

Schmidt-Semisch H (1997). Designer-Droge Ecstasy? Notizen zu Begriff und Geschichte eines Problems. In: Neumeyer J, Schmidt-Semisch H (eds.): *Ecstasy – Design für die Seele?* Freiburg: Lambertus.

Schmitt JA, Jorissen BL, Sobczak S, van Boxtel MP, Hogervorst E, Deutz NE, Riedel WJ (2000). Tryptophan depletion impairs memory consolidation but improves focussed attention in healthy young volunteers. *J Psychopharmacol* 14: 21-9.

Schmoldt A (1999). Pharmakologische und toxikologische Aspekte. In R Thomasius (ed*.): Ecstasy – Wirkungen, Risiken, Interventionen.* Stuttgart: Ferdinand Enke Verlag.

Schneider M, Koch M (2002). The cannabinoid agonist WIN 55,212-2 reduces sensorimotor gating and recognition memory in rats. *Behav Pharmacol* 13: 29-37.

Schreckenberger M, Gouzoulis-Mayfrank E, Sabri O, Arning C, Tuttass T, Schulz G, Kaiser HJ, Wagenknecht G, Sass H, Büll U (1998a). Untersuchungen zum Einfluß von "Ecstasy" auf den zerebralen Glukosemetabolismus: eine 18-FDG-PET-Studie. *Nuklearmedizin* 37: 262-7.

Schreckenberger M, Gouzoulis-Mayfrank E, Sabri O, Arning C, Schulz G, Tuttass T, Wagenknecht G, Kaiser HJ, Sass H, Büll U (1998b). Cerebral interregional correlations of associative language processing: a PET activation study using 18-FDG. *Eur J Nucl Med* 25: 1511-9.

Schuster P, Wittchen HU (1996). Ecstasy und halluzinogengebrauch bei Jugentlichen. gibt es ein Zunahme? *Verhaltenstherapie* 6: 222-32.

Schuster P, Lieb R, Lamertz C, Wittchen HU (1998). Is the use of ecstasy and hallucinogens increasing? Results from a community study. *Eur Addict Res* 4: 75-82.

Seiden LS, Fischman MW, Schuster CR (1976). Long-term methamphetamine induced changes in brain catecholamines in tolerant rhesus monkeys. *Drug Alcohol Depend* 1:215-9.

Seiden LS, Dykstra LA (1977). *Psychopharmacology: A Biochemical and Behavioral Approach.* New York: Van Nostrand.

Seiden LS, Woolverton WL, Lorens SA, Williams JE, Corwin RL, Hata N, Olimski M (1993). Behavioral consequences of partial monoamine depletion in the CNS after methamphetamine-like drugs: the conflict between pharmacology and toxicology. *NIDA Res Monogr* 136: 34-46

Seiden LS, Sabol KE (1996). Methamphetamine and methylenedioxymethamphetamine neurotoxicity: possible mechanisms of cell destruction. *NIDA Res Monogr* 163: 251-76.

Semple DM, Ebmeier KP, Glabus MF, O'Carroll RE, Johnstone EC (1999). Reduced in vivo binding to the serotonin transporter in the cerebral cortex of MDMA ('ecstasy') users. *Br J Psychiatry* 175: 63-9.

Sexton TJ, Mcevoy C, Neumaier JF (1999). 3,4-Methylenedioxymethampetamine ('Ecstasy') transiently increases striatal 5-HT$_{1B}$ binding sites without altering 5-HT$_{1B}$ mRNA in rat brain. *Mol Psychiatry* 4:63-69.

Shallice T, Burgess PW (1991). Deficits in strategy application following frontal lobe damage in man. *Brain* 114: 727-41.

Shankaran M, Yamamoto BK, Gudelsky GA (2001). Ascorbic acid prevents 3,4-methylenedioxymethamphetamine (MDMA)-induced hydroxyl radical formation and the behavioral and neurochemical consequences of the depletion of brain 5-HT. *Synapse* 40: 55-64.

Sharif NA, Towle AC, Burt DR, Mueller RA, Breese GR (1989). Cotransmitters: differential effects of serotonin (5-HT)-depleting drugs on levels of 5-HT and TRh and their receptors in rat brain and spinal cord. *Brain Res* 480: 365-71.

Shenal BV, Harrison DW, Demaree HA (2003). The neuropsychology of depression: a literature review and preliminary model. *Neuropsychol Rev 13*: 33-42.

Shulgin AT (1990). History of MDMA. In Peroutka SJ (ed.): *Ectasy. The clinical, pharmalogical and neurotoxicological effects of the drug MDMA*. Boston: Kluwer.

Shulgin AT, Nichols DE (1978). Characterization of three new psychomimetics. In Stillman RC, Willette RE (eds.): *The Psychopharmacology of Hallucinogens*. New York: Pergamon.

Shulgin AT, Shulgin A (1991). *PIHKAL: A chemical love story*. Berkeley, California: Transform Press.

Shulgin AT, Shulgin A (1997). *TIHKAL: The Continuation*. Berkeley, California: Transform Press.

Siever LJ, Davis KL (1991). A psychobiological perspective on the personality disorders. *Am J Psychiatry* 148: 1647-58.

Simantov R, Tauber M (1997). The abused drug MDMA (Ecstasy) induces programmed death of human serotonergic cells. *Faseb J* 11: 141-6.

Simon NG, Mattick RP (2002). The impact of regular ecstasy use on memory function. *Addiction* 97: 1523-9.

Sirvio J, Riekkinen P, Jr., Jakala P, Riekkinen PJ (1994). Experimental studies on the role of serotonin in cognition. *Prog Neurobiol* 43: 363-79.

Skinner JE, Yingling C (1977). Central gating mechansims that regulate event-related potentials and behavior. In Desmedt JE (ed.): *Attention, voluntary contraction, and event-related cerebral potentials*. New York: Basal, pp. 30-69.

Slikker W, Ali SF, Scallet C, Frith CH, Newport GD, Bailey JR (1988) Neurochemical and neurohistological alterations in the rat and monkey produced by orally administered methylenedioxymethamphetamine (MDMA). *Toxicol Appl Pharmacol* 94: 448-57.

Slikker W, Holson RR, Ali SF, Kolta MG, Paule MG, Scallet AC, McMillan DE, Bailey JR, Hong JS, Scalzo FM (1989). Behavioral and neurochemical effects of orally administered MDMA in the rodent and nonhuman primate. *Neurotoxicology* 10: 529-42.

Slikker W, Paule MG, Broening HW (1995). Role of serotonergic systems in Behavioral toxicity. In Chang LW, Slikker W (eds.), *Neurotoxicology. Approaches and methods*. San Diego: Academic Press.

Smith EE, Jonides J (1997). Working memory: aview from neuroimaging. *Cognitive Psychology* 33: 5-42.

Smith EE, Jonides J (1999). Storage and executive processes in the frontal lobes. *Science* 283: 1657-61.

Soar K, Turner JJ, Parrott AC (2001). Psychiatric disorders in Ecstasy (MDMA) users: a literature review focusing on personal predisposition and drug history. *hum Psychopharmacol Clin Exp* 16: 641-5

Sokoloff L (1984). *Metabolic probes of central nervous system activity in experimental animals and man*. Sunderland, MA: Sinauer.

Soubrie P (1986). Reconciling the role of central serotonin neurons in human and animal behaviour. *Behav Brain Sci* 9: 319-64.

Sonsalla PK, Giovanni A, Sieber BA, Donne KD, Manzino L (1992). Characteristics of dopaminergic neurotoxicity produced by MPTP and methamphetamine. *Ann N Y Acad Sci 648*: 229-38.

Spitzer M, Franke B, Walter H, Buechler J, Wunderlich AP, Schwab M, Kovar K, Hermle L, Gron G (2001). Enantio-selective cognitive and brain activation effects of N-ethyl-3,4- methylenedioxyamphetamine in humans. *Neuropharmacology* 41: 263-71.

Sprague JE, Everman SL, Nichols DE (1998). An integrated Hypothesis for the serotonergic axonal loss induced by of 3,4-methylenedioxymethamphetamine. *Neurotoxicology* 19: 427-42.

Squire LR (1987). *Memory and brain*. New York: Oxford University Press.

Squire LR (1992). Memory and the hippocampus: a synthesis from findings with rats, monkeys, and humans. *Psychol Rev* 99:195-231.

Squire LR, Zola SM (1996). Structure and function of declarative and nondeclarative memory systems. *Proc Natl Acad Sci U S A* 93: 13515-22.

Stanley-Cary CC, Harris C, Martin-Iverson MT (2002). Differing effects of the cannabinoid agonist, CP 55,940, in an alcohol or Tween 80 solvent, on prepulse inhibition of the acoustic startle reflex in the rat. *Behav Pharmacol* 13: 15-28.

Steele TD, Nichols DE, Yim GKW (1990). 3,4-Methylenedioxymethamphetamine transiently alters mouse brain and cardiac biogenic amines. *Pharmacol Biochem Behav* 38: 345-51.

Sternberg RJ, Tulving E (1977). The measurement of subjective organization in free recall. *Psychological Bulletin 84*: 539-56.

Stone DM, Stahl DC, Hanson GR, Gibb JW (1986). The effects of 3,4-methylenedioxymethamphetamine (MDMA) and 3,4-methylenedioxyamphetamine (MDA) on monoaminergic systems in the rat brain. *Eur J Pharmacol 128*: 41-48.

Stone DM, Hanson GR, Gibb JW. (1987). Differences in the central serotonergic effects of methylenedioxymethamphetamine (MDMA) in mice and rats. *Neuropharmacology 26*: 1657-61.

Stone DM, Johnson M, Hanson GR, Gibb JW (1988). Role of endogenous dopamine in the central serotonergic deficits induced by 3,4-methylenedioxymethamphetamine. *J Pharmacol Exp Ther 247*: 79-87.

Stone DM, Johnson M, Hanson GR, Gibb JW (1989). Acute inactivation of tryptophan hydroxylase by amphetamine analogs involves the oxidation of sulphydryl sites. *Eur J Pharmacol 172*: 93-97.

Stuerenburg HJ, Petersen K, Baumer T, Rosenkranz M, Buhmann C, Thomasius R (2002). Plasma concentrations of 5-HT, 5-HIAA, norepinephrine, epinephrine and dopamine in ecstasy users. *Neuroendocrinol Lett 23*: 259-61.

Stuss DT, Benson DF (1986). *The fronatal lobes.* New York: Raven Press.

Stuss DT, Alexander MP, Palumbo CL, Buckle L, Sayer L, Pogue J (1994). Organizational strategies of patients with unilateral or bilateral frontal lobe injuries in word listening learning tasks. *Neuropsychology 8*: 355-73.

Suarez RV, Riemersma R (1988). "Ecstasy" and sudden cardiac death. *Am J Forensic Med Pathol 9*: 339-41.

Swann AC, Bjork JM, Moeller FG, Dougherty DM (2002). Two models of impulsivity: relationship to personality traits and psychopathology. *Biol Psychiatry 51*: 988-94.

Swerdlow NR, Benbow CH, Zisook S, Geyer MA, Braff DL (1993). A preliminary assessment of sensorimotor gating in patients with obsessive compulsive disorder. *Biol Psychiatry 33*:298-301.

Swerdlow NR, Geyer MA, Hartman PL, Sprock J, Auerbach PP, Cadenhead K, Perry W, Braff DL (1999a). Sex differences in sensorimotor gating of the human startle reflex: all smoke? *Psychopharmacology* (Berl) 146: 228-32.

Swerdlow NR, Braff DL, Geyer MA (1999b). Cross-species studies of sensorimotor gating of the startle reflex. *Ann N Y Acad Sci* 877:202-16.

Swerdlow NR, Braff DL, Geyer MA (2000). Animal models of deficient sensorimotor gating: what we know, what we think we know, and what we hope to know soon. *Behav Pharmacol* 11: 185-204.

Swerdlow NR, Karban B, Ploum Y, Sharp R, Geyer MA, Eastvold A (2001). Tactile prepuff inhibition of startle in children with Tourette's syndrome: in search of a "fMRI-friendly" startle paradigm. *Biol Psychiatry* 50:578-85.

Taffe MA, Davis SA, Yuan J, Schroeder R, Hatzidimitriou G, Parsons LH, Ricaurte GA, Gold LH (2002). Cognitive Performance of MDMA-Treated Rhesus Monkeys. Sensitivity to Serotonergic Challenge. *Neuropsychopharmacology 27*: 993-1005.

Taffe MA, Weed MR, Davis S, Huitron-Resendiz S, Schroeder R, Parsons LH, Henriksen SJ, Gold LH (2001). Functional consequences of repeated (+/-)3,4- methylenedioxymethamphetamine (MDMA) treatment in rhesus monkeys. *Neuropsychopharmacology 24*: 230-9.

Talairach J, Tournoux P (1988). *Co-planar stereotaxic atlas of the human brain.* New York: Thieme Medical.

Taylor AE, Saint-Cyr JA, Lang AE (1986). *Frontal lobe dysfunction in Parkinson's disease.* Brain 109: 845-83.

Taylor JR, Jentsch JD (2001). Repeated intermittent administration of psychomotor stimulant drugs alters the aquisition of Pavlovian approach behavior in rats: differential effects of cocaine, d-amphetamine and 3,4- methylenedioxymethamphetamine ("Ecstasy"). *Biol Psychiatry* 50: 137-143.

Theune M, Esser W, Druschky KF, Interschick E, Patscheke H (1999). Grand-mal-Serie nach Ecstasy-Einnahme. *Nervenarzt* 70: 1094-7.

Thomasius R, Kraus D (1999). Historische und epidemiologische Aspekte des Ecstasy-Konsums. In R Thomasius (ed.), *Ecstasy – Wirkungen, Risiken, Interventionen.* Stuttgart: Ferdinand Enke Verlag.

Thomasius R, Petersen K, Buchert R, Andresen B, Zapletalova P, Wartberg L, Nebeling B, Schmoldt A (2003). Mood, cognition and serotonin transporter availability in current and former ecstasy (MDMA) users. *Psychopharmacology* (Berl) 167: 85-96.

Thompson RF, Kim JJ (1996). Memory systems in the brain and localization of a memory. *Proc Natl Acad Sci U S A 93*: 13438-44.

Topp L, Hando J, Dillon P, Roche A, Solowij N (1999). Ecstasy use in Australia: patterns of use and associated harm. *Drug Alcohol Depend* 55: 105-15.

Torgesen JK (1994). Issues in the assessment of executive function: An information processing perspective. In Lyon GR (ed.): *Frames of references for the assessment of learning disabilities: new views on measurment issues.* Baltimore: Brookes. S. 143-62.

Torres IJ, Flashman LA, O'Leary DS, Andreasen NC (2001). Effects of retroactive and proactive interference on word list recall in schizophrenia. *J Int Neuropsychol Soc* 7: 481-90.

Tuchtenhagen F, Daumann J, Norra C, Gobbele R, Becker S, Pelz S, Sass H, Buchner H, Gouzoulis-Mayfrank E (2000). High intensity dependence of auditory evoked dipole source activity indicates decreased serotonergic activity in abstinent ecstasy (MDMA) users. *Neuropsychopharmacology* 22: 608-17.

Tucker GT, Lennard MS, Ellis SW (1994). The demethylenation of 3,4-methylenedioxy-methamphetamine ('ecstasy') by debrisoquinine hydroxylase (CYP2D6). *Biochem Pharmacol* 47: 1151-6.

Tulving E (1985). How many memory systems are there? *American Psychologist* 40: 385-98.

Tulving E, Habib R, Nyberg L, Lepage M, McIntosh AR (1999). Positron emission tomography correlations in and beyond medial temporal lobes. *Hippocampus* 9: 71-82.

Turner JJ, Parrott AC (2000). 'Is MDMA a human neurotoxin?': diverse views from the discussants. *Neuropsychobiology* 42: 42-8

Unger JW (1998). Glial reaction in aging and Alzheimers's disease. *Microsc Res Tech* 43: 24-28.

Vallar G, DiBetta AM, Silveri MC (1997). The phonological short-term store-rehearsal system: patternes of impairment and neural correlates. *Neuropsychologia* 35: 795-812.

Van der Borght T, Kilbourn MR, Desmond T, Kuhl D, Frey K (1995). The vesicular monoamine transporter is not regulated by dopaminergic drug treatments. *Eur J Pharmacol* 294: 577-83.

Van den Broek MD, Bradshaw CM, Szabadi E (1987). Performance of normal adults on the Matching Familiar Figures Test. *Br J Clin Psychol* 26: 71-2.

Van den Broek MD, Bradshaw CM, Szabadi E (1987). Performance of normal adults on the Matching Familiar Figures Test. *Br J Clin Psychol 26*: 71-2.

Véléa D, Hautefeuille M, Vazeille G, Lantran-Davoux C (1999). Nouvelles drogues synthétiques empathogènes. *Encéphale* 25: 508-14.

Vereby K, Alrazi J, Jaffe JH (1988). The complications of 'ecstasy' (MDMA). *JAMA* 259: 1649-50.

Verhage M, Ghijsen WEJM, Boomsma F, Lopes da Silva, FH (1992). Endogenous noradrenaline and dopamine nerve terminals of the hippocampus: Differences in levels and release kinetics. *J Neurochem* 59: 881-7.

Verkes RJ, Gijsman HJ, Pieters MS, Schoemaker RC, de Visser S, Kuijpers M, Pennings EJ, de Bruin D, van de Wijngaart G, van Gerven JM, Cohen AF (2001). Cognitive performance and serotonergic function in users of ecstasy. *Psychopharmacology* (Berl) 153: 196-202.

Volkow ND, Fowler JS, Ding YS, Wang GJ, Gatley SJ (1998). Positron emission tomography radioligands for dopamine transporters and studies in human and nonhuman primates. *Adv Pharmacol* 42: 211-4.

Volkow ND, Fowler JS (2000). Addiction, a disease of compulsion and drive: Involvement of the orbitofrontal cortex. *Cereb Cortex* 10: 318-25.

Vollenweider FX, Leenders KL, Scharfetter C, Maguire P, Stadelmann O, Angst J (1997). Positron emission tomography and fluorodeoxyglucose studies of metabolic hyperfrontality and psychopathology in the psilocybin model of psychosis. *Neuropsychopharmacology* 16: 357-72.

Vollenweider FX, Remensberger S, Hell D, Geyer MA (1999). Opposite effects of 3,4-methylenedioxymethamphetamine (MDMA) on sensorimotor gating in rats versus healthy humans. *Psychopharmacology* 143: 365-72.

Vollenweider FX, Jones RT, Baggott MJ (2001). Caveat emptor: editors beware. *Neuropsychopharmacology* 24: 461-3.

von Sydow K, Lieb R, Pfister H, Hofler M, Wittchen HU (2002). Use, abuse and dependence of ecstasy and related drugs in adolescents and young adults-a transient phenomenon? Results from a longitudinal community study. *Drug Alcohol Depend* 66: 147-59.

Wagner GC, Ricaurte GA, Seiden LS, Schuster CR, Miller RJ, Westley J (1980). Long lasting depletions of striatal dopamine and loss of dopamine uptake sites following repeated administration of methamphetamine. *Brain Res* 181: 151-60.

Wagner AD, Maril A, Bjork RA, Schacter DL (2001). Prefrontal contributions to executive control: fMRI evidence for functional distinctions within the lateral prefrontal cortex. *Neuroimage* 14: 1337-47.

Walderhaug E, Lunde H, Nordvik JE, Landro NI, Refsum H, Magnusson A (2002). Lowering of serotonin by rapid tryptophan depletion increases impulsiveness in normal individuals. *Psychopharmacology* (Berl) 164: 385-91.

Walker TM, Davenport-Jones JE, Fox RM, Atterwill CK (1999). The neurotoxic effects of methylenedioxymethamphetamine (MDMA) and its metabolites on rat brain spheroids in culture. *Cell Biol Toxicol* 15: 137-42.

Wareing M, Fisk JE, Murphy PN (2000). Working memory deficits in current and previous users of MDMA ('ecstasy'). *Br J Psychol* 91: 181-8.

Watanabe J, Sugiura M, Sato K, Sato Y, Maeda Y, Matsue Y, Fukuda H, Kawashma R (2002). The human prefrontal and parietal association cortices are involved in NO-GO performances: an event-related fMRI study. *Neuroimage* 17: 1207-16.

Webb E, Ashton CH, Kelly P, Kamali F (1996). Alcohol and drugs use in UK university students. *Lancet* 384: 922-5.

Weed MR, Taffe MA, Polis I, Roberts AC, Robbins TW, Koob, GF, Bloom FE, Gold LH (1999). Performance norms for a rhesus monkey neuropsychological test battery: Acquisition and long-term performance. *Cog Brain Res* 8: 184-201.

White RF, Proctor SP (1995). Clinico-neuropsychological assessment methods in behavioral neurotoxicology. In Chang LW, Slikker W (eds.): *Neurotoxicology. Approaches and methods.* San Diego: Academic Press.

Wilkins B (1996). Cerebral oedema after ectasy ("MDMA") and unresricted water intake: hyponatraemia must be treated with low water input. *BMJ* 308: 414.

Williams GV, Rao SG, Goldman-Rakic PS (2002). The physiological role of 5-HT2A receptors in working memory. *J Neurosci* 22: 2843-54.

Wilson MA, Ricaurte GA, Molliver ME (1989). Distinct morphological classes of serotonergic axons in primates exhibit differential vulnerablility to the psychotropic drug 3,4-methylenedioxymethamphetamine. *Neuroscience* 28: 121-37.

Wilson MA, Mamounas LA, Fasman KA, Axt KJ, Molliver ME, (1993). Reactions of 5-HT neurons to drugs of abuse: Neurotoxicity and plasticity. *NIDA Res Monogr* 136: 155-87.

Wittchen HU, Zaudig M, Fydrich T (1997). *SKID - Strukturiertes Interview für DSM IV. Achse I und II.* Göttingen: Hogrefe.

Wu D, Otton SV, Inaba T, Kalow W, Sellers EM (1997). Interactions of amphetamine analogs with human liver CYP2D6. *Biochem Pharmacol* 53: 1605-12.

Wu JC, Iacono R, Ayman M, Salmon E, Lin SD, Carlson J, Keator D, Lee A, Najafi A, Fallon J (2000). Correlation of intellectual impairment in Parkinson's disease with FDG PET scan. *Neuroreport* 11: 2139-44.

Wurtz RH, Goldberg ME, Robinson DL (1980). Behavioral modulation of visual responses in the monkey: Stimulus selection for attention and movement. *Prog Psychobiol Physiol Psychol* 9: 43-83.

Yeh SY (1999). N-tert-butyl-alpha-phenylnitrone protects against 3,4-methylenedioxymethamphetamine-induced depletion of serotonin in rats. *Synapse* 31: 169-77.

Young SN, Garelis S, Lal J, Martin P, Molina-Negro R, Ethier R, Sourkes TL (1974). Tryptophan and 5-hydroxyindoleacetic acid in human cerebrospinal fluid. *J Neurochem* 22: 777-9.

Zakzanis KK, Young DA (2001a). Memory impairment in abstinent MDMA ("Ecstasy") users: A longitudinal investigation. *Neurology* 56: 966-9.

Zakzanis KK, Young DA (2001b). Executive function in abstinent MDMA ('ecstasy') users. *Med Sci Monit* 7: 1292-8.

Zakzanis KK, Young DA, Radkhoshnoud NF (2002). Attentional processes in abstinent methylenedioxymethamphetamine (ecstasy) users. *Appl Neuropsychol* 9: 84-91

Zhang J, Engel JA, Jackson DM, Johansson C, Svensson L (1997). (-)Alprenolol potentiates the disrupting effects of dizocilpine on sensorimotor function in the rat. *Psychopharmacology* 132: 281-8.

Zola S, Squire LR (1999). Remembering the hippocampus. *Behav Brain Sci* 22: 469-70.

Peter Lang · Europäischer Verlag der Wissenschaften

Matthias Kaufmann (Hrsg.)

Recht auf Rausch und Selbstverlust durch Sucht

Vom Umgang mit Drogen in der liberalen Gesellschaft

Frankfurt am Main, Berlin, Bern, Bruxelles, New York, Oxford, Wien, 2003.
363 S., zahlr. Abb. und Tab.
Treffpunkt Philosophie.
Verantwortlicher Herausgeber: Matthias Kaufmann. Bd. 1
ISBN 3-631-39596-5 · br. € 56.50*

Der Umgang mit psychoaktiven Substanzen ist für viele, wenn nicht die meisten Menschen unterschiedlicher Kulturen eine selbstverständliche Gepflogenheit, die man mitunter vehement verteidigt. Zugleich werden wir seit Jahren mit den gravierenden Problemen der Sucht konfrontiert. In dem Band befassen sich Fachleute aus unterschiedlichen Disziplinen mit historischen, theoretischen und klinischen Aspekten des Drogengebrauchs, mit seiner ethischen, rechtlichen und sozialen Bewertung und mit den Möglichkeiten, der Sucht zu entkommen. Von wesentlicher Bedeutung ist die Frage nach der möglichen Rolle von Drogen für ein geglücktes menschliches Leben und nach der Bedrohung, die dem guten Leben durch die Sucht widerfährt.

Aus dem Inhalt: Zur Geschichte des Suchtbegriffs · Wissenschaftstheoretische Probleme des Rausches und der Sucht · Zwischen Freiheit und Paternalismus · Die Versprechen des Rausches · Das geglückte Leben und seine Bedrohung · Rausch, Sucht und Schuld · Wege aus der Sucht

Frankfurt am Main · Berlin · Bern · Bruxelles · New York · Oxford · Wien
Auslieferung: Verlag Peter Lang AG
Moosstr. 1, CH-2542 Pieterlen
Telefax 00 41 (0) 32 / 376 17 27

*inklusive der in Deutschland gültigen Mehrwertsteuer
Preisänderungen vorbehalten

Homepage http://www.peterlang.de